Brigitte Mühlenbruch
Pharmazeutisch-analytisches Praktikum für
Pharmazeutisch-technische Assistenten

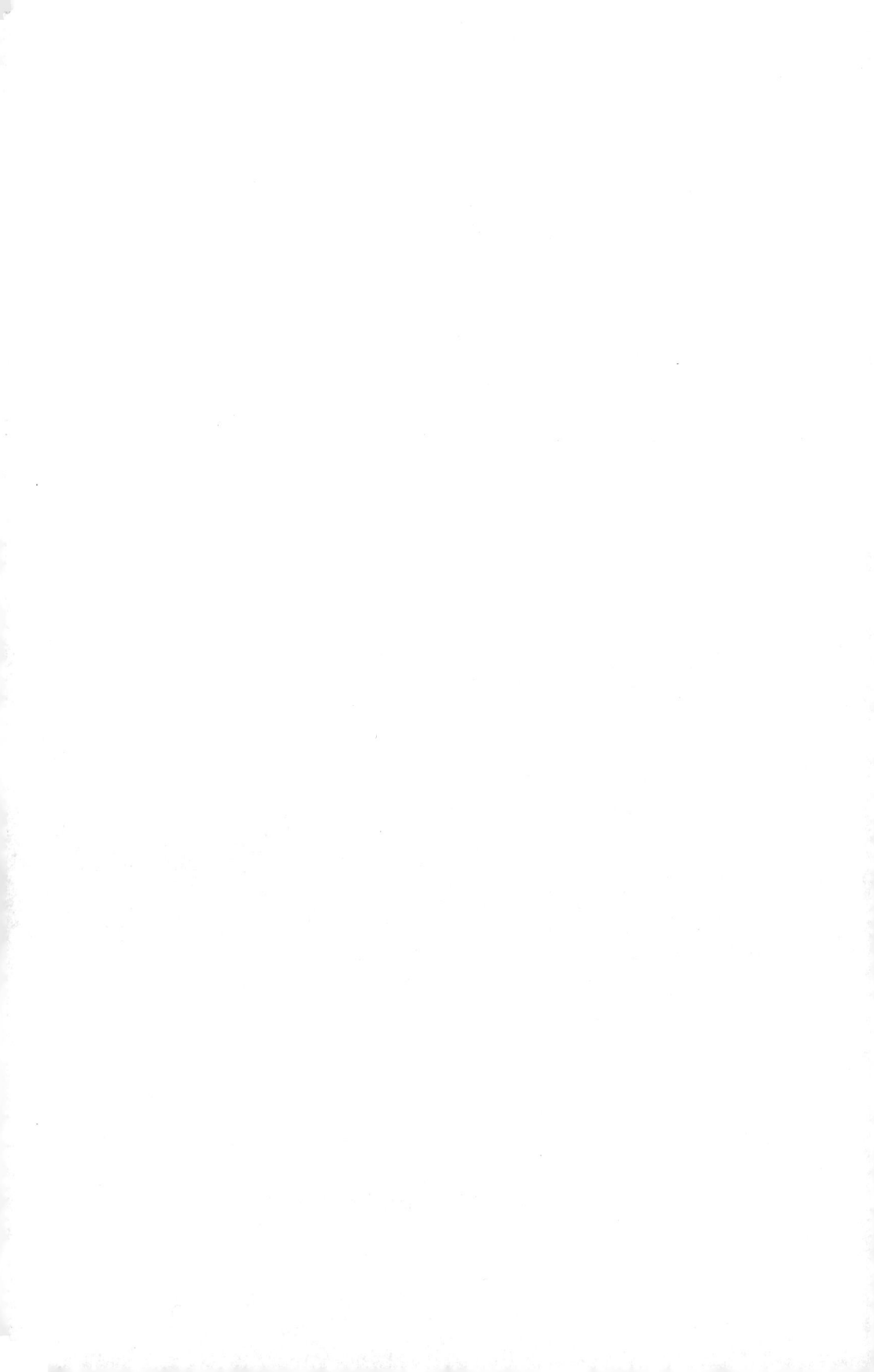

Pharmazeutisch-analytisches Praktikum

für Pharmazeutisch-technische Assistenten

Dr. rer. nat. Brigitte Mühlenbruch

Pharmazeutisches Institut der Universität Bonn

4., völlig neu bearbeitete und erweiterte Auflage
mit 60 Abbildungen und 17 Tabellen

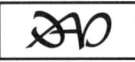

Deutscher Apotheker Verlag Stuttgart 1997

Die Deutsche Bibliothek – CIP-Einheitsaufnahme

Mühlenbruch, Brigitte:
Pharmazeutisch-analytisches Praktikum für pharmazeutisch-technische Assistenten :
mit Tabellen / von Brigitte Mühlenbruch. – 4., völlig neu bearb. und erw. Aufl. – Stuttgart : Dt. Apotheker Verl., 1997
    ISBN 3-7692-1657-1

© 1997 Wissenschaftliche Verlagsgesellschaft mbH, Birkenwaldstraße 44, 70191 Stuttgart
Printed in Germany
Satz: Mitterweger Werksatz, Plankstadt
Druck: Kösel, Kempten
Umschlaggestaltung: Atelier Schäfer, Esslingen

Vorwort zur 4. Auflage

In der vorliegenden Auflage wurden die vielfältigen analytischen Methoden des Deutschen Arzneibuches 1996 zu Grunde gelegt. Trotz zahlreicher Änderungen, Streichungen und Ergänzungen ist die ursprüngliche Gesamtkonzeption unverändert geblieben. Das Buch soll in erster Linie eine Anleitung für das Arbeiten im Laboratorium darstellen; es ermöglicht aber auch eine gedankliche Vorbereitung auf das Praktikum. Die theoretischen Grundlagen, die wegen der Vielfalt der Methoden und Arzneistoffe gefordert werden müssen, sind in den praktischen Teil so eingeflochten, daß mit dem Verständnis für die einzelnen Reaktionsschritte ein schematisches Arbeiten weitgehend vermieden werden kann.

Die Auswahl der Methoden und Stoffklassen orientiert sich wiederum an den Anforderungen der derzeitigen Ausbildungs- und Prüfungsordnung für Pharmazeutisch-technische Assistentinnen und Assistenten. Sie soll jedoch auch weitergehenden Lernzielen gerecht werden.

Wie in den drei vorhergehenden Auflagen erfolgt die Wissensvermittlung in Teilschritten an geeignet erscheinenden Substanzen der anorganischen und organischen Chemie. Nach den qualitativen anorganischen Nachweisen werden die quantitativen Bestimmungen an anorganischen und organischen Arzneistoffen geübt. Alle als wesentlich erachteten Methoden werden angesprochen.

Bei den Nachweisen der organischen Arzneistoffe folgen nach Prüfung der physikalischen Eigenschaften die chemischen Untersuchungen an didaktisch geeigneten Beispielen, die nach dem klassischen Einteilungsprinzip der organischen Chemie geordnet wurden.

Nach Absolvierung des Praktikums sollen die Lernenden befähigt sein, einzelne Arzneistoffe und Arzneimittel nach den Monographien des Arzneibuches vollständig zu prüfen.

Für die Untersuchung von Körperflüssigkeiten wurde als Untersuchungsmatrix wiederum vorwiegend Harn verwendet. Obwohl hier in der Hauptsache mit den modernen Teststäbchen und -reagenzien gearbeitet wird, sind einige bekannte naßchemische Methoden beibehalten worden.

Den vielen konstruktiven Vorschlägen und Anregungen der Rezensierenden, Lehrenden und Auszubildenden zur Verbesserung des Buches bin ich, soweit es möglich war, gefolgt. Ihnen allen danke ich sehr.

Dem Verlag habe ich diesmal besonders für die große Geduld bei der Erstellung der neuen Auflage sowie für die gleichbleibend gute Zusammenarbeit zu danken.

Bonn, im März 1997   B. Mühlenbruch

Inhaltsverzeichnis

Vorwort 10

| 1 | **Einführung** | 11 |

1.1   Schaden- und Unfallverhütung 11
1.2   Erste Hilfe bei Unfällen 13
1.3   Einfache Laborgeräte 14

| 2 | **Qualitative Analyse** | 31 |

2.1   Nachweise von Elementen 32
2.2   Nachweise von Anionen 35
2.3   Nachweise von Kationen 66
2.4   Grenzprüfungen 92

| 3 | **Der pH-Wert** | 95 |

| 4 | **Quantitative Analyse** | 101 |

4.1   Gewichtsanalyse 101
4.2   Gewichtsanalytische Kennzahlen des Arzneibuches 106
4.3   Maßanalyse 111
4.3.1 Grundlagen 112

4.3.2   Neutralisationsanalysen 119
4.3.2.1   Titrationen im wäßrigen Medium 119
4.3.2.2   Titrationen im wasserfreien Medium 130
4.3.3.   Oxidations- und Reduktionsanalysen 141
4.3.3.1   Cerimetrie 143
4.3.3.2   Iodometrie 144
4.3.3.3   Permanganometrie 149
4.3.3.4   Bromometrie 151
4.3.3.5   Titrationen mit Periodsäure 153
4.3.4   Komplexometrie 157
4.3.5   Fällungstitrationen 164
4.3.6   Besondere Titrationsverfahren 168
4.3.6.1   Oxim-Titration 169
4.3.6.2   Acidimetrische Titration nach Silberionen-Zusatz 170
4.3.6.3   Reaktionstitrationen 171
4.3.6.4   Wasserbestimmung nach Karl Fischer 172
4.3.6.5   Bestimmung von Stickstoff in primären, aromatischen
          Aminen 176
4.3.6.6   Ionenaustauscher-Methode 178
4.3.6.7   Spektralphotometrische Verfahren 179
4.3.6.8   Elektroanalytische Verfahren 185
4.3.6.9   Bestimmung von Elementen nach der Schöniger-Methode . . 187
4.3.6.10 Bestimmung von Stickstoff nach der Kjeldahl-Methode . . . 188

5   Nachweise organischer Arzneistoffe

191

5.1   Prüfung der physikalischen Kennzahlen 191
5.1.1   Schmelztemperatur 191
5.1.2   Erstarrungstemperatur 193
5.1.3   Erstarrungstemperatur am rotierenden Thermometer 194
5.1.4   Siedetemperatur 195
5.1.5   Destillationsbereich 196
5.1.6   Tropfpunkt 197
5.1.7   Relative Dichte 197
5.1.8   Viskosität 198
5.1.9   Bestimmung des Ethanolgehaltes 199
5.1.10   Bestimmung von Wasser durch Destillation 200
5.1.11   Brechungsindex 202
5.1.12   Optische Drehung 203
5.2.   Chromatographische Verfahren 205
5.2.1   Chromatographische Arbeitstechniken 207
5.3   Chemische Nachweise organischer Arzneistoffe 217
5.3.1   Kohlenwasserstoffe, Halogenkohlenwasserstoffe 217
5.3.2   Alkohole 221

5.3.3   Carbonyl-Verbindungen 229
5.3.4   Pyrazolderivate 237
5.3.5   Kohlenhydrate 242
5.3.6   Carbonsäuren 248
5.3.7   Carbonsäureester 255
5.3.8   Aminosäuren 259
5.3.9   Carbamidsäure-Derivate 260
5.3.10   Nitroverbindungen 264
5.3.11   Derivate aromatischer Amine 265
5.3.12   Schwefelhaltige Arzneistoffe 269
5.3.13   Arzneistoffe mit heterocyclischen Ringsystemen 277
5.3.14   Phenole 290
5.3.15   Chinone 292
5.3.16   Quartäre Ammonium-Salze 293
5.3.17   Phenylalkylamine 294
5.3.18   Fette, Öle, Wachse 296

5.4.   Allgemeine Reinheitsprüfungen 308

6   Harnuntersuchungen   315

6.1   Allgemeine Untersuchungen 317

6.2   Prüfung auf pathologische Harnbestandteile 320

6.3   Nachweis von Arzneistoffen im Harn 338

6.4   Immunologische Schwangerschafts-Nachweise 340

6.5.   Übersicht über Harnschnelltests 346

7   Sachregister   349

1 Einführung

1.1 Schaden- und Unfallverhütung

Pharmazeutisch-technische Assistentinnen und Assistenten erwerben im Laufe ihrer Ausbildung vielfältige Kenntnisse und Erfahrungen über die Risiken und Gefahren, die mit der Tätigkeit in einem chemischen Laboratorium verbunden sein können. Das auf dem Gebiet der Sicherheit erworbene Wissen ist ebenso wichtig wie das chemische Zusammenhänge und Abläufe betreffende.

Ein wichtiges Ziel des Praktikums ist daher auch, Assistentinnen und Assistenten auszubilden, die

- den sicheren und gefahrlosen Umgang mit Chemikalien beherrschen und daher
- sich selbst und andere vor Gefahren schützen,
- verantwortlich gegenüber der Allgemeinheit und der Umwelt handeln und
- mögliche Gefahren erkennen und vermeidbar machen.

Die Beachtung der folgenden Punkte wird empfohlen:

1. Ohne Erlaubnis einer *aufsichtspflichtigen Person* ist eigenmächtiges Arbeiten und Experimentieren verboten.
2. Vor Arbeitsbeginn sollte man sich über den Standort von *Notbrause, Feuerlöscher* und *Feuerlöschdecken* sowie *Erste-Hilfe-Kasten* und *Telefon* mit den Rufnummern von *Feuerwehr, Krankentransport* und den nächsten *Kliniken* orientieren.
3. Bei allen Arbeiten im Laboratorium ist eine Schutzbrille zu tragen.
4. Alle Apparaturen sind standsicher aufzubauen.
5. Arbeiten mit *leicht entzündlichen Flüssigkeiten* (Ether, Alkohol, Aceton, Toluol etc.) dürfen nicht in der Nähe offener Flammen oder erhitzter Metallteile durchgeführt werden.
6. Flüssigkeiten, die Ether oder Ethanol enthalten, dürfen nicht über offener Flamme eingedampft werden.
7. Arbeiten mit *giftigen Gasen* oder übelriechenden Stoffen sind stets unter dem Abzug durchzuführen.
8. *Gasschläuche* müssen dicht sein und fest an Gasrohr und Brenner sitzen. Bei brüchigen Schläuchen besteht Explosionsgefahr.

9. Starke Säuren und konzentrierte Lösungen von *Alkalien* dürfen in größeren Mengen nicht rasch miteinander vermischt werden.
10. Beim *Erwärmen von Flüssigkeiten* in glattwandigen Gefäßen können durch Überhitzen Siedeverzüge mit heftigem Herausschleudern von Flüssigkeitsanteilen auftreten. Das läßt sich vermeiden durch langsame Wärmezufuhr, Umrühren, Einstellen eines Glasstabes, Zugabe von Siedesteinen etc.
11. Beim Erhitzen von Flüssigkeiten im Reagenzglas ist die Öffnung des Glases nicht gegen Personen zu richten. Soll eine Flüssigkeit im Reagenzglas zum Sieden gebracht werden, so sollte dieses höchstens zu 1/4 bis 1/3 gefüllt werden. Während des Erhitzens ist die Flüssigkeit durch Schütteln des Glases in ständiger Bewegung zu halten.
12. Beim Verdünnen von *konzentrierter Schwefelsäure* mit Wasser ist stets die Säure in das Wasser, nie umgekehrt, zu gießen; andernfalls besteht die Gefahr des Verspritzens infolge Erwärmung.
13. *Verschüttete Flüssigkeiten* sind sofort zu beseitigen; werden brennbare Flüssigkeiten verschüttet, sind sofort alle Flammen zu löschen und die Fenster zu öffnen.
14. *Säure- und Laugenflecken* auf Kleidern oder Schuhen benetzt man mit verdünnter Ammoniak-Lösung (bei Säuren) oder verdünnter Essigsäure (bei Laugen) und spült dann reichlich mit Wasser nach.
15. *Festsitzende Glasstopfen* sind vorsichtig durch Klopfen mit einem Holzstück oder durch Erwärmen mit heißem Wasser zu lösen. Dabei sind Schutzbrille und Schutzhandschuhe zu tragen.
16. Bei *Verletzungen und Unfällen* ist nach der Anleitung zur Ersten Hilfe zu verfahren. Die verunglückte Person ist der ärztlichen Behandlung zuzuführen.
17. Ist *Feuer* ausgebrochen, sind sofort alle Flammen zu löschen und alle Gashähne zu schließen. Alle noch nicht in Brand geratenen feuergefährlichen Stoffe werden aus dem Bereich des Brandherdes entfernt. Kleinere Brandherde werden zum Ersticken der Flammen und Aufsaugen der brennbaren Flüssigkeit mit Sand abgedeckt. Größere Brandherde werden mit einem Feuerlöscher angegriffen. Bei größeren Bränden ist unverzüglich die Feuerwehr zu benachrichtigen. Löschen mit Wasser sollte nach Möglichkeit vermieden werden.
18. Bei Beendigung der Arbeiten im Laboratorium haben alle Beschäftigten für *Ordnung* und *Sauberkeit* zu sorgen; Arbeitstische sind aufzuräumen, Gas- und Wasserhähne zu schließen sowie alle elektrischen Geräte abzuschalten.
19. *Getränke* und *Eßwaren* dürfen nicht in Laborgefäßen aufbewahrt werden. Das Essen und Trinken am Arbeitsplatz ist zu unterlassen.
20. *Rauchen* in Laboratorien ist grundsätzlich verboten.
21. Alle *Chemikalienreste* sind ordnungsgemäß zu entsorgen.

1.2 Erste Hilfe bei Unfällen

Grundsätzlich sollte bei Personenschäden schnellstens ärztliche Hilfe herbeigeholt werden. Die folgenden Hinweise dienen lediglich einer ersten Hilfeleistung. Jeder Unfall muß unverzüglich der Leitung des Laboratoriums gemeldet werden.

1. Schnittwunden
Wunde ausbluten lassen; nicht mit Wasser auswaschen. Fremdkörper nur durch ärztliche Hilfe entfernen lassen. Sterilen Notverband anlegen.
Bei Schlagaderverletzung: Hochlagern und zwischen Wunde und Herz mit breiter Binde abbinden; sofort ärztliche Versorgung sicherstellen.

2. Verbrennungen
Bei leichten Verbrennungen oder Verbrühungen die betroffenen Körperteile sofort in kaltes Wasser halten. Brandwunde keimfrei bedecken; Brandwundenverbandpäckchen oder Brandgel anwenden. Schwere Verbrennungen müssen ärztlich versorgt werden.

3. Verätzungen der Haut
Verunreinigte Bekleidung sofort entfernen. Haut mit kräftigem Wasserstrahl abwaschen. Bei Brom-Verätzung mit Ethanol abwaschen. Nach Entfernung der ätzenden Stoffe losen, keimfreien Verband anlegen.

4. Verätzungen der Augen
Auge unter Schutz des unverletzten Auges sofort ausgiebig mit Wasser spülen; am besten eine Augenwaschflasche benutzen. Auf jeden Fall einen Augenarzt konsultieren.

5. Verätzungen des Mundes
Mund mit reichlich Wasser ausspülen.

6. Verätzungen des Magens
Reichlich Wasser in kleinen Schlucken trinken. Kein Erbrechen provozieren. Sofort ärztliche Versorgung veranlassen.

7. Vergiftungen durch Gase
Schnell handeln! Vergiftete Person sofort in Freie bringen, flach lagern, ruhig halten, warm zudecken. In jedem Fall ärztliche Hilfe anfordern.
Bei Vergiftungen mit Blausäure, Kohlenmonoxid, Schwefelwasserstoff evtl. künstliche Beatmung bzw. Sauerstoff-Beatmung. Bei Vergiftungen mit Brom, Chlor, Ammoniak, Salzsäuregas nur in dringenden Notfällen künstliche Beatmung.

1.3 Einfache Laborgeräte mit Hinweisen zu ihrer Handhabung

1. Reagenzgläser, Reagenzglasständer

Das Arzneibuch verwendet farblose Reagenzgläser mit einem Außendurchmesser von 16 mm. Die Gläser sollen nur zu etwa $1/5$ mit der Ausgangslösung gefüllt sein, damit noch genügend Reagenzlösung zugesetzt werden kann.

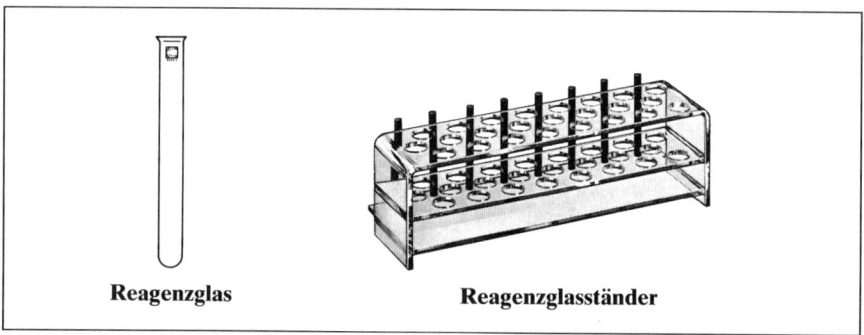

Reagenzglas　　　　　　Reagenzglasständer

2. Mörser mit Pistill

Mörser sind dickwandige Porzellanschalen mit meist rauher Innenfläche; sie dienen zum Mischen und Verreiben von Feststoffen mit einem kolbenförmigen Pistill.

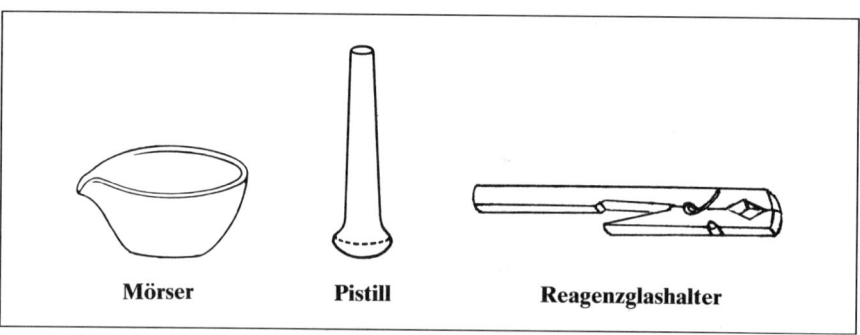

Mörser　　　　　Pistill　　　　Reagenzglashalter

3. Reagenzglashalter

Klammern, die durch Federspannung geschlossen sind, zum Einspannen von Reagenzgläsern, wenn diese längere Zeit erhitzt werden sollen.

4. Spritzflaschen

Als Spritzflaschen werden heute hauptsächlich Flaschen aus Polyethylen verwendet, die durch einfachen Handdruck auf die Flaschenwand bedient werden.
Empfehlenswert sind aber auch die früher gebräuchlichen Stehkolben aus Glas, die über einen durchbohrten Stopfen mit Blasrohr und Spritzrohr versehen sind.

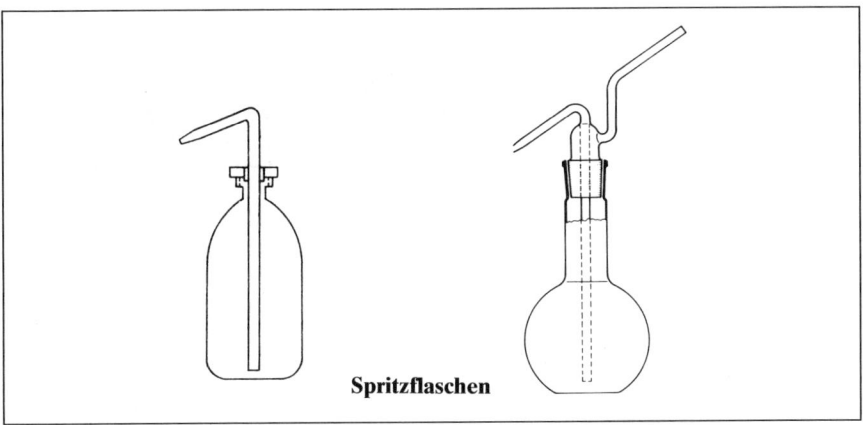

Spritzflaschen

5. Trichter

Trichter verschiedener Größen dienen zum Übertragen von Flüssigkeiten in andere Gefäße, zur Aufnahme des Filters beim Filtrieren sowie zum Umfüllen von festen Substanzen (Pulvertrichter). Analysentrichter haben ein längeres Trichterrohr und einen Trichterwinkel von 60°; durch die längere Flüssigkeitssäule entsteht eine größere Saugwirkung, die die Filtration beschleunigt.

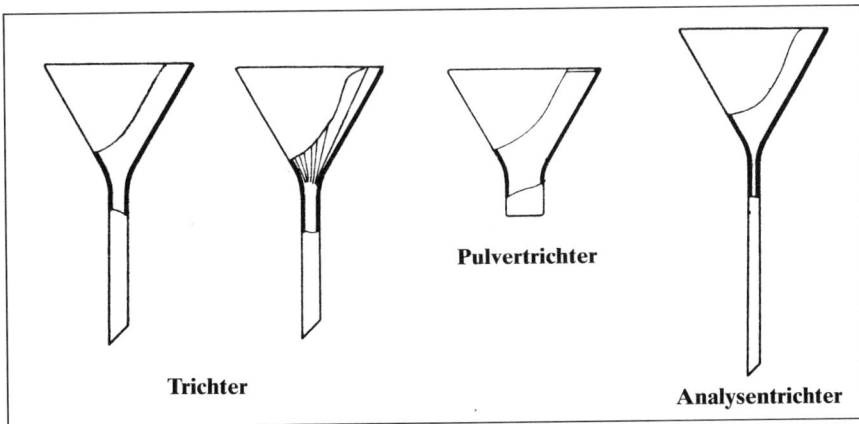

Pulvertrichter

Trichter

Analysentrichter

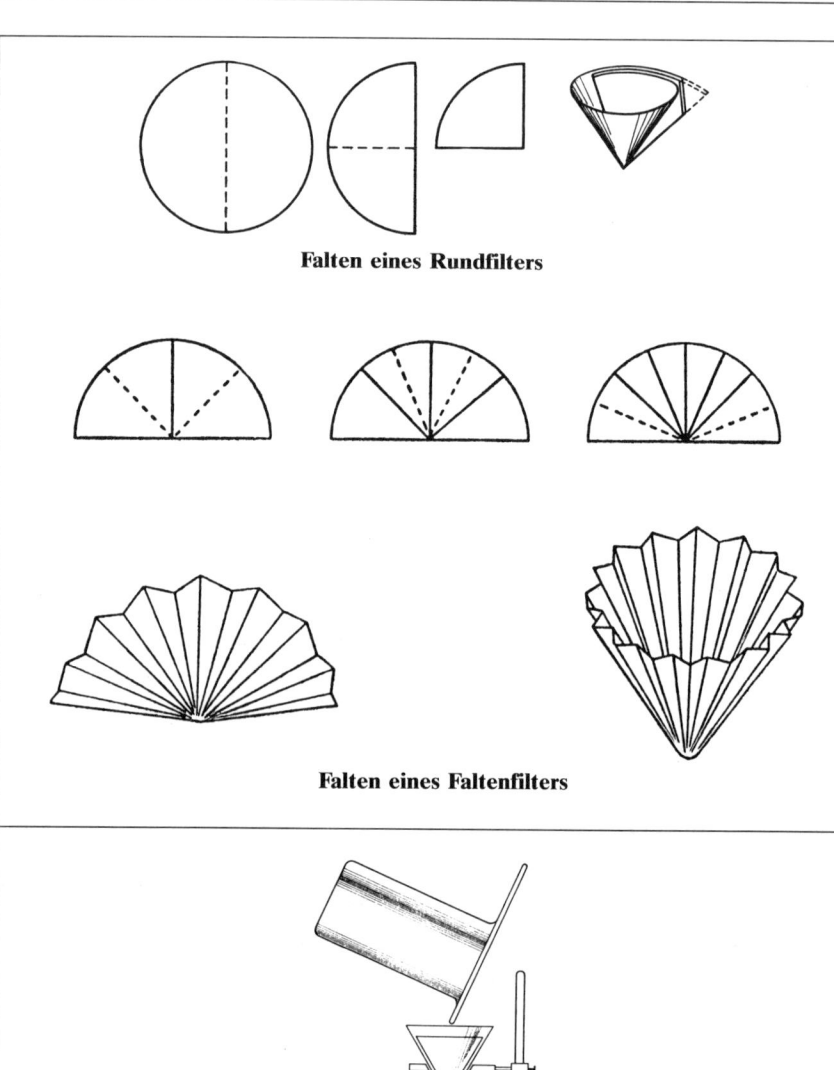

Falten eines Rundfilters

Falten eines Faltenfilters

Durchführung einer Filtration

6. Papierfilter

Niederschlag und überstehende Flüssigkeit können durch Filtrieren getrennt werden, indem die Lösung mit dem Niederschlag auf ein Filter, das sich in einem Trichter befindet, gegeben wird. Der Niederschlag sammelt sich auf dem Filter.
Aus den im Handel befindlichen Filterpapieren lassen sich Rundfilter oder Faltenfilter herstellen. Die Größen von Filter und Trichter müssen so aufeinander abgestimmt sein, daß der obere Rand des Papierfilters etwa 1 cm unterhalb des Trichterrandes liegt.

7. Bechergläser

Zylindrische, dünnwandige Kochgefäße mit geschweiftem Rand, mit und ohne Ausguß, in verschiedenen Größen.

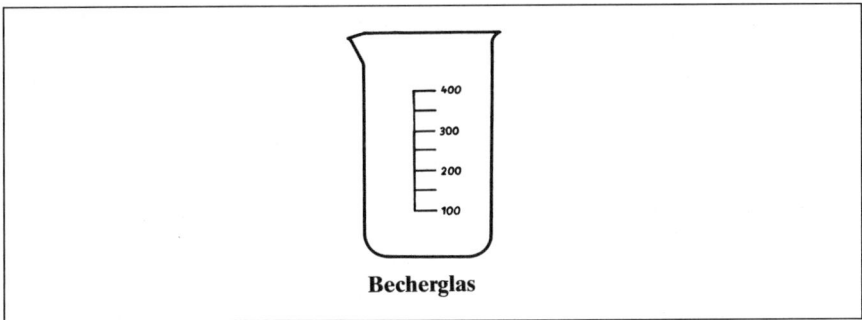

Becherglas

8. Erlenmeyerkolben

Kegelförmige, nach oben in einen kurzen Hals verjüngte Kochgefäße, eng- oder weithalsig. Iodzahlkolben sind Erlenmeyerkolben mit eingeschliffenem Glasstopfen.

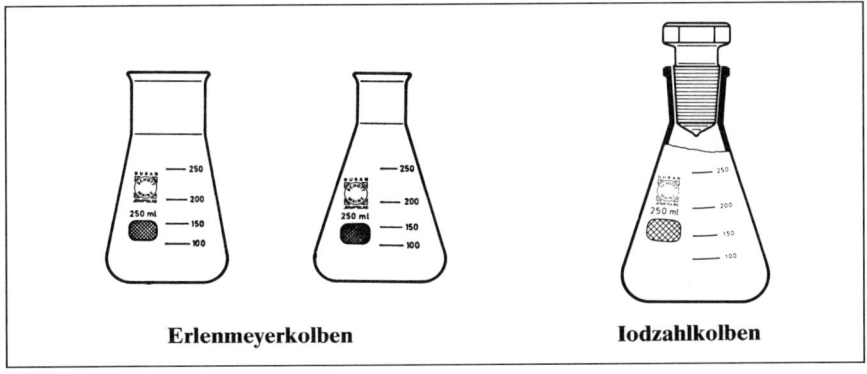

Erlenmeyerkolben   **Iodzahlkolben**

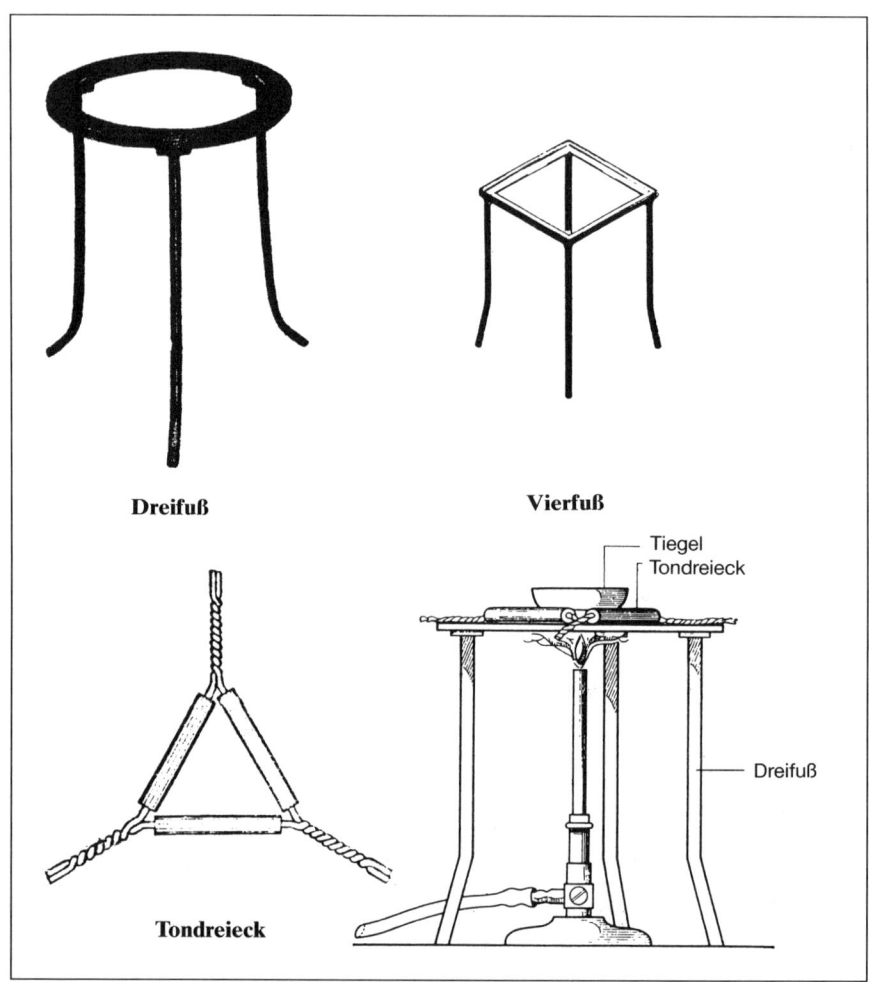

Dreifuß

Vierfuß

Tiegel
Tondreieck

Dreifuß

Tondreieck

9. Dreifuß, Tondreieck, Vierfuß, Ceran®-Platte

Dreifüße dienen zum Aufstellen von Gefäßen über der Bunsenbrennerflamme. Tondreiecke werden zum Einhängen von Tiegeln oder Abdampfschalen benutzt.

Gefäße, die mit offener Flamme erhitzt werden sollen, stellt man auf Glaskeramikplatten (Ceran®-Platten), die von einem quadratischen Eisengestell mit Einlegekante (Vierfuß) gehalten werden.

10. Bunsenbrenner

Der Bunsenbrenner enthält in seinem unteren Teil eine Düse, aus der das Gas ausströmt, und Luftlöcher, die man durch Drehen einer Manschette öffnen und schließen kann.

Ohne Luftzufuhr erhält man eine *leuchtende Flamme*. Öffnet man die Manschette, so saugt das ausströmende Gas Luft an; es entsteht die heiße, *nichtleuchtende Flamme* (innerhalb der Flamme über der Brenneröffnung grünblauer Kegel).

Bei zu geringem Gasdruck oder zu großer Luftzufuhr „schlägt der Brenner durch", d. h. das Gas verbrennt im Innern des Brennerrohres (pfeifendes Geräusch, Grünfärbung der Flamme). In solchen Fällen stellt man die Gaszufuhr ab und läßt den Brenner erkalten.

Bunsenbrenner dürfen nicht unbeaufsichtigt brennen, zurückschlagende Flammen sind gefährlich!

Bevor man das Gas entzündet, stets die Luftzufuhr schließen! Bei vielen Brennern kann man die Gaszufuhr durch einen Gassperrhebel drosseln und damit eine *Sparflamme* einschalten.

Wird eine heiße Flamme benötigt, verwendet man *Teclu-Brenner*, bei denen die Luft durch einen Kegelmantel zugeführt wird.

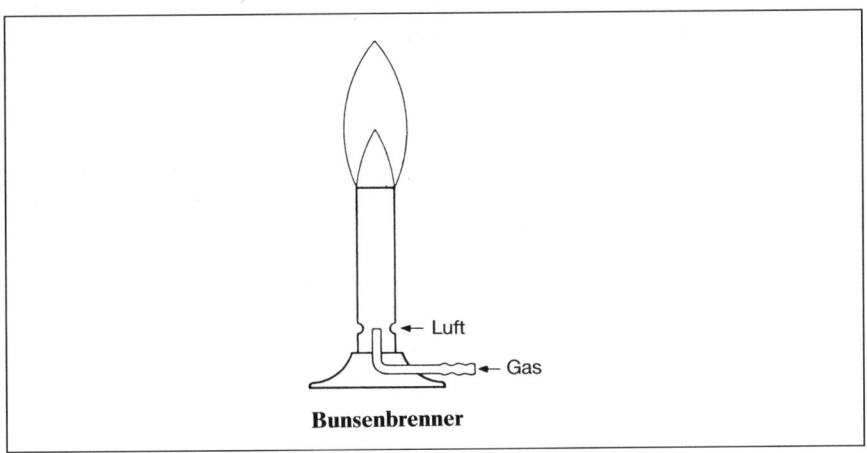

Bunsenbrenner

11. Tiegel, Tiegelzange

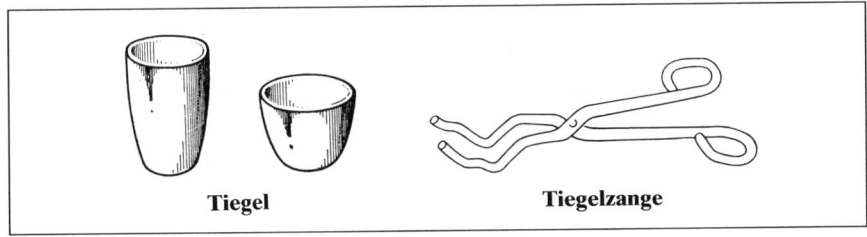

Tiegel   **Tiegelzange**

Tiegel sind Porzellangefäße zum Schmelzen, Glühen und Veraschen von Substanzen. Sie können mit einem Deckel versehen sein. Zum Halten und Fassen dienen Tiegelzangen aus Metall.
Darüber hinaus werden für bestimmte Untersuchungen Tiegel aus Nickel und Platintiegel verwendet.

12. Abdampfschalen

Porzellanschalen, z. B. zum Einengen und Abdampfen von Lösungen.

13. Uhrgläser

Flache Glasschälchen, z. B. für Untersuchungen mit kleinsten Substanzmengen, zur Geruchsprüfung (6–8 cm Durchmesser).

14. Löffel, Spatel

Löffel und Spatel dienen zum Entnehmen von Substanzen aus den Gefäßen; sie sind aus Metall, Horn, Porzellan oder Kunststoff gefertigt.

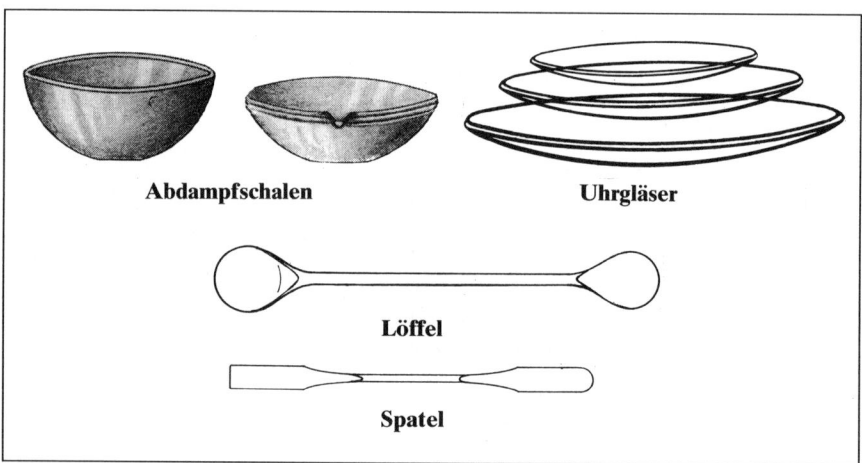

Abdampfschalen   **Uhrgläser**

Löffel

Spatel

15. Wasserbad

Wasserbäder sind Heizbäder mit Ringeinsätzen zum Einsetzen verschieden großer Gefäße, deren Inhalt nicht über die Temperatur des siedenden Wassers erhitzt werden soll. Je nach Füllung können sie auch als Dampfbäder benutzt werden.

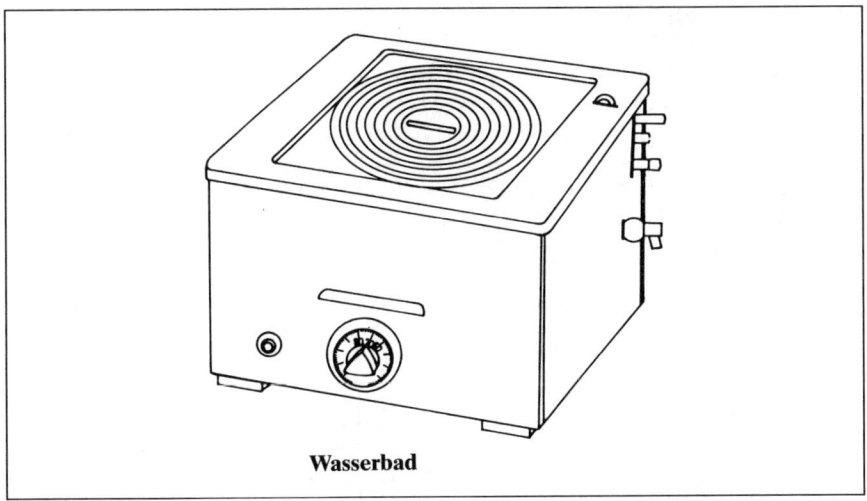

Wasserbad

16. Tropfenzähler

Kleine Tropfpipetten beliebiger Konstruktion aus Glas, die so genormt sind, daß 20 Tropfen Wasser von $20\pm1\,°C$ $1,000\pm0,05$ g wiegen, wenn sie bei einer Tropfgeschwindigkeit von 1 Tropfen/s aus dem senkrecht gehaltenen Tropfenzähler frei fallengelassen werden. Das DAB 1996 verwendet in der Weise geeichte „Normaltropfenzähler".

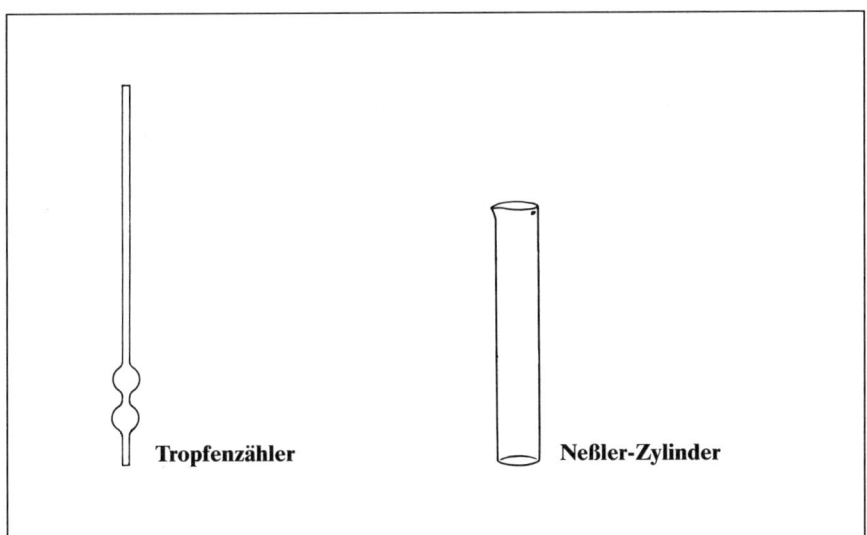

Tropfenzähler　　　　**Neßler-Zylinder**

17. Neßler-Zylinder

Große, farblose Reagenzgläser von 16 mm Durchmesser und flachem Boden, die für Farbvergleichsprüfungen verwendet werden.

18. Wasserstrahlpumpe

Die Wasserstrahlpumpe dient zum Absaugen von Niederschlägen, zur Evakuierung von Apparaturen etc. Sie wird fest an die Wasserleitung angeschlossen; dabei übt der Wasserstrahl, der von dem engen Rohr durch die Düse in das weite Rohr strömt, dort auf die Luft eine Saugwirkung aus und reißt sie mit. Das Wasser-Luft-Gemisch strömt durch die untere Öffnung ins Freie. Das seitliche Rohr ist über einen dickwandigen Schlauch (Druckschlauch) mit dem zu evakuierenden Gefäß verbunden.

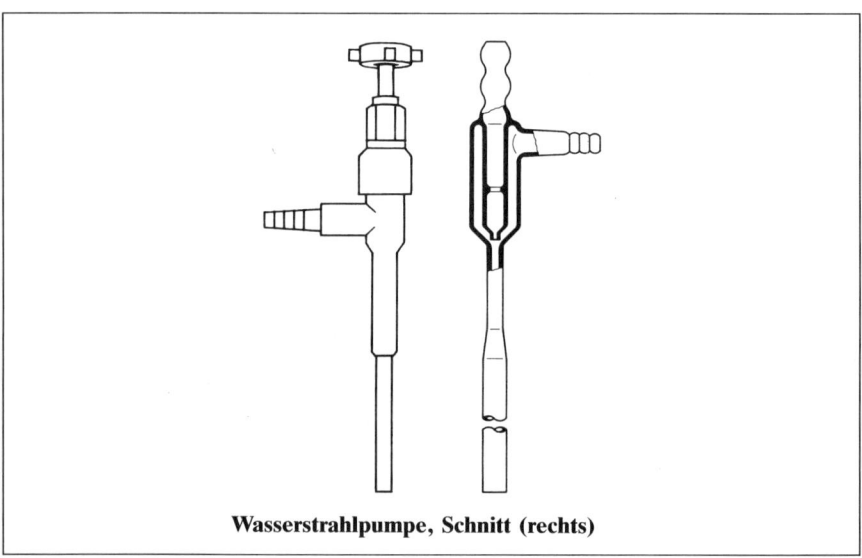

Wasserstrahlpumpe, Schnitt (rechts)

19. UV-Analysenlampe

Quarzlampe mit Quecksilberdampf und einem Filter, die ultraviolettes Licht der Wellenlängen 254 nm und 365 nm liefert. Sie wird verwendet zur Sichtbarmachung in der Dünnschichtchromatographie.

20. Scheidetrichter

Kugelig oder zylindrisch geformte Glastrichter, die mit eingeschliffenem Stopfen und eingeschliffenem Hahn verschlossen werden.
Sie werden zur Trennung von nicht mischbaren Flüssigkeiten verwendet. Die Flüssigkeit mit der größten Dichte setzt sich unten ab und kann durch den Hahn abgelassen werden.

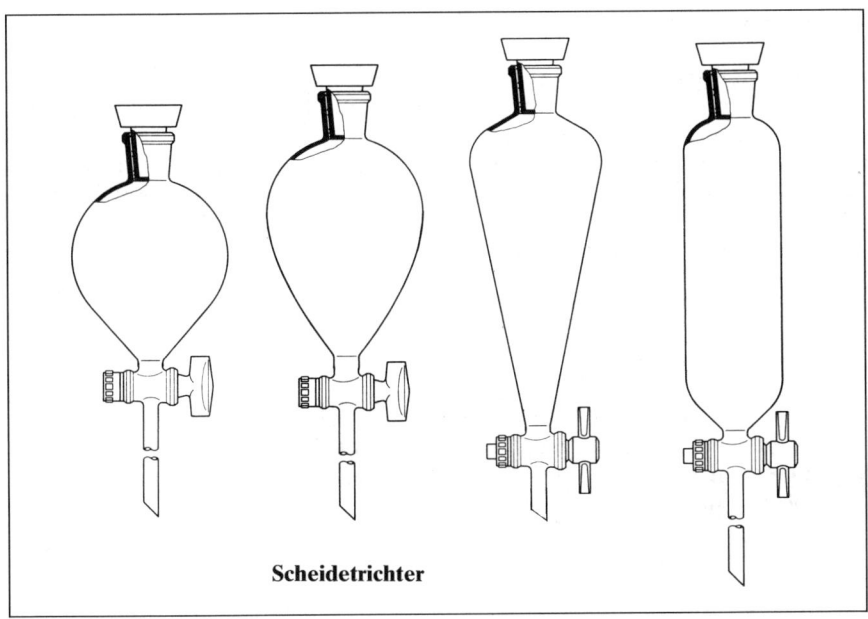

Scheidetrichter

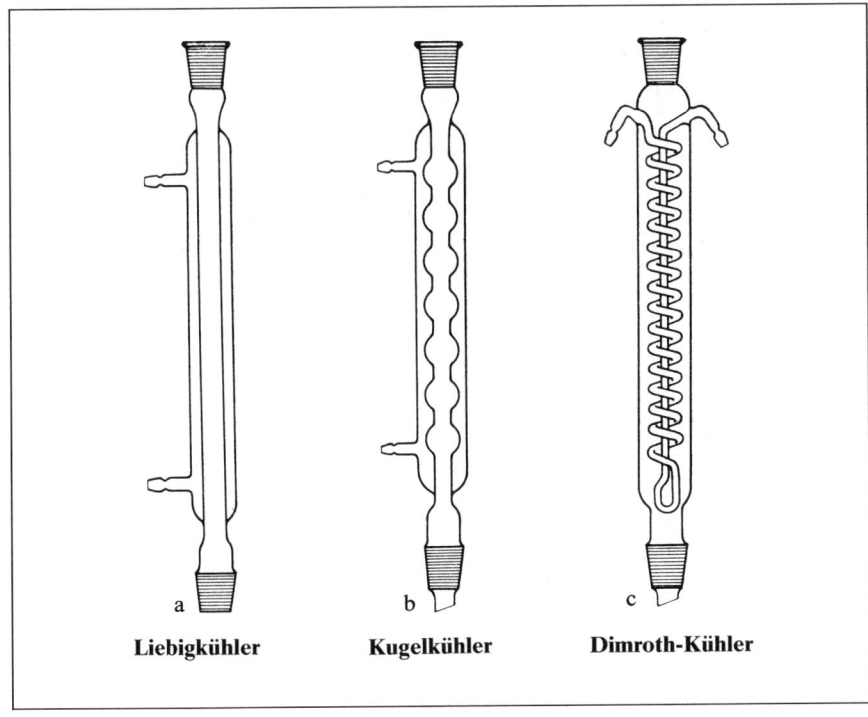

a   b   c

Liebigkühler   **Kugelkühler**   **Dimroth-Kühler**

21. Kühler

Bei Destillationen werden die Dämpfe der flüchtigen Stoffe durch einen
Liebigkühler geleitet, an dessen Kühlflächen die Dämpfe kondensieren.
Gleichzeitig wird das Kondensat nach außen abgeleitet.
Damit leichtflüchtige Stoffe beim Erhitzen nicht aus dem Reaktionsgefäß
entweichen, wird dieses mit einem Rückflußkühler versehen. Die Dämpfe
kondensieren an den Kühlflächen und laufen zurück ins Reaktionsgefäß.
Verwendet werden Kugelkühler und Dimroth-Kühler.

22. Destillationsapparatur

Eine einfache Destillationsapparatur besteht aus einem mit einem Thermometer versehenen Destillationskolben, der über einen Kühler mit der Vorlage
verbunden ist. Zwischen Kühler und Vorlage kann noch ein gebogener
Vorstoß geschaltet sein.

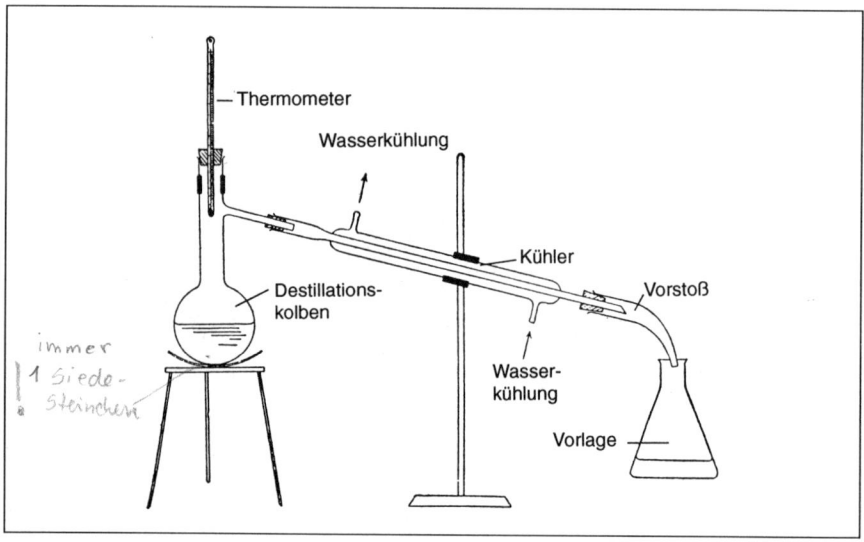

Durchführung einer einfachen Destillation

23. Exsikkator

Luftdicht schließender Glasbehälter zum Trocknen oder zum trockenen
Aufbewahren von Substanzen etc. Als Trockenmittel dienen Calciumchlorid,
Blaugel etc. Zur Beschleunigung der Trocknung können Exsikkatoren
evakuiert werden.

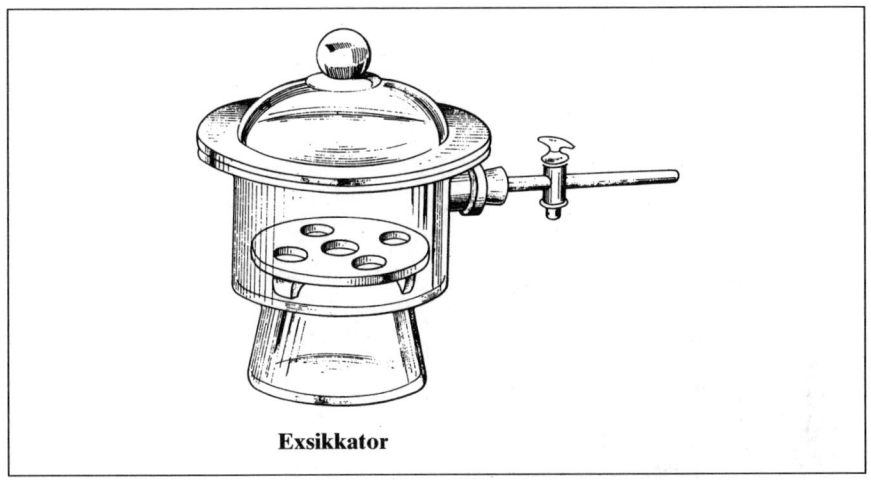

Exsikkator

24. Wägegläschen

Dünnwandige Gläschen mit eingeschliffenem Deckel zum Abwiegen feuchtigkeitsempfindlicher Substanzen. Zum Einwiegen von Substanzen auf empfindlichen Waagen, z. B. bei quantitativen Untersuchungen.

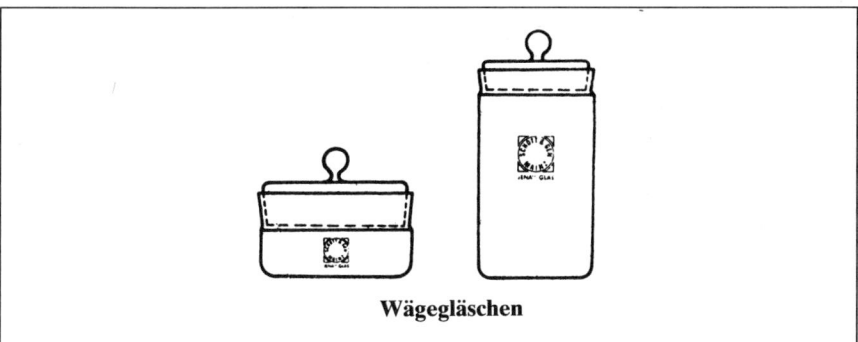

Wägegläschen

25. Filtertiegel

Tiegel aus Glas oder Porzellan, in deren Böden flüssigkeitsdurchlässige Fritten verschiedener Porenweite (Porzellanfiltertiegel: A_4=größte, A_1=kleinste Porenweite; Glasfiltertiegel: D_4=kleinste, D_1=größte Porenweite) eingeschmolzen sind. Glasfiltertiegel dürfen nur bis 250 °C erhitzt werden, Porzellanfiltertiegel können geglüht werden. Untergestellte „Tiegelschuhe" schützen die Tiegel. Sie werden in der Gravimetrie zum Sammeln der Niederschläge verwendet.

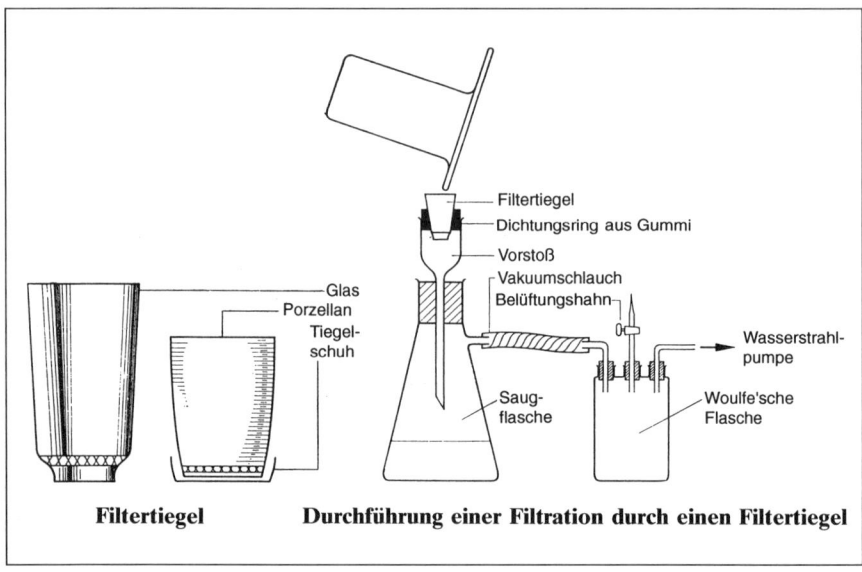

| Filtertiegel | Durchführung einer Filtration durch einen Filtertiegel |

Dazu wird der Filtertiegel mittels einer dichtschließenden Gummimanschette in einen Vorstoß eingesetzt. Der Vorstoß wird von einem Gummistopfen getragen, der die Saugflasche dicht verschließt. Die Saugflasche wird an eine Wasserstrahlpumpe angeschlossen. Zwischen Saugflasche und Wasserstrahlpumpe wird eine leere Woulfe'sche Flasche eingeschaltet, die als Puffergefäß für eventuell zurücksteigendes Filtrat oder Wasser aus der Wasserstrahlpumpe dient. Als Verbindungen müssen Vakuumschläuche genommen werden. Mit Hilfe des Belüftungshahnes kann die Saug- und damit die Filtrationsgeschwindigkeit reguliert und nach beendeter Filtration die Apparatur wieder belüftet werden.

26. Meßzylinder

Standzylinder aus Glas oder Kunststoff in verschiedenen Größen, mit oder ohne Stopfen, geeicht oder ungeeicht, zum gröberen Abmessen von Flüssigkeitsmengen.

27. Meßkolben

Bauchige Standkolben, oft mit eingeschliffenem Stopfen, mit einem am Hals eingeritzten Eichstrich zum Abmessen einer Flüssigkeitsmenge. Eichtemperatur und Fassungsvermögen sind auf dem Bauch vermerkt. Die Abmessung ist exakt, wenn der untere Meniskusrand mit dem Eichstrich abschließt. Bei farbigen Flüssigkeiten soll der obere Flüssigkeitsrand mit dem Strich zusammenfallen.

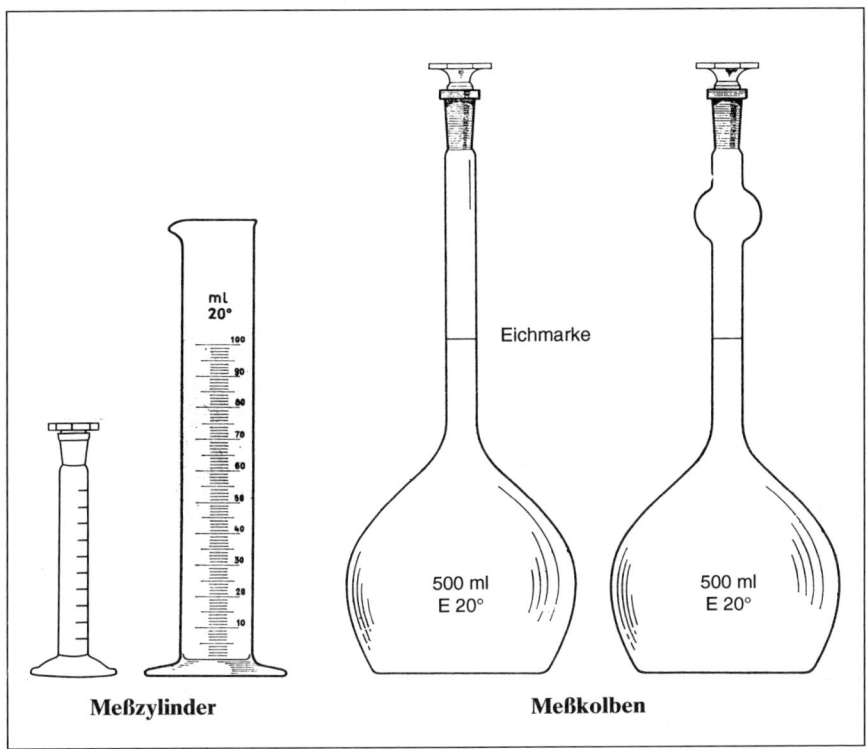

Meßkolben sind auf Einguß geeicht, d. h. sie fassen das angegebene Volumen einer Flüssigkeit bei 20 °C.

28. Pipetten

Glasröhrchen mit verjüngtem Auslauf und verschiedenem Fassungsvermögen zum Abmessen von kleineren Volumina.

Vollpipetten: Zur Abmessung eines bestimmten Volumens.

Meßpipetten: Mit Einteilung, zur Abmessung unterschiedlicher Volumina. Pipetten sind auf Auslauf geeicht, d. h. aus ihnen fließt das angegebene Volumen ab. Zur Füllung wird die Flüssigkeit bis über den Eichstrich angesaugt und sofort mit dem etwas angefeuchteten Zeigefinger verschlossen. Unter vorsichtigem Lüften des Zeigefingers läßt man soviel Flüssigkeit ablaufen, daß der untere Meniskusrand den Eichstrich berührt. Dann verschließt man die Öffnung wieder. Zum Entleeren legt man die Pipettenspitze der Wandung des Auffanggefäßes an, läßt auslaufen und streicht die Spitze an der Wandung ab. Pipetten niemals durch Ausblasen entleeren!

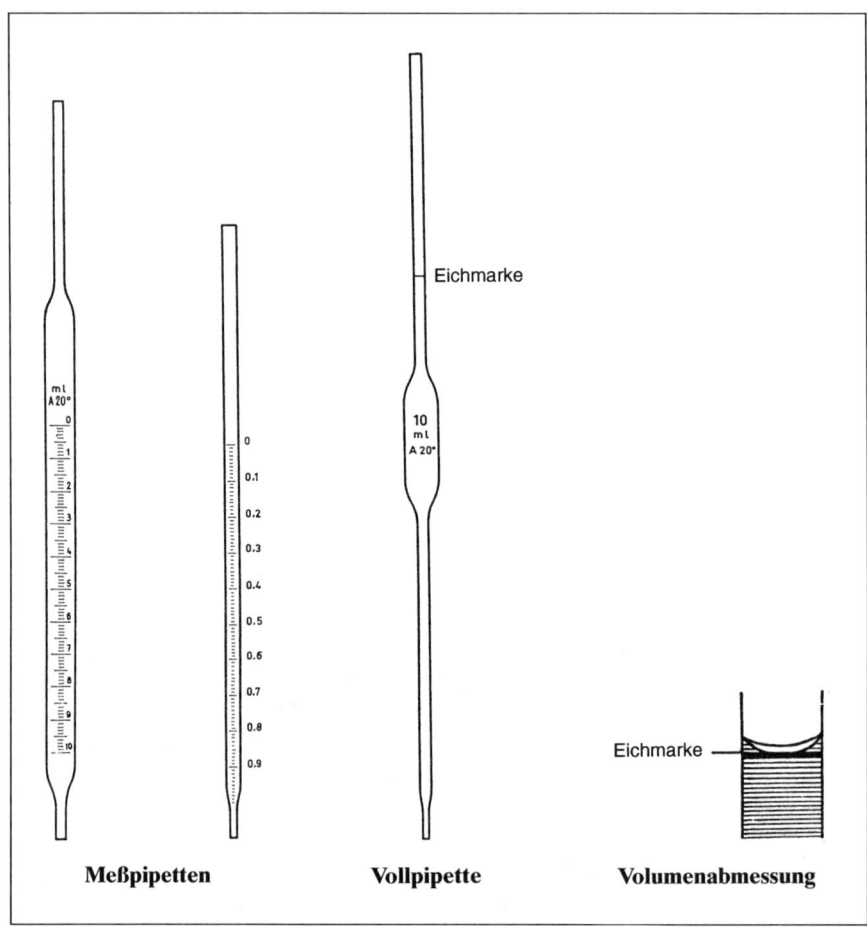

Meßpipetten	**Vollpipette**	**Volumenabmessung**

29. Büretten

Glasrohre (25 bzw. 50 ml) mit Einteilung (in 0,1 ml), die oben offen und unten mit eingeschliffenem Hahn versehen. Der Teil des Hahnes, in dem die Bohrung läuft, heißt „Küken". Büretten sind auf Ablauf geeicht.

Zur genaueren Ablesung ist die Büretten-Rückwand häufig mit einem blauen Längsstreifen versehen (Schellbach-Streifen). Wo sich Flüssigkeit befindet, erscheint der Streifen verbreitert und läuft nach oben spitz aus. Für große Genauigkeiten werden Feinbüretten verwendet (10 ml Inhalt, 0,02-ml-Einteilung). Hier muß die Abflußvorrichtung so beschaffen sein, daß etwa 40 Tropfen Wasser einem Volumen von 1,0 ml entsprechen.

Bei der Benutzung ist zu beachten:

Die Hähne werden zur Dichtung mit wenig Vaseline eingefettet. Die

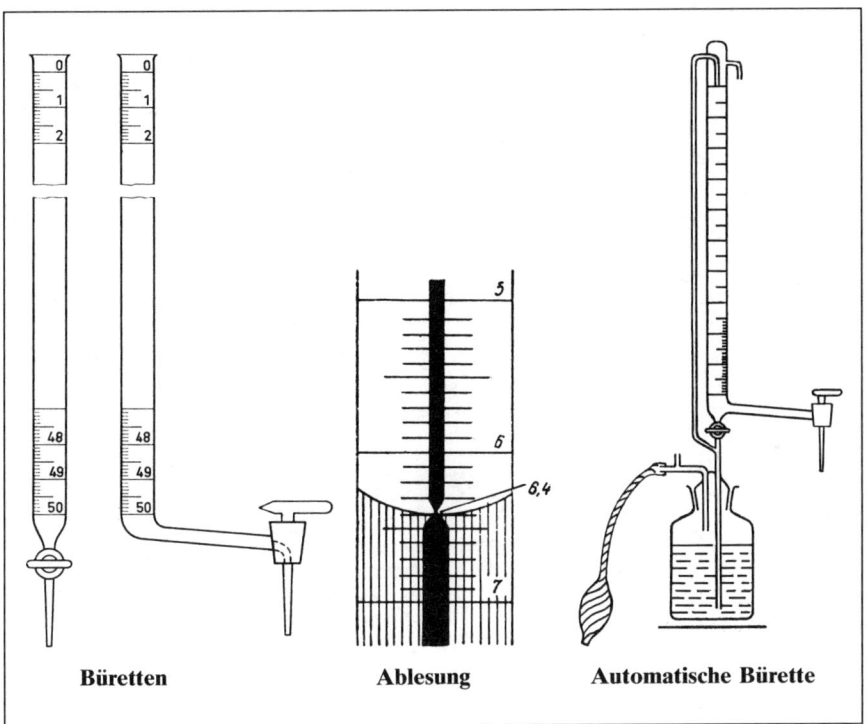

Büretten   **Ablesung**   **Automatische Bürette**

Maßlösung wird mit einem Trichter blasenfrei eingefüllt; der Trichter ist anschließend zu entfernen.

Durch Öffnen des Hahnes läßt man etwas Flüssigkeit abfließen. Die Bürettenablesung erfolgt wie in der Skizze angegeben. Zur Reinigung läßt man stets durch den Hahn leerlaufen. Mit Laugen gefüllte Büretten müssen nach Gebrauch sofort gereinigt werden.

Häufig werden auch *„automatische" Büretten* verwendet, z. B. für Titrationen im wasserfreien Medium. Die Büretten sind mit Vorratsflaschen verbunden; außerdem besitzen sie eine selbsttätige Nullpunkteinstellung. Die Maßlösung wird durch Drücken des Gummiballes durch das linke Steigrohr in die Bürette von oben eingefüllt. Ist der Nullpunkt überschritten, wird das Pumpen unterbrochen und der Finger von der Öffnung des Seitenrohres gehoben, so daß so lange Lösung durch das Steigrohr zurückfließt, bis der Nullpunkt erreicht ist.

30. Stative

Stative sind mit einem Fuß versehene Eisenstäbe, an die **Klammern, Muffen, Bürettenhalter** oder **Ringe** befestigt werden können.

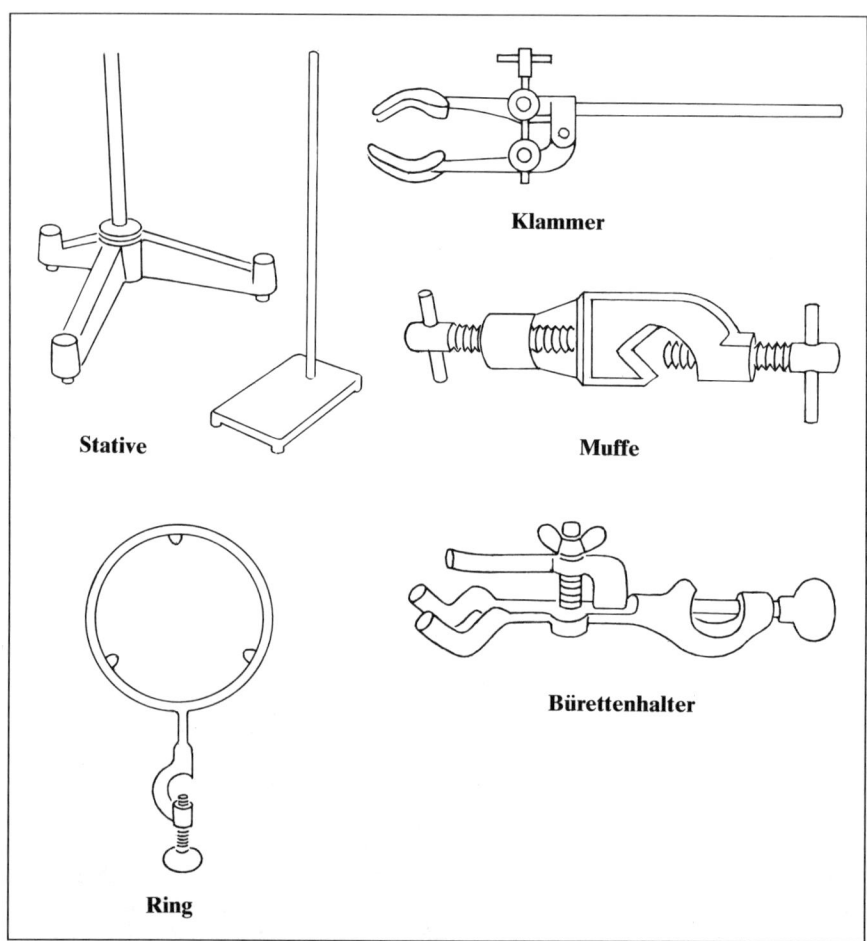

Stative

Klammer

Muffe

Ring

Bürettenhalter

2 Qualitative Analyse

Mit Hilfe der qualitativen Analyse wird die Zusammensetzung eines Arznei-stoffes oder einer Arzneistoffmischung geprüft; darüber hinaus hat sie die Aufgabe festzustellen, ob unzulässige Verunreinigungen vorhanden sind. Danach unterteilt das Arzneibuch in Prüfungen auf Identität und Prüfungen auf Reinheit.

Bei der Identitätsprüfung soll festgestellt werden, ob der Inhalt einer Packung mit der Deklaration übereinstimmt. Dazu werden die einzelnen Ionen als Bestandteile von Arzneistoffen qualitativ nachgewiesen; die Zahl der freien chemischen Elemente, die von pharmazeutischem Interesse sind, ist gering.

Bei der Reinheitsprüfung wird untersucht, ob der Arzneistoff frei ist von unzulässigen Verunreinigungen, die aus dem Herstellungsprozeß stammen oder bei der Lagerung entstehen können. Solche Nachweise fallen naturge-mäß häufig negativ aus, weil eben günstigenfalls keine Verunreinigungen mit den entsprechenden Ionen vorliegen. Hier wird empfohlen, stets einen Vergleichsversuch durchzuführen, bei dem der Probe der zu untersuchenden Substanz eine sehr geringe Menge der Ionen zugesetzt wird, auf die geprüft werden soll, damit in jedem Fall auch der positive Verlauf mit einer jeweiligen Reaktion beobachtet werden kann.
In bestimmten Fällen läßt das Arzneibuch einen gewissen, verantwortbaren Gehalt an Fremdionen zu; hier wird das Ergebnis der Prüfung mit einer sorgfältig herzustellenden Vergleichslösung verglichen, so daß man zu „halb-quantitativen" Aussagen kommen kann. Manche dieser halbquantitativen Reinheitsprüfungen sind besonders ausgearbeitet und werden als „Grenzprü-fungen" bezeichnet.
Die chemischen Reaktionen bei Identitäts- und Reinheitsprüfungen sind häufig die gleichen; besonders empfindliche Reaktionen verwendet das Arzneibuch nur für Prüfungen auf Reinheit, bei denen oft nur Spuren der betreffenden Ionen nachzuweisen sind. Dies ist bei der Auswahl der Beispiele beibehalten worden.
Im folgenden Kapitel werden die Nachweisreaktionen für die pharmazeutisch wichtigsten Elemente, für anorganische Anionen und Kationen sowie für häufig vorkommende organische Anionen besprochen werden, wie sie im DAB 1996 vorgeschrieben sind.

Die Reaktionen lassen sich einteilen in:

1. *Vorproben:* z.B. Beobachtung der Flammenfärbung beim Verdampfen einer Substanz. → unterm Abzug !

2. *Farbreaktionen:* Die Umsetzung zwischen Untersuchungssubstanz und Reagenz führt zu charakteristischen Färbungen oder Entfärbungen von Lösungen, von Niederschlägen, Schmelzen u.a.
3. *Fällungsreaktionen:* Die Umsetzung führt zur Ausfällung von charakteristischen Niederschlägen oder ein vorhandener Niederschlag wird aufgelöst.
4. *Geruchsreaktionen:* Die Umsetzung führt zu gasförmigen Produkten von charakteristischem Geruch.

Für alle pharmazeutisch wichtigen Ionen wird an Hand eines einfachen Beispiels die praktische Durchführung der Nachweisreaktion geschildert. Geht ein Reagenz nicht nur mit einer Ionenart eine Reaktion ein – so bildet z. B. Silbernitrat mit allen Halogen-Ionen Niederschläge – dann muß durch eine zweite Reaktion die endgültige Unterscheidung herbeigeführt werden.

Die Untersuchungen werden in der Regel mit den in Wasser oder anderen Lösungsmitteln gelösten Substanzen vorgenommen. Die Bereitung der Reagenz-Lösungen muß nach den Vorschriften des DAB 1996 erfolgen, damit korrekte und reproduzierbare Ergebnisse erzielt werden.

Zur Übersicht werden die Nachweise der An- und Kationen in je einer Tabelle zusammengestellt. S. 64

2.1 Nachweise von Elementen

Von den im Arzneibuch aufgeführten freien chemischen Elementen werden vier, nämlich Kohlenstoff, Sauerstoff, Schwefel und Iod, arzneilich alle übrigen nur als Reagenzien verwendet.

Kohlenstoff C

Nachweis durch Verbrennung

Kohlenstoff läßt sich vollständig verbrennen zu Kohlenoxid und Kohlendioxid. Leitet man das entstehende Gasgemisch in Calciumhydroxid-Lösung ein, so erscheint eine weiße Trübung von Calciumcarbonat:

$$3\,C + 2\,O_2 \rightarrow 2\,CO + CO_2$$
$$CO_2 + Ca(OH)_2 \rightarrow CaCO_3 \downarrow + H_2O$$

Beispiel: Medizinische Kohle

Etwas Substanz wird im Reagenzglas zur Rotglut erhitzt; sie verbrennt langsam ohne Flamme. Verschließt man das Glas mit einem Gasüberleitungsrohr und taucht das andere Ende des Rohres in wäßrige Calciumhydroxid-Lösung R, so entsteht eine weiße Trübung bzw. ein weißer Niederschlag.

Sauerstoff O_2

a) Nachweis mit einem glühenden Holzspan

Bringt man einen glühenden Holzspan in ein Gefäß, in das man vorher Sauerstoff eingeleitet hat, so flammt er auf und verbrennt lebhaft.

b) Nachweis mit Pyrogallol

Leitet man Sauerstoff in alkalische Pyrogallol-Lösung R, so wird der Sauerstoff beim Schütteln absorbiert. Die Pyrogallol-Lösung färbt sich dabei dunkelbraun unter Bildung verschiedener Oxidationsprodukte, von denen eines das Purpurogallin ist.

Pyrogallol   Purpurogallin

Schwefel S

a) Nachweis durch Verbrennung

Schwefel verbrennt beim Erhitzen an der Luft mit schwach blauer Flamme; dabei wird Schwefeldioxid entwickelt, das angefeuchtetes blaues Lackmuspapier rot färbt (Bildung von schwefliger Säure).

$$S_8 + 8\,O_2 \rightarrow 8\,SO_2$$
$$SO_2 + H_2O \rightarrow [H_2SO_3] \rightarrow H^{\oplus} + HSO_3^{\ominus}$$

Beispiel: Feinverteilter Schwefel

Etwas Substanz wird an der Luft verbrannt; man erkennt eine schwach blaue Flamme. Ein über das Reagenzröhrchen gehaltener, angefeuchteter Streifen blaues Lackmuspapier R färbt sich rot.

b) Nachweis durch Oxidation

Schwefel läßt sich zu Sulfat oxidieren; als Oxidationsmittel wird Bromwasser verwendet.
Brom disproportioniert in neutraler, wäßriger Lösung z. T. zu Bromid und Hypobromit:

$$Br_2 + H_2O \rightleftarrows HBr + HOBr$$

Das Hypobromit oxidiert in wäßriger Lösung den Schwefel zu Sulfat:

$$S_8 + 24\,HOBr + 8\,H_2O \rightarrow 8\,H_2SO_4 + 24\,HBr$$

Dabei wird das Hypobromit zu Bromid reduziert.

Das Sulfat wird in der bekannten Weise als Bariumsulfat nachgewiesen:

$$SO_4^{2\ominus} + Ba^{2\oplus} \rightarrow BaSO_4 \downarrow$$

Beispiel: Feinverteilter Schwefel

0,1 g Substanz wird mit 5 ml Bromwasser R erhitzt, bis die Mischung farblos ist. Das Filtrat wird mit 1 ml Salzsäure 7 % R und 1 ml Bariumchlorid-Lösung R 1 versetzt. Es entsteht ein weißer Niederschlag.

c) Nachweis mit Piperidin

Elementarer Schwefel löst sich mit roter Farbe in Piperidin. Die entstehende Färbung beruht auf der Bildung von Polysulfiden.

Beispiel: Feinverteilter Schwefel

50 mg Substanz werden 10 s lang mit 5 ml Piperidin R geschüttelt. Die Flüssigkeit färbt sich rot.

Iod I_2

a) Nachweis durch Sublimation

Iod verdampft beim Erhitzen; die violetten Dämpfe setzen sich an den kälteren Teilen des Reagenzglases als blauschwarzes, kristallines Sublimat ab.

Beispiel: Iod

Einige Körnchen Iod werden vorsichtig im Reagenzglas erhitzt. Man beobachtet violette Dämpfe, die im oberen Teil des Glases ein blauschwarzes, kristallines Sublimat bilden.

b) Nachweis als Iodstärke

Iod bildet mit Stärke-Lösung blaugefärbte Iodstärke.
Die Blaufärbung beruht darauf, daß aus Stärke und Iod eine Einschlußverbindung entsteht, indem Iod-Moleküle in die Kanäle der Amylose – Helix der Stärke eingeschlossen werden.
Die intensive Färbung wird abgeschwächt durch Einwirkung von Sonnenlicht, UV- oder Röntgenbestrahlung sowie durch Zusatz von Ethanol; ferner verschwindet sie beim Erwärmen auf 70 °C, tritt aber beim Abkühlen wieder auf, falls nicht zu lange erhitzt wurde.

Beispiel: Iod

Eine gesättigte, wäßrige Lösung der Substanz gibt auf Zusatz von Stärke-Lösung R eine Blaufärbung. Wird die Lösung einige Minuten lang zum Sieden erhitzt, so entfärbt sie sich; beim Erkalten tritt die Blaufärbung wieder auf.

2.2 Nachweise von Anionen

Chlorid $Cl^\ominus$ **Chlorwasserstoff** HCl

a) Nachweis mit Silbernitrat

Chlorid-Ionen bilden mit Silber-Ionen einen weißen, käsigen Niederschlag von Silberchlorid, AgCl:

$$Cl^\ominus + Ag^\oplus \rightarrow AgCl \downarrow$$
weiß

AgCl ist in Salpetersäure (verdünnt und konzentriert) nicht löslich; es löst sich jedoch leicht in verdünnter Ammoniak-Lösung unter Bildung des Komplexsalzes Silberdiamminchlorid: *→ Nachweissicherung*

$$AgCl + 2\,NH_3 \rightarrow [Ag(NH_3)_2]^\oplus\,Cl^\ominus$$

Säuert man die erhaltene Lösung wieder an, so wird der Komplex zerstört, und es entsteht wieder Silberchlorid, das erneut ausfällt:

$$[Ag(NH_3)_2]^\oplus\,Cl^\ominus + 2\,H^\oplus \rightarrow AgCl \downarrow + 2\,NH_4^\oplus$$

Die zuerst erhaltene Fällung von AgCl muß also **geprüft** werden auf:
1. Unlöslichkeit in Salpetersäure, HNO_3.
2. Löslichkeit in Ammoniak-Lösung, NH_3.

Es ist zweckmäßig, die Prüflösung vor Zugabe von Silbernitrat-Lösung mit Salpetersäure anzusäuern, weil auch evtl. vorhandene Carbonat-Ionen mit Silber-Ionen einen weißen Niederschlag von Ag_2CO_3 bilden, der allerdings in Salpetersäure löslich ist bzw. aus einer mit Salpetersäure angesäuerten Lösung gar nicht erst ausfällt.

Beispiel: Natriumchlorid, Nachweis von $Cl^\ominus$-Ionen (Identität)

Einige ~~Kristalle Natriumchlorid~~ werden in wenig Wasser gelöst. Diese Lösung wird mit Salpetersäure 12,5 % R angesäuert, mit einigen Tropfen Silbernitrat-Lösung R 1 versetzt und geschüttelt. Es bildet sich ein weißer, zusammenballender Niederschlag, der sich auf Zusatz von Ammoniak-Lösung 17 % R wieder auflöst. Beim Ansäuern der ammoniakalischen Lösung mit Salpetersäure 12,5 % R tritt der Niederschlag wieder auf.

b) Nachweis als Chromylchlorid

Chlorid-Ionen werden durch Kaliumdichromat in schwefelsaurer Lösung zu Chromylchlorid oxidiert.

$$4\,Cl^\ominus + Cr_2O_7^{2\ominus} + 6\,H^\oplus \rightarrow 2\,CrO_2Cl_2 + 3\,H_2O$$

Chromylchlorid läßt sich mit Diphenylcarbazid nachweisen, wobei das flüchtige Chromylchlorid als Chrom(VI)-Verbindung Diphenylcarbazid zu Diphenylcarbazon oxidiert. Das dabei entstehende Chrom (III) bildet mit dem Diphenylcarbazon einen violetten Farbkomplex.

Diphenylcarbazid   Diphenylcarbazon

Beispiel: Natriumchlorid, Nachweis von $Cl^{\ominus}$-Ionen (Identität)

Einige Kristalle Natriumchlorid werden in einem Reagenzglas mit einer Spatelspitze Kaliumdichromat R und 1 ml Schwefelsäure 96 % R versetzt. Über die Öffnung des Reagenzglases hält man einen Filtrierpapierstreifen, der vorher mit Diphenylcarbazid-Lösung imprägniert wurde; dieser färbt sich violettrot. Dabei darf das imprägnierte Papier nicht mit dem Kaliumdichromat in Berührung kommen.

Bromid $Br^{\ominus}$ **Bromwasserstoff** HBr

a) Nachweis mit Silbernitrat

Bromid-Ionen bilden mit Silber-Ionen einen blaßgelben Niederschlag von Silberbromid, AgBr:

$$Br^{\ominus} + Ag^{\oplus} \rightarrow AgBr \downarrow$$
blaßgelb

AgBr ist unlöslich in verdünnter Salpetersäure und löslich in konzentrierter Ammoniak-Lösung unter Bildung des Komplexsalzes Silberdiamminbromid:

$$AgBr + 2\,NH_3 \rightarrow [Ag(NH_3)_2]^{\oplus}\,Br^{\ominus}$$

AgBr-Fällung sollte also analog der AgCl-Fällung geprüft werden.
Auch hier ist es zweckmäßig, die Prüflösung vor Zugabe der Silbernitrat-Lösung mit Salpetersäure anzusäuern (vgl. Chlorid).

Beispiel: Kaliumbromid, Nachweis von $Br^{\ominus}$-Ionen (Identität)

Einige ~~Kristalle Kaliumbromid~~ A 5 werden in wenig Wasser gelöst. Diese Lösung wird mit Salpetersäure 12,5 % R angesäuert, mit einigen Tropfen Silbernitrat-Lösung R 1 versetzt und geschüttelt. Es bildet sich ein blaßgelber, zusammenballender Niederschlag, der sich auf Zusatz von Ammoniak-Lösung 17 % R nur ganz allmählich auflöst.

b) Nachweis als elementares Brom

Bromid-Ionen lassen sich zu elementarem Brom oxidieren.
Als Oxidationsmittel kann man Blei(IV)-oxid, Chlor, Natriumnitrit etc. verwenden.
Das elementare Brom kann auf verschiedene Weise nachgewiesen werden.

1. Oxidation mit Blei(IV)-oxid und Nachweis mit Schiffs Reagenz

Bromide lassen sich mit Blei(IV)-oxid in saurer Lösung zu elementarem Brom oxidieren:

$$2\,Br^{\ominus} + PbO_2 + 4\,H^{\oplus} \rightarrow Br_2 + Pb^{2\oplus} + 2\,H_2O$$

Die entstehenden Brom-Dämpfe färben ein mit Schiffs Reagenz imprägniertes Filtrierpapier violett. Die Färbung beruht auf der Bromierung des in Schiffs Reagenz enthaltenen Farbstoffs Fuchsin, der durch die ebenfalls enthaltene schweflige Säure entfärbt wurde.

R = CH₃ oder Br   violett

Beispiel: Kaliumbromid, Nachweis von $Br^{\ominus}$-Ionen (Identität)

Einige Kristalle Kaliumbromid werden in einem kleinen Reagenzglas mit wenigen Tropfen Wasser, einer Spatelspitze Blei(IV)-oxid R und wenigen Tropfen Essigsäure 30 % R vorsichtig geschüttelt. Der obere Teil des Reagenzglases wird innen mit einem Stück Filterpapier getrocknet und die Mischung 5 min lang stehengelassen. Ein Filterpapierstreifen geeigneter Größe wird durch Eintauchen der Spitze in einen Tropfen Schiffs Reagenz imprägniert und der so imprägnierte Abschnitt unmittelbar in das Reagenzglas eingeführt. Innerhalb von 10 s bildet sich von der Spitze her beginnend eine violette Färbung, die sich klar unterscheiden läßt von der Rotfärbung des Fuchsins, die in einem kleinen Bereich an der Spitze des imprägnierten Teiles des Papierstreifens auftreten kann.

2. Oxidation mit Chloramin-T und Nachweis mit Chloroform

Aus Chloramin-T entwickelt sich bei Zusatz von Salzsäure elementares Chlor.

$$\left[\begin{array}{c} \mathrm{SO_2-N-Cl} \\ \bigodot \\ \mathrm{CH_3} \end{array} \right]^{\ominus} \mathrm{Na}^{\oplus} + 2\,\mathrm{HCl} \longrightarrow \begin{array}{c} \mathrm{SO_2-NH_2} \\ \bigodot \\ \mathrm{CH_3} \end{array} + \mathrm{NaCl} + \mathrm{Cl_2}$$

Chlor oxidiert Bromid-Ionen zu elementarem Brom:

$$2\,\mathrm{Br}^{\ominus} + \mathrm{Cl_2} \rightarrow 2\,\mathrm{Cl}^{\ominus} + \mathrm{Br_2}$$

Das entstehende Brom löst sich in Chloroform, $CHCl_3$, mit gelblichbrauner Farbe.

Beispiel: Ammoniumchlorid, Prüfung auf $Br^{\ominus}$-Ionen (Reinheit)

Prüflösung: 10%ige Ammoniumchlorid-Lösung

10 ml Prüflösung werden mit 0,1 ml Salzsäure 7% R und 0,05 ml Chloramin-T-Lösung R versetzt. Nach 1 min werden 2 ml Chloroform R hinzugefügt. Nach kräftigem Schütteln muß die Chloroformschicht farblos sein. Bei Anwesenheit von Bromid würde sie sich durch das entstandene Brom gelblichbraun färben.

Vergleichsversuch unter Zusatz von Natriumbromid.

Bemerkung: Sehr geringe Verunreinigungen mit Bromid-Ionen lassen sich wegen der schwachen Eigenfarbe des in Chloroform gelösten Broms schwer erkennen.
Der Nachweis läßt sich empfindlicher gestalten, indem man die Chloroformschicht in ein anderes Reagenzglas überführt, mit Fuchsin-Lösung versetzt und kräftig schüttelt.
Das Fuchsin bewirkt eine wesentliche Vertiefung der Färbung sowie eine Verschiebung der Farbe nach Rotviolett.

Iodid $I^{\ominus}$ Iodwasserstoff HI

a) Nachweis mit Silbernitrat

Iodid-Ionen bilden mit Silber-Ionen einen blaßgelben Niederschlag von Silberiodid, AgI:

$$I^{\ominus} + Ag^{\oplus} \rightarrow AgI \downarrow$$
$$\text{blaßgelb}$$

AgI ist unlöslich in verdünnter Salpetersäure und in wäßriger Ammoniak-Lösung (im Gegensatz zu AgCl und AgBr).

Beispiel: Kaliumiodid, Nachweis von $I^{\ominus}$-Ionen (Identität)

A̲s̲

Einige ~~Kristalle Kaliumiodid~~ werden in Wasser gelöst. Die Lösung wird mit Salpetersäure 12,5 % R angesäuert, mit einigen Tropfen Silbernitrat-Lösung R 1 versetzt, geschüttelt und stehengelassen. Dabei bildet sich ein blaßgelber, zusammenballender Niederschlag, der sich auf Zusatz von Ammoniak-Lösung 17 % R nicht auflöst.

b) Nachweis als elementares Iod

1. Oxidation mit Kaliumdichromat

Wie Bromide lassen sich auch Iodide in saurer Lösung oxidieren. Dabei entsteht elementares Iod. Als Oxidationsmittel wird Kaliumdichromat verwendet.

$$6\,I^{\ominus} + Cr_2O_7^{2\ominus} + 14\,H^{\oplus} \rightarrow 3\,I_2 + 2\,Cr^{3\oplus} + 7\,H_2O$$

Das entstehende Iod wird in diesem Fall mit Chloroform ausgeschüttelt, worin es sich, wie in fast allen sauerstoff-freien Lösungsmitteln, mit violetter Farbe löst. Lösungen von I_2 in Alkoholen, Ethern und Ketonen sind braun, in Benzol braunrot gefärbt.

Beispiel: Kaliumiodid, Nachweis von $I^{\ominus}$-Ionen (Identität)

Einige Kristalle Kaliumiodid werden in Wasser gelöst. Die Lösung wird mit einigen Tropfen Schwefelsäure 10 % R, 2 Tropfen Kaliumdichromat-Lösung R, 2 ml Wasser und 2 ml Chloroform versetzt. Die Mischung wird wenige Sekunden lang geschüttelt und stehengelassen. Die Chloroformschicht färbt sich violett bis violettrot.

2. Oxidation mit Chloramin-T

Wie bereits unter Bromid ausgeführt wurde, entwickelt Chloramin-T auf Zusatz von Salzsäure elementares Chlor, das auch Iodid-Ionen zu elementarem Iod oxidieren kann:

$$2\,I^{\ominus} + Cl_2 \rightarrow 2\,Cl^{\ominus} + I_2$$

Das entstehende Iod löst sich in Chloroform mit rötlich-violetter Farbe.

Bemerkung: Bei Verwendung einer zu konzentrierten Chloramin-T-Lösung bzw. bei überschüssigem Chloramin-T kann das Iodid über Iod bis zum Iodat oxidiert werden. Hier besteht die Gefahr, daß das elementare Iod nicht erkannt wird, weil die Violettfärbung dann nur vorübergehend auftritt.
Ein ähnlicher Fehler wird oft gemacht, wenn man versucht, Bromid und Iodid nebeneinander nachzuweisen. Es wird zuerst das Iodid zum Iod oxidiert, bei weiterer Zugabe von Chloramin-T das Bromid zum Brom. In solchen Fällen ist die rotviolette Iodfärbung leicht zu übersehen, wenn die Chloramin-T-Lösung zu rasch zugegeben wird.

Beispiel: Ammoniumchlorid, Prüfung auf $I^{\ominus}$-Ionen (Reinheit)

Prüflösung: 10 %ige Ammoniumchlorid-Lösung

10 ml Prüflösung werden mit 0,1 ml Salzsäure 7 % R und 0,05 ml Chloramin-T-Lösung R versetzt. Nach 1 min werden 2 ml Chloroform R hinzugefügt. Nach kräftigem Schütteln muß die Chloroformschicht farblos sein. Bei Anwesenheit von Iodid würde sie sich durch das entstandene Iod rötlich-violett färben.

Vergleichsversuch unter Zusatz von Kaliumiodid.

3. Oxidation mit Eisen(III)-chlorid

In saurer Lösung oxidieren Eisen(III)-Ionen Iodid ebenfalls zu elementarem Iod, das wiederum mit Chloroform ausgeschüttelt werden kann.

$$2\,I^{\ominus} + 2\,Fe^{3\oplus} \rightarrow I_2 + 2\,Fe^{2\oplus}$$

Beispiel: Kaliumbromid, Prüfung auf $I^{\ominus}$-Ionen (Reinheit)

Prüflösung: 10 %ige Kaliumbromid-Lösung

5 ml Prüflösung werden mit 0,15 ml Eisen(III)-chlorid-Lösung R 1 und 2 ml Chloroform R versetzt und geschüttelt. Nach Trennung der Phasen muß die Chloroformschicht farblos sein. Bei Anwesenheit von Iodid färbt sich die Chloroformschicht rötlich-violett.

Vergleichsversuch unter Zusatz von Kaliumiodid.

4. Oxidation mit Natriumnitrit

Als Oxidationsmittel kann auch Natriumnitrit verwendet werden.
In saurer Lösung oxidieren Nitrit-Ionen Iodid zu Iod und werden selbst zu NO reduziert:

$$2\,NO_2^{\ominus} + 2\,I^{\ominus} + 4\,H^{\oplus} \rightarrow 2\,NO + I_2 + 2\,H_2O$$

Das entstehende Iod kann mit Stärke-Lösung nachgewiesen werden, wobei sich die blaugefärbte Einschlußverbindung Iodstärke bildet.

Beispiel: Natriumchlorid, Prüfung auf $I^{\ominus}$-Ionen (Reinheit)

5 g Substanz werden tropfenweise mit einer frisch hergestellten Mischung von 0,15 ml Natriumnitrit-Lösung R, 2 ml 1N-Schwefelsäure, 25 ml iodidfreier Stärke-Lösung R und 25 ml Wasser befeuchtet. Innerhalb von 5 Minuten darf sich, im Tageslicht betrachtet, keine Blaufärbung zeigen. Bei Anwesenheit von Iodid tritt in dieser Zeitspanne eine Blaufärbung auf.

Vergleichsversuch unter Zusatz von Kaliumiodid.

Carbonat $CO_3^{2\ominus}$ **Kohlensäure** H_2CO_3

Nachweis mit Bariumhydroxid

Aus Carbonaten entwickelt sich beim Übergießen schon mit verdünnten Säuren Kohlendioxid, CO_2, weil die primär entstehende Kohlensäure, H_2CO_3, wenig beständig ist:

$$Na_2CO_3 + 2\,HCl \rightarrow 2\,NaCl + H_2O + CO_2 \uparrow$$

Das CO_2 fällt aus Bariumhydroxid-Lösung, $Ba(OH)_2$, schwerlösliches Bariumcarbonat, $BaCO_3$, aus und läßt sich auf diese Weise nachweisen:

$$Ba(OH)_2 + CO_2 \rightarrow BaCO_3 \downarrow + H_2O$$

Man kann das CO_2 auch in eine Lösung von Calciumhydroxid einleiten; dabei entsteht dann ein weißer Niederschlag von Calciumcarbonat:

$$Ca(OH)_2 + CO_2 \rightarrow CaCO_3 + H_2O$$

Der Calciumcarbonat-Niederschlag löst sich jedoch in einem größeren Überschuß von Kohlendioxid wieder auf

$$CaCO_3 + CO_2 + H_2O \rightleftarrows Ca(HCO_3)_2$$

unter Bildung von leicht löslichem Calciumhydrogencarbonat.

Beispiel: Natriumcarbonat, Nachweis der $CO_3^{2\ominus}$-Ionen (Identität)

Einige Kristalle Natriumcarbonat werden in 2 ml Wasser gelöst. Die Lösung wird mit 3 ml Essigsäure 12 % R versetzt und das Reagenzglas rasch mit einem durchbohrten Stopfen, der ein zweimal im rechten Winkel gebogenes Glasrohr trägt, verschlossen. Die Mischung braust auf und liefert ein farb- und

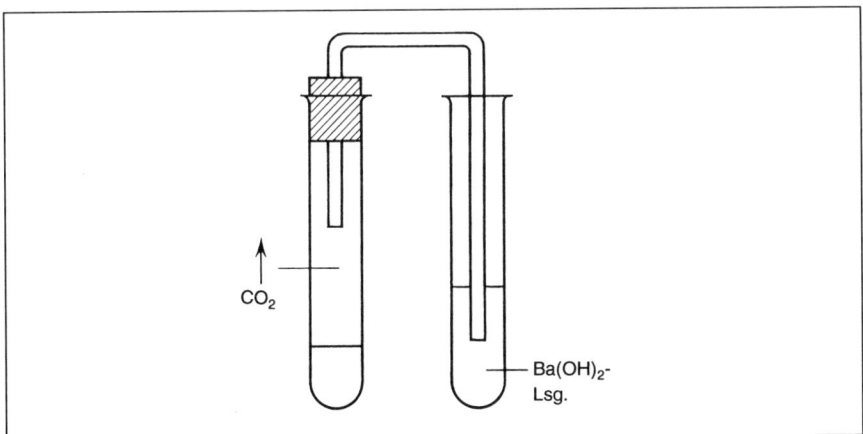

Apparatur zum Carbonat-Nachweis

geruchloses Gas. Wenn man schwach erhitzt und das Gas in 5 ml Bariumhydroxid-Lösung R leitet, entsteht ein weißer Niederschlag, der sich bei Zusatz eines Überschusses Salzsäure 25 % R löst.

Bei Verwendung von Calciumhydroxid-Lösung kann man beobachten, daß sich der zunächst entstehende Niederschlag von $CaCO_3$ in einem größeren Überschuß von Kohlendioxid wieder auflöst.

Hydrogencarbonat $HCO_3^{\ominus}$ **Kohlensäure H_2CO_3**

Nachweis mit Bariumhydroxid

Auch aus Hydrogencarbonaten wird beim Übergießen mit schwachen Säuren die noch schwächere Kohlensäure freigesetzt, die dann in Wasser und Kohlendioxid zerfällt:

$$NaHCO_3 + HCl \rightarrow [NaCl + H_2CO_3] \rightarrow NaCl + H_2O + CO_2 \uparrow$$

Das entweichende CO_2 wird, wie bei Carbonat beschrieben, mit Barium- bzw. Calciumhydroxid-Lösung nachgewiesen.

Beispiel: Natriumhydrogencarbonat, Nachweis der $HCO_3^{\ominus}$-Ionen (Identität)

Durchführung wie bei Natriumcarbonat beschrieben.

Unterscheidung von Carbonat und Hydrogencarbonat

a) Beim *Kochen* einer wäßrigen Lösung von Natriumhydrogencarbonat zerfällt dieses nach folgender Gleichung:

$$2\,HCO_3^{\ominus} \rightarrow CO_3^{2\ominus} + H_2O + CO_2 \uparrow$$

Es wird also beim Erhitzen zum Sieden auch ohne Zusatz von Säure CO_2 entwickelt, das in der beschriebenen Weise nachgewiesen werden kann. Dieser Vorgang ist bei Carbonaten nicht möglich.

b) Eine wäßrige Lösung von Natriumcarbonat reagiert *stark alkalisch*, eine wäßrige Lösung von Natriumhydrogencarbonat reagiert nur *schwach alkalisch*. Der Unterschied ist durch den unterschiedlichen Verlauf der Hydrolyse zu erklären:

$$Na_2CO_3 + H_2O \rightarrow 2\,Na^{\oplus} + OH^{\ominus} + HCO_3^{\ominus}$$
$$HCO_3^{\ominus} \qquad \rightarrow CO_2 + OH^{\ominus}$$
$$2\,HCO_3^{\ominus} \qquad \rightarrow CO_3^{2\ominus} + H_2O + CO_2$$

Beispiel: Eine 10%ige Lösung von Natriumcarbonat ergibt beim Tüpfeln auf mit Phenolphthalein-Lösung getränktem und wieder getrocknetem Filtrierpapier einen stark rot gefärbten Fleck.

10 ml einer 5%igen Lösung von Natriumhydrogencarbonat bleiben bei Zusatz von 1 Tropfen Phenolphthalein-Lösung farblos oder färben sich schwach rosa.

Sulfat SO$_4^{2\ominus}$	**Schwefelsäure H$_2$SO$_4$**

Nachweis mit Bariumchlorid

Zum Nachweis von Sulfaten sind Barium-Ionen am besten geeignet, die einen in Säuren schwerlöslichen, weißen Niederschlag von Bariumsulfat, BaSO$_4$, bilden:

$$Ba^{2\oplus} + SO_4^{2\ominus} \rightarrow BaSO_4 \downarrow$$

(Erwärmen begünstigt die Abscheidung des Niederschlags.)
Die Fällung muß auf Unlöslichkeit in Säure geprüft werden, da es viele Bariumverbindungen gibt, wie BaCO$_3$, Ba$_3$(PO$_4$)$_2$, BaSO$_3$ etc., die ebenfalls in Wasser schwer löslich sind, aber in Gegenwart von Säuren wieder in Lösung gehen.

Beispiel: Magnesiumsulfat, Nachweis von SO$_4^{2\ominus}$-Ionen (Identität)

Eine Spatelspitze Substanz wird in ca. 5 ml Wasser gelöst. Diese Lösung versetzt man mit 1 ml Salzsäure 7% R° und 1 ml Bariumchlorid-Lösung R 1. [*d. 2 Tropfen*] Es entsteht ein weißer Niederschlag.
Damit Verwechslungen mit Sulfit, Dithionit, Iodat, Selenat und Wolframat ausgeschlossen werden, läßt das DAB 1996 die oben erhaltene Suspension prüfen, denn die genannten Ionen bilden mit Bariumchlorid-Lösung ebenfalls weiße Niederschläge.
Die erhaltene Suspension wird mit 0,1 ml 0,1 N-Iod-Lösung versetzt; sie muß gelb bleiben (Unterschied zu Sulfit- und Dithionit; diese würden das zugesetzte Iod zu Iodid reduzieren, was eine Entfärbung zur Folge hätte). Die Suspension wird durch tropfenweisen Zusatz von Zinn(II)-chlorid-Lösung R entfärbt (Unterschied zu Iodat, denn dieses würde das gebildete Iodid erneut zu Iod oxidieren).
Wird die Mischung zum Sieden erhitzt, entsteht kein gefärbter Niederschlag (Unterschied zu Selenat und Wolframat, denn daraus würde rotes Selen bzw. Wolframblau entstehen). [*nicht*]

° Salzsäure, verdünnte, R → zum ansäuern

Nitrat NO$_3^{\ominus}$	**Salpetersäure HNO$_3$**

a) Nachweis mit Nitrobenzol

In einem Reaktionsgemisch, das Nitrobenzol und konzentrierte Schwefelsäure enthält, entsteht in Anwesenheit von Nitraten zunächst Salpetersäure. Das Nitrobenzol wird durch diese Salpetersäure zu m-Dinitrobenzol nitriert.

m-Dinitrobenzol läßt sich in stark alkalischer Lösung mit Aceton nachweisen; es entsteht ein tiefviolett gefärbtes Reaktionsprodukt.

Bei einem Überschuß an Nitrobenzol wird das Reaktionsprodukt weiter oxidiert:

Beispiel: Silbernitrat, Nachweis von $NO_3^\ominus$-Ionen (Identität)

Eine Mischung aus 0,1 ml Nitrobenzol R und 0,2 ml Schwefelsäure 96 % R wird mit 10 mg pulverisiertem Silbernitrat versetzt. Nach 5 min wird in Eiswasser gekühlt und vorsichtig mit 5 ml Wasser gemischt.
Sodann gibt man 5 ml Natriumhydroxid-Lösung 40 % R und 5 ml Aceton R zu. Nach dem Umschütteln und Stehenlassen färbt sich die obere Schicht tiefviolett.

b) Ringprobe mit Eisen(II)-sulfat

Nitrate werden von Eisen(II)-sulfat, $FeSO_4$, in saurer Lösung zu Stickstoff-monoxid, NO, reduziert, wobei das Eisen(II)-sulfat zu Eisen(III)-sulfat oxidiert wird:

$$NO_3^\ominus + 3\,Fe^{2\oplus} + 4\,H^\oplus \rightarrow NO + 3\,Fe^{3\oplus} + 2\,H_2O$$

Das NO bildet mit dem überschüssigen, unverbrauchten $FeSO_4$ an der Grenzschicht zur Schwefelsäurephase einen braunen bis amethystfarbenen Komplex:

$$NO + FeSO_4 + 5\,H_2O \rightarrow [Fe(H_2O)_5NO]^{2\oplus}SO_4^{2\ominus}$$
braun

Beispiel: Silbernitrat, Nachweis von $NO_3^\ominus$-Ionen (Identität)

2 ml stark verdünnte Silbernitrat-Lösung werden vorsichtig mit 2 ml Schwe-felsäure 96 % R versetzt. Die Lösung wird abgekühlt und mit 2 ml einer frisch hergestellten 8prozentigen Lösung (m/V) von Eisen(II)-sulfat R in kohlen-dioxidfreiem Wasser R überschichtet (mit einer Tropfpipette langsam dicht über dem Flüssigkeitsspiegel zutropfen). An der Grenzschicht (Berührungs-stelle) der beiden Flüssigkeiten bildet sich ein braungefärbter Ring.

Oft läßt sich der Ring besser erkennen, wenn man weißes Papier hinter das Reagenzglas hält und die beiden Schichten vorsichtig gegeneinander bewegt.

Anwendung im DAB 1996: Thiaminchloridhydrochlorid, Prüfung auf Nitrat (Reinheit)

c) Nachweis mit Diphenylamin-Schwefelsäure

Nitrate sind Oxidationsmittel und reagieren mit Diphenylamin in schwefelsaurer Lösung zu einem blauen Farbstoff.
Dabei wird das farblose Diphenylamin zunächst oxidativ zu Tetraphenylhydrazin gekuppelt:

In saurem Medium – das Reagenz enthält Schwefelsäure – tritt die sog. Benzidinumlagerung ein; es entsteht N,N′-Diphenylbenzidin:

Das N,N′-Diphenylbenzidin wird dann durch Oxidationsmittel, wie Nitrat, zum blauen Diphenylbenzidinviolett (N,N′-Diphenyl-diphenochinondiimin) oxidiert:

Diese Farbreaktion ist sehr empfindlich, aber nicht spezifisch für Nitrate, da andere oxidierende Substanzen, z. B. Nitrite, Chlorate, Bromate, Iodate etc., die gleiche Blaufärbung hervorrufen.

Beispiel: Gereinigtes Wasser, Prüfung auf $NO_3^{\ominus}$-Ionen (Reinheit)

In einem Reagenzglas, das in Eiswasser taucht, werden 5 ml Substanz mit 0,4 ml einer 10%igen Lösung (m/V) von Kaliumchlorid R, 0,1 ml Diphenyl-amin-Lösung R und tropfenweise unter Umschütteln mit 5 ml Schwefelsäure 96 % R versetzt. Das Reagenzglas wird in ein Wasserbad von 50 °C gestellt.
Bei Anwesenheit von Nitrat tritt nach 15 min eine Blaufärbung auf.
Das Arzneibuch läßt einen Vergleichsversuch durchführen unter Zusatz einer bestimmten Menge Nitrat.
Für das Praktikum ist ein Vergleichsversuch unter Zusatz von wenig Kalium-nitrat anschaulich.

d) Nachweis mit Brucin

Brucin ist ein äußerst giftiges Alkaloid. In stark saurer Lösung reagiert es mit Nitrat-Ionen, die wiederum als Oxidationsmittel wirken, unter Rotfärbung infolge Bildung von Brucin-o-chinon. Die Reaktion ist sehr empfindlich.

Beispiel: Schwefelsäure 96 % R, Prüfung auf $NO_3^{\ominus}$-Ionen (Reinheit)

50 g Substanz werden unter Kühlung in 15 ml Wasser eingetragen. Die Lösung wird mit 0,2 ml einer frisch hergestellten 5%igen Lösung (m/V) von Brucin R in Essigsäure 98 % R versetzt. Bei Anwesenheit von Nitrat tritt eine Rosa- bis Rotfärbung auf.
Das Arzneibuch läßt einen Vergleichsversuch durchführen unter Zusatz einer bestimmten Menge Nitrat.
Für das Praktikum ist ein Vergleichsversuch unter Zusatz von wenig Kalium-nitrat anschaulich.

Eine Prüfung auf Nitrat kann auch direkt mit Diphenylbenzidin erfolgen.

DAB 1996: Schwefelsäure 96%, nitratfreie R, Prüfung auf Nitrat (Reinheit)

Nitrit $NO_2^{\ominus}$ **Salpetrige Säure HNO_2**

Nachweis mit stärkeren Säuren

Stärkere Säuren als salpetrige Säure, z. B. Schwefelsäure, setzen aus Nitriten die schwächere salpetrige Säure, HNO_2, in Freiheit:

$$2\,NaNO_2 + H_2SO_4 \rightarrow Na_2SO_4 + 2\,HNO_2$$

HNO_2 ist aber nur in kalten, wäßrigen Lösungen beständig und zerfällt beim Erwärmen in Stickstoffdioxid, NO_2, und Stickstoffoxid, NO:

$$2\,HNO_2 \rightarrow H_2O + N_2O_3$$
$$N_2O_3 \;\;\rightarrow NO_2 + NO$$

NO wird durch den Sauerstoff der Luft sofort ebenfalls zu NO_2 oxidiert.

$$2\,NO + O_2 \rightarrow 2\,NO_2$$

NO_2 ist ein braunrotes, charakteristisch riechendes und stark giftiges Gas.

Beispiel: Natriumnitrit R, Nachweis der NO_2-Ionen (Identität)

Einige Kristalle Natriumnitrit R werden in Wasser gelöst und unter einem Abzug mit wenig Schwefelsäure 96% R versetzt. Die Lösung erwärmt sich stark und es entstehen braune Dämpfe.

Phosphat $PO_4^{3\ominus}$　　　　　　　　　　　　　　　　　**Phosphorsäure H_3PO_4**

a) Nachweis mit Silbernitrat

Silbernitrat fällt aus *neutralen*, phosphathaltigen Lösungen gelbes Silberphosphat, Ag_3PO_4, aus:

$$PO_4^{3\ominus} + 3\,Ag^{\oplus} \;\;\rightarrow Ag_3PO_4 \downarrow$$
$$\text{gelb}$$

$$HPO_4^{2\ominus} + 3\,Ag^{\oplus} \rightarrow Ag_3PO_4 \downarrow + H^{\oplus}$$
$$H_2PO_4^{\ominus} + 3\,Ag^{\oplus} \rightarrow Ag_3PO_4 \downarrow + 2\,H^{\oplus}$$

Phosphate, Monohydrogenphosphate und Dihydrogenphosphate reagieren in gleicher Weise.
Silberphosphat ist in Ammoniak-Lösung als Diamminkomplex löslich:

$$Ag_3PO_4 + 6\,NH_3 \rightarrow [Ag(NH_3)_2]_3^{3\oplus}PO_4^{3\ominus}$$

Silberphosphat ist bereits in schwachen Säuren, wie Essigsäure, löslich:

$$Ag_3PO_4 + H^{\oplus} \rightarrow 3\,Ag^{\oplus} + HPO_4^{2\ominus}$$

Es ist deshalb wichtig, daß die Prüflösung neutral reagiert.
Silberhalogenide können hier kein falsches Ergebnis vortäuschen, da diese in Säuren unlöslich sind.

Beispiel: Phosphorsäure 10%, Nachweis von $PO_4^{3\ominus}$-Ionen (Identität)

5 ml Substanz werden mit Natriumhydroxid-Lösung 8,5% R neutralisiert und mit 5 ml Silbernitrat-Lösung R 1 versetzt. Es entsteht ein gelber Niederschlag, dessen Farbe sich beim Aufkochen der Reaktionslösung nicht verändert. Bei Zugabe von Ammoniak-Lösung 17% R löst sich der Niederschlag.

b) Nachweis mit Molybdat-Vanadat-Reagenz

Phosphat-Ionen bilden in salpetersaurem Medium mit Ammoniummolybdat,

$(NH_4)_2MoO_4$, gelbes Ammoniumphosphormolybdat, $(NH_4)_3[P(Mo_3O_{10})_4]$.
Das Molybdat-Vanadat-Reagenz enthält außer Ammoniummolybdat noch Ammoniumvanadat, $(NH_4)_3VO_4$; mit Phosphat-Ionen bilden sich in neutraler bis salpetersaurer Lösung orange gefärbte Anionen der gemischten Heteropolysäure $[PV_2Mo_{10}O_{40}]^{5\ominus}$.
Arsenat und Silicat können ein falsch positives Ergebnis vortäuschen, da sie ähnliche Färbungen geben.

Beispiel: Phosphorsäure 10%, Nachweis von $PO_4^{3\ominus}$-Ionen (Identität)

1 ml Substanz wird mit Natriumhydroxid-Lösung 8,5% R neutralisiert und mit 2 ml Molybdat-Vanadat-Reagenz R versetzt. Es entsteht eine gelbe Färbung.

Thiosulfat $S_2O_3^{2\ominus}$ Thioschwefelsäure $H_2S_2O_3$

a) Nachweis mit Iod

Thiosulfat-Ionen reduzieren Iod zu Iodid und werden dabei selber zu Tetrathionat-Ionen oxidiert:

$$2\,S_2O_3^{2\ominus} + I_2 \rightarrow S_4O_6^{2\ominus} + 2\,I^{\ominus}$$

Beispiel: Natriumthiosulfat, Nachweis von $S_2O_3^{2\ominus}$-Ionen (Identität)

Eine Lösung der Substanz wird tropfenweise mit Iod-Lösung versetzt. Die braune Farbe der Iod-Lösung verschwindet sofort.

b) Nachweis mit Silbernitrat

Thiosulfat-Ionen bilden mit Silber-Ionen zunächst weiß ausfallendes Silberthiosulfat,

$$S_2O_3^{2\ominus} + 2\,Ag^{\oplus} \rightarrow Ag_2S_2O_3 \downarrow$$
$$\text{weiß}$$

das sich aber rasch unter Bildung von schwarzem Silbersulfid, Ag_2S, zersetzt:

$$Ag_2S_2O_3 + H_2O \rightarrow Ag_2S \downarrow + H_2SO_4$$
$$\text{schwarz}$$

Man beachte, daß ein Überschuß an Silber-Ionen erforderlich ist, da die Reaktion sonst nicht quantitativ abläuft und auf der Stufe von löslichen Silberthiosulfat-Komplexen stehenbleibt.

Beispiel: Natriumthiosulfat, Nachweis von $S_2O_3^{2\ominus}$-Ionen (Identität)

1 ml einer 5%igen Lösung der Substanz wird mit 2 ml Silbernitrat-Lösung R 2 versetzt; es entsteht ein weißer Niederschlag, der rasch gelblich und dann schwarz wird.

c) Nachweis mit Mineralsäure

Beim Versetzen von Thiosulfaten mit Mineralsäure entsteht zunächst die unbeständige Thioschwefelsäure, die sofort in schweflige Säure und elementaren Schwefel zerfällt:

$$S_2O_3^{2\ominus} + 2\,H^{\oplus} \rightarrow [H_2S_2O_3] \rightarrow H_2SO_3 + S$$

Die schweflige Säure zerfällt weiter in Schwefeldioxid und Wasser,

$$H_2SO_3 \rightarrow SO_2 + H_2O$$

so daß die Reaktionsprodukte der Umsetzung Schwefeldioxid und Schwefel sind.

Schwefeldioxid erkennt man an seinem stechenden Geruch; der abgeschiedene Schwefel bewirkt eine weiße bis gelblichweiße Trübung der Untersuchungslösung.

Schwefeldioxid läßt sich auch mit Kaliumiodat-Stärke-Papier nachweisen, wobei SO_2 das Iodat zu Iod reduziert und dieses mit Stärke die bekannte Blaufärbung gibt.

Beispiel: Natriumthiosulfat, Nachweis von $S_2O_3^{2\ominus}$-Ionen (Identität)

5 ml einer 5%igen Lösung der Substanz werden mit 1 ml Salzsäure versetzt. Die Lösung trübt sich unter Abscheidung von Schwefel und es entwickelt sich, besonders beim Erwärmen der Lösung, der stechende Geruch nach Schwefeldioxid.

Hält man über das Reagenzglas einen Filtrierpapierstreifen, der mit Kaliumiodat-Lösung und Stärke-Lösung imprägniert wurde (Kaliumiodat-Stärke-Papier), so färbt sich dieses blau.

Peroxid $O_2^{2\ominus}$ **Wasserstoffperoxid H_2O_2**

a) Nachweis als Chromperoxid

Peroxide bilden mit Dichromat-Ionen ein zwar instabiles Chromperoxid, $CrO(O_2)_2$,

$$4\,H_2O_2 + Cr_2O_7^{2\ominus} + 2\,H^{\oplus} \rightarrow 2\,CrO(O_2)_2 + 5\,H_2O$$

das aber beim Schütteln mit Ether unter Komplexbildung mit 1 Mol Ether, $H_5C_2-O-C_2H_5$, in eine beständige Ether-Anlagerungsverbindung übergeht, wodurch die Etherschicht blau gefärbt wird.

Das Arzneibuch läßt als Reagenz Kaliumchromat in saurer Lösung verwenden.

Zwischen Chromat- und Dichromat-Ionen besteht ein pH-abhängiges Gleichgewicht, so daß in saurer Lösung die zum Nachweis erforderlichen Dichromat-Ionen vorliegen.

$$2\,CrO_4^{2\ominus} + 2\,H^{\oplus} \rightleftharpoons Cr_2O_7^{2\ominus} + H_2O$$
$$Cr_2O_7^{2\ominus} + 2\,OH^{\ominus} \rightleftharpoons 2\,CrO_4^{2\ominus} + H_2O$$

Beispiel: Wasserstoffperoxid-Lösung 3 %, Nachweis der $O_2^{2\ominus}$-Ionen (Identität)

0,5 ml Substanz werden mit 1 ml Schwefelsäure 10 % R, 2 ml Ether R und 0,1 ml Kaliumchromat-Lösung R geschüttelt. Die Etherschicht färbt sich tiefblau.
Peroxide können sowohl als Oxidationsmittel als auch als Reduktionsmittel reagieren.
Beide Möglichkeiten lassen sich für Nachweisreaktionen auswerten.

b) Nachweis, der auf der reduzierenden Wirkung der Peroxide beruht

Die reduzierende Wirkung der Peroxide tritt nur gegenüber starken Oxidationsmitteln, wie z. B. Permanganat-Ionen, auf, die in saurer Lösung zu farblosen Mangan(II)-Ionen reduziert werden:

$$2\,MnO_4^{\ominus} + 5\,H_2O_2 + 6\,H^{\oplus} \rightarrow 2\,Mn^{2\oplus} + 5\,O_2 + 8\,H_2O$$

Beispiel: Wasserstoffperoxid-Lösung 3 %, Nachweis der $O_2^{2\ominus}$-Ionen (Identität)

2 ml Substanz werden mit 0,2 ml Schwefelsäure 10 % R und 0,25 ml 0,1N-Kaliumpermanganat-Lösung versetzt. Innerhalb von einigen Sekunden färbt sich die Lösung rosa und wird dann farblos; man beobachtet Gasentwicklung.

Nachweise, die auf der oxidierenden Wirkung der Peroxide beruhen:

c) Nachweis mit Kaliumiodid/Stärke

Peroxide oxidieren Iodid-Ionen in saurer Lösung zu elementarem Iod, das mit Stärke die bekannte Blaufärbung gibt:

$$H_2O_2 + 2\,I^{\ominus} + 2\,H^{\oplus} \rightarrow I_2 + 2\,H_2O$$

Beispiel: Ether, Prüfung auf Peroxide (Reinheit)

In einen 12-ml-Glasstopfenzylinder von etwa 15 mm Durchmesser werden 8 ml Kaliumiodid-Stärke-Lösung R gegeben. Mit der Substanz wird bis zum Rand aufgefüllt, gemischt und 5 Minuten lang unter Lichtausschluß stehengelassen. Bei Anwesenheit von Peroxiden tritt eine deutliche Blaufärbung auf.

Vergleichsversuch unter Zusatz von 1 Tropfen Wasserstoffperoxid-Lösung.

d) Nachweis mit Vanadin-Schwefelsäure

Die Prüfung mit Vanadin-Schwefelsäure auf Peroxide ist ebenso empfindlich, aber noch etwas spezifischer.

Löst man Vanadium(V)-oxid in konzentrierter Schwefelsäure, so liegen in dieser Lösung Vanadinylkationen, $[VO]^{3\oplus}$, vor.
Peroxide oxidieren diese zu Monoperoxivanadinylkationen, $[V(O)_2]^{3\oplus}$, die eine braunrote Färbung der Untersuchungslösung hervorrufen.

Beispiel: Tetrahydrofuran, Prüfung auf Peroxide (Reinheit)

10 ml Substanz werden mit 2 ml Vanadin-Schwefelsäure geschüttelt. Bei Anwesenheit von Peroxiden färbt sich die Untersuchungslösung braunrot.

Vergleichsversuch unter Zusatz von 1 Tropfen Wasserstoffperoxid-Lösung.

Das DAB 1996 führt diese Reaktion bei der Reinheitsprüfung von Gelatine durch.

Sulfid $S^{2\ominus}$ **Schwefelwasserstoff H_2S**

a) Nachweis mit Bleisalzen

Sulfide sind Salze des Schwefelwasserstoffs, H_2S, der als schwache Säure mit stärkeren Säuren aus seinen Salzen freigesetzt werden kann:

$$Na_2S + 2\,HCl \rightarrow 2\,NaCl + H_2S \uparrow$$

Schwefelwasserstoff ist ein farbloses, nach faulen Eiern riechendes, äußerst giftiges Gas.
Er läßt sich einmal an seinem Geruch erkennen (Vorsicht!), zum anderen bildet er mit Blei-Ionen schwarzgefärbtes Bleisulfid, PbS:

$$H_2S + Pb^{2\oplus} \rightarrow PbS + 2\,H^{\oplus}$$
$$\text{schwarz}$$

Das Arzneibuch verwendet als Reagenz mit Blei(II)-acetat-Lösung getränktes Filtrierpapier (Blei(II)-acetat-Papier).

Beispiel: Medizinische Kohle, Prüfung auf $S^{2\ominus}$-Ionen (Reinheit)

1,0 g Substanz wird in einem Erlenmeyerkolben mit 20 ml Wasser und 5 ml Salzsäure 25 % R zum Sieden erhitzt. Bei Anwesenheit von Sulfid-Ionen färben die entweichenden Dämpfe einen über die Kolbenöffnung gehaltenen Streifen Blei(II)-acetat-Papier braun-schwarz.

Vergleichsversuch unter Zusatz von wenig Natriumsulfid.

b) Nachweis mit Natriumpentacyanonitrosylferrat(II)

Sulfid-Ionen reagieren mit Natriumpentacyanonitrosylferrat(II) zu einem violett gefärbten Komplexsalz:

$$[Fe(CN)_5NO]^{2\ominus} + S^{2\ominus} \rightarrow [Fe(CN)_5NOS]^{4\ominus}$$
$$\text{violett}$$

Die Reaktion ist sehr empfindlich.

Beispiel: Natriumthiosulfat, Prüfung auf $S^{2\ominus}$-Ionen (Reinheit)

10 ml einer 10%igen Substanz-Lösung werden mit 0,05 ml einer frisch hergestellten 5prozentigen Lösung (m/V) von Natriumpentacyanonitrosylferrat R versetzt. Bei Anwesenheit von Sulfid-Ionen färbt sich die Lösung violett.

Vergleichsversuch unter Zusatz von wenig Natriumsulfid.

Permanganat $MnO_4^{\ominus}$ **Übermangansäure** $HMnO_4$

Permanganate lösen sich mit intensiv *violetter* Farbe, wenn keine reduzierenden Substanzen anwesend sind.

Nachweis mit Ethanol

Permanganate sind starke Oxidationsmittel. In Gegenwart von reduzierenden Substanzen wird in saurer Lösung Mangan(II)-salz, in alkalischer Lösung Braunstein, MnO_2, gebildet.
Die Reaktion in saurer Lösung ist auf S. 50 mit Wasserstoffperoxid formuliert.
Das Arzneibuch läßt auf Permanganat mit Ethanol in alkalischer Lösung prüfen:

$$4\,MnO_4^{\ominus} + 3\,H_3C\text{–}CH_2OH \rightarrow 4\,MnO_2 + 3\,H_3C\text{—}COO^{\ominus} + 4\,H_2O + OH^{\ominus}$$
Ethanol   Acetat

Das Ethanol wird zu Acetat bzw. Essigsäure oxidiert. Die violette Kaliumpermanganat-Lösung wird entfärbt, es entsteht ein dunkelbrauner Niederschlag von MnO_2.

Beispiel: Kaliumpermanganat, Nachweis der $MnO_4^{\ominus}$-Ionen (Identität)

Etwa 50 mg Substanz werden in 5 ml Wasser gelöst. Nach Zusatz von 1 ml Ethanol 96 % R und 0,3 ml Natriumhydroxid-Lösung 8,5 % R färbt sich die violette Lösung grün. Nun erhitzt man zum Sieden; es entsteht ein dunkelbrauner Niederschlag.

Sulfit $SO_3^{2\ominus}$ **Schweflige Säure** H_2SO_3

Nachweis mit Iod bzw. als Sulfat

Die hervorstechendste Eigenschaft der schwefligen Säure, H_2SO_3, und ihrer Salze, der Sulfite, ist die reduzierende Wirkung; diese beruht auf dem Bestreben des Schwefels, in eine höhere Oxidationsstufe überzugehen.

So reduziert Sulfit Iod zu Iodid und wird selbst zum Sulfat oxidiert:

$$SO_3^{2\ominus} + I_2 + H_2O \rightarrow SO_4^{2\ominus} + 2\,I^{\ominus} + 2\,H^{\oplus}$$

Braungefärbte Iod-Lösung bzw. blaugefärbte Iod-Stärke-Lösung werden also entfärbt.

Die durch Oxidation von Sulfit-Ionen entstandenen Sulfat-Ionen können auch als schwerlösliches Bariumsulfat nachgewiesen werden (s. S. 43 unter Sulfat).

Beispiel: Natriumthiosulfat, Prüfung auf $SO_3^{2\ominus}$-Ionen (Reinheit)

2,5 ml einer 10%igen Substanz-Lösung werden mit Wasser zu 10 ml verdünnt.
3 ml dieser Lösung werden zuerst mit 2 ml Iod-Lösung R und dann tropfenweise mit Iod-Lösung R bis zur bleibenden, leichten Gelbfärbung versetzt (Überschuß an Iod).
Bei Anwesenheit von Sulfit-Ionen entsteht in dieser Lösung auf Zusatz von Bariumchlorid-Lösung R 1 ein weißer, kristalliner Niederschlag von Bariumsulfat.

Das DAB 1996 läßt hier auf Sulfat und Sulfit gemeinsam prüfen und wendet dafür die Grenzprüfung auf Sulfat an.

Borat $BO_3^{3\ominus}$ **Borsäure H_3BO_3**

Nachweis als Borsäuremethylester

Aus Borsäure und Methanol bildet sich beim Erwärmen mit Schwefelsäure unter Wasserabspaltung Borsäuretrimethylester:

Der Ester ist leicht flüchtig und brennt mit charakteristischer, grün gesäumter Flamme.
Auf Grund ihrer wasserentziehenden Eigenschaft beschleunigt (katalysiert) die Schwefelsäure die Esterbildung.
Tetraborate reagieren in gleicher Weise; durch die zugesetzte Schwefelsäure wird die schwächere Borsäure in Freiheit gesetzt.

$$B_4O_7^{2\ominus} + 12\,CH_3OH + 2\,H^{\oplus} \rightarrow 4\,B(OCH_3)_3 \uparrow + 7\,H_2O$$

Beispiel: Borsäure (Identität)

0,1 g Substanz wird unter leichtem Erwärmen in 5 ml Methanol R gelöst. Die Lösung wird mit einigen Tropfen Schwefelsäure 96 % R versetzt.
Jetzt wird etwas kräftiger erhitzt, und die entweichenden Dämpfe werden angezündet. Eine grüne bzw. grün gesäumte Flamme zeigt Borsäuretrimethylester an.

Bromat $BrO_3^{\ominus}$ Bromsäure $HBrO_3$

Nachweis mit Kaliumiodid/Stärke

Bromat-Ionen oxidieren in schwefelsaurer Lösung zugesetzte Iodid-Ionen zu Iod, das mit Stärke-Lösung die typische Blaufärbung der Iod-Stärke-Einschlußverbindung zeigt.

$$BrO_3^{\ominus} + 6\,I^{\ominus} + 7\,H^{\oplus} \rightarrow HBr + 3\,I_2 + 3\,H_2O$$

Beispiel: Kaliumbromid, Prüfung auf $BrO_3^{\ominus}$-Ionen (Reinheit)

10 ml einer 10%igen Prüflösung werden mit 1 ml Stärke-Lösung R, 0,1 ml einer 10%igen Lösung (m/V) von Kaliumiodid R und 0,25 ml 1N-Schwefelsäure versetzt und 5 Minuten lang vor Licht geschützt stehengelassen. Bei Anwesenheit von Bromat-Ionen tritt eine blaue bis violette Färbung auf.

Vergleichsversuch unter Zusatz von Kaliumbromat.

Iodat $IO_3^{\ominus}$ Iodsäure HIO_3

Nachweis als elementares Iod

Bei Kalium- und Natriumiodid läßt das Arzneibuch auf Verunreinigung mit Iodat-Ionen prüfen.
Liegt eine solche Verunreinigung vor, so enthält die Prüflösung gleichzeitig Iodid- und Iodat-Ionen. Wenn eine solche Lösung angesäuert wird, dann oxidieren die Iodat-Ionen – Iodate sind kräftige Oxidationsmittel – einen Teil der Iodid-Ionen:

$$IO_3^{\ominus} + 5\,I^{\ominus} + 6\,H^{\oplus} \rightarrow 3\,I_2 + 3\,H_2O$$

Es entsteht elementares Iod, das mit Stärke-Lösung eine Blaufärbung gibt. Ein solcher chemischer Vorgang, bei dem aus einer höheren (Iodat) und einer niedrigeren (Iodid) Oxidationsstufe eine mittlere (Iod) entsteht, wird als Synproportionierung bezeichnet.

Beispiel: Kaliumiodid, Prüfung auf $IO_3^{\ominus}$-Ionen (Reinheit)

10 ml einer 10%igen Prüflösung werden mit 0,25 ml iodidfreier Stärke-

Lösung R und 0,2 ml Schwefelsäure 10 % R versetzt und 2 Minuten lang im Dunkeln stehengelassen.
Bei Anwesenheit von Iodat-Ionen färbt sich die Reaktionslösung blau.

Vergleichsversuch unter Zusatz von Kaliumiodat.

Bemerkung: Bei dieser Prüfung sollte man beachten, daß durch die Anwesenheit anderer oxidierender Verunreinigungen, wie z. B. $Fe^{3\oplus}$, $Cu^{2\oplus}$ oder $NO_2^{\ominus}$-Ionen, ebenfalls Iodid zu Iod oxidiert wird und man so zu einem falsch positiven Ergebnis kommen kann.

Hexacyanoferrat(II)	Hexacyanoeisen(II)-säure
$[Fe(CN)_6]^{4\ominus}$	$H_4[Fe(CN)_6]$
Hexacyanoferrat(III)	Hexacyanoeisen(III)-säure
$[Fe(CN)_6]^{3\ominus}$	$H_3[Fe(CN)_6]$

Nachweis mit Eisen(III)- bzw. Eisen(II)-Salzen

Versetzt man Lösungen von Hexacyanoferrat(II)-Salzen mit einem Überschuß an Eisen(III)-Ionen oder Lösungen von Hexacyanoferrat(III)-Salzen mit einem Überschuß an Eisen(II)-Ionen, so entstehen in beiden Fällen blau gefärbte Eisen-Komplex-Verbindungen.
Die Reaktionsprodukte sind nach heutiger Vorstellung identisch, weil folgendes Gleichgewicht vorliegt (vgl. S. 78):

$$Fe^{2\oplus} + [\overset{III}{Fe}(CN)_6]^{3\ominus} \rightleftarrows Fe^{3\oplus} + [\overset{II}{Fe}(CN)_6]^{4\ominus}$$

$$3[Fe(CN)_6]^{4\ominus} + 4Fe^{3\oplus} \rightarrow Fe_4[Fe(CN)_6]_3$$

blau
„Berliner Blau"

Beispiel: Aluminiumacetat-tartrat-Lösung, Prüfung auf $[\overset{II}{Fe}(CN)_6]^{4\ominus}$-Ionen (Reinheit)

5 ml einer 5%igen Prüflösung werden mit 0,1 ml Eisen(III)-chlorid-Lösung R 2 versetzt.
Bei Anwesenheit von Hexacyanoferrat(II)-Ionen färbt sich die Lösung grünblau.

Vergleichsversuch unter Zusatz von Kaliumhexacyanoferrat(II).

Silicat $SiO_3^{2\ominus}$ **Kieselsäure** H_2SiO_3

Nachweis als Siliciumtetrafluorid

Beim Einwirken von Schwefelsäure auf Natriumfluorid entsteht Fluorwasserstoff (Flußsäure), H_2F_2,

$$2\,NaF + H_2SO_4 \rightarrow Na_2SO_4 + H_2F_2$$

der mit Silicat in Gegenwart der wasserentziehenden Schwefelsäure zu Siliciumtetrafluorid, SiF_4, reagiert:

$$SiO_2 + 2\,H_2F_2 \rightarrow SiF_4 \uparrow + 2\,H_2O$$

Siliciumtetrafluorid entweicht gasförmig aus dem Reaktionsgemisch. Fängt man es an feuchtem Papier oder an einem Wassertropfen auf, so wird es hydrolytisch gespalten (Umkehrung der Gleichung) unter Bildung von gallertartigem Kieselsäuregel (wasserhaltiges Siliciumdioxid), das als weißer Rückstand verbleibt.

Der bei der Hydrolyse entstehende Fluorwasserstoff reagiert mit weiterem SiF_4 zu Hexafluorokieselsäure:

$$3\,SiF_4 + n\,H_2O \rightarrow SiO_2(H_2O)_{n-2} + 2\,H_2[SiF_6]$$

Kieselsäure-Gel   Hexafluorokieselsäure

Beispiel: Talkum, Nachweis der $SiO_3^{2\ominus}$-Ionen (Identität)

0,1 g Substanz wird in einem Blei- oder Platintiegel mit etwa 10 mg Natriumfluorid R und einigen Tropfen Schwefelsäure 96 % R mit Hilfe eines Kupferdrahtes zu einem dünnen Brei verrieben. Der Tiegel wird mit einer dünnen, durchsichtigen Kunststoffplatte, an deren Unterseite ein Wassertropfen hängt, bedeckt. Bei schwachem Erwärmen im Wasserbad bildet sich innerhalb kurzer Zeit um den Wassertropfen ein weißer Ring.

Acetat $CH_3COO^{\ominus}$ **Essigsäure** CH_3COOH

a) Nachweis als freie Essigsäure

Acetate sind Salze der Essigsäure, die eine relativ schwache, flüchtige Säure ist. Durch Erhitzen von Acetaten mit der nicht flüchtigen, stärkeren ~~Oxalsäure~~ läßt sich die Essigsäure in Freiheit setzen:

[handschriftlich: Kaliumhydrogen-sulfat]

$$2\,H_3C-COO^{\ominus} + \underset{\text{Oxalsäure}}{\overset{\text{COOH}}{\underset{\text{COOH}}{|}}} \longrightarrow 2\,H_3C-COOH + \underset{\text{Oxalat}}{\overset{\text{COO}^{\ominus}}{\underset{\text{COO}^{\ominus}}{|}}}$$

Acetat

Die entstehende Essigsäure erkennt man am charakteristischen, stechenden Geruch und daran, daß ihre Dämpfe mit Indikatorpapier eine saure Reaktion zeigen.

Beispiel: Natriumacetat, Nachweis der $CH_3COO^\ominus$-Ionen (Identität)

In einem Reagenzglas wird etwas Substanz mit der gleichen Menge Oxalsäure R trocken erhitzt.
Die entweichenden Dämpfe haben einen stechenden Geruch und zeigen mit einem über die Reagenzglasöffnung gehaltenen Streifen feuchtem Indikatorpapier eine saure Reaktion.

b) Nachweis mit Lanthannitrat

Acetate reagieren mit Lanthannitrat, $La(NO_3)_3$, in Gegenwart von Ammoniak zu basischem Lanthanacetat $[La(OH)(CH_3COO)_2]$.

$$2\,CH_3COO^\ominus + La(NO_3)_3 + NH_3 + H_2O \rightarrow$$
$$La(OH)(CH_3COO)_2 + NH_4^\oplus + 3\,NO_3^\ominus$$

Basische Lanthansalze bilden analog der Iod-Stärke-Reaktion mit freiem Iod eine blaue Einschlußverbindung.

Beispiel: Natriumacetat, Nachweis der $CH_3COO^\ominus$-Ionen (Identität)

Etwa 30 mg Substanz werden in 3 ml Wasser gelöst. Zu dieser Lösung werden nacheinander 0,25 ml Lanthannitrat-Lösung R, 0,1 ml 0,1N-Iod-Lösung und 0,05 ml Ammoniak-Lösung 3,5 % R gegeben. Die Mischung wird vorsichtig zum Sieden erhitzt. Innerhalb weniger Minuten entsteht ein blauer Niederschlag oder eine tiefblaue Färbung.

$$\text{Lactat} \quad H_3C-\overset{\overset{\displaystyle H}{|}}{\underset{\underset{\displaystyle OH}{|}}{C}}-COO^\ominus \qquad\qquad \text{Milchsäure} \quad H_3C-\overset{\overset{\displaystyle H}{|}}{\underset{\underset{\displaystyle OH}{|}}{C}}-COOH$$

Lactate sind die Salze der Milchsäure (α-Hydroxypropionsäure).

Legal-Probe

Mit verdünnter Schwefelsäure läßt sich aus Lactaten Milchsäure freisetzen; diese kann man mit Bromwasser zu Brenztraubensäure oxidieren, aus der unter Decarboxylierung Acetaldehyd entsteht.

$$H_3C-\underset{\underset{\displaystyle OH}{|}}{CH}-COOH \xrightarrow{Br_2} H_3C-\underset{\underset{\displaystyle O}{\|}}{C}-COOH \xrightarrow[-CO_2]{\Delta} H_3C-C\overset{\displaystyle O}{\underset{\displaystyle H}{\diagup}}$$

Milchsäure $\qquad\qquad$ Brenztraubensäure $\qquad\qquad$ Acetaldehyd

Acetaldehyd ergibt mit Natriumpentacyanonitrosylferrat(II) eine positive Legal-Probe.

$H_3C-CHO + Na_2[Fe(CN)_5(NO)] + NH_3 \rightarrow$ dunkelgrüne Färbung

Beispiel: Calciumlactat, Nachweis der Lactat-Ionen (Identität)

5 ml Substanz-Lösung werden mit 1 ml Bromwasser R und 0,5 ml Schwefelsäure 10 % R versetzt und im Wasserbad unter gelegentlichem Rühren mit einem Glasstab so lange erhitzt, bis sie entfärbt ist. Nach Zusatz von 4 g Ammoniumsulfat R wird gemischt und tropfenweise, ohne zu mischen, mit 0,2 ml einer 10%igen Lösung (m/V) von Natriumpentacyanonitrosylferrat R in Schwefelsäure 10 % R versetzt und weiterhin ohne zu mischen 1 ml Ammoniak-Lösung 26 % R zugefügt. Wird die Lösung 30 Minuten lang stehengelassen, erscheint an der Berührungsfläche der beiden Schichten ein dunkelgrüner Ring.

Tartrate sind die Salze der Weinsäure, einer Dihydroxydicarbonsäure.

a) Nachweis nach Fenton

Tartrate bzw. Weinsäure werden durch Wasserstoffperoxid in Gegenwart von Eisen(II)-Ionen (Fentons Reagenz) zu Dihydroxyfumarsäure oxidiert:

Dihydroxyfumarsäure

Exakt formuliert läuft die Reaktion folgendermaßen ab:

$$H_2O_2 + Fe^{2+} \longrightarrow Fe^{3+} + OH^- + OH\cdot$$

Dihydroxyfumarsäure bildet mit Eisen im alkalischen Medium einen blaugefärbten Komplex.

Beispiel: Weinsäure (Identität)

Etwa 15 mg Substanz werden in 5 ml Wasser gelöst. Diese Lösung versetzt man mit 0,05 ml einer 1%igen Lösung (m/V) von Eisen(II)-sulfat R sowie mit 0,05 ml Wasserstoffperoxid-Lösung 3 % R; es entsteht eine vorübergehende Gelbfärbung. Nach deren Verschwinden versetzt man tropfenweise mit Natriumhydroxid-Lösung 8,5 % R; es entsteht eine intensive Blaufärbung.

b) Nachweis mit Resorcin-Schwefelsäure nach Pesez

Erwärmt man Weinsäure oder Tartrate mit konzentrierter Schwefelsäure, so entsteht unter Decarboxylierung, Decarbonylierung und Dehydrierung Glykolaldehyd;

Glykolaldehyd

dieser wird in Anwesenheit von Kaliumbromid und konzentrierter Schwefelsäure zu Glyoxylsäure oxidiert:

Glyoxylsäure

Die Glyoxylsäure, die auch eine Aldehyd-Gruppe hat, reagiert unter Kondensation mit Resorcin in Gegenwart von konzentrierter Schwefelsäure zu einem Diphenylmethanderivat, wobei gleichzeitig Ringschluß zum Lacton erfolgt:

Diphenylmethanderivat

Unter den vom Arzneibuch vorgeschriebenen Reaktionsbedingungen entsteht die bromierte Form des Lactons, die zu einem chinoid-benzoiden System oxidiert wird. Die Verbindung liegt in konzentrierter Schwefelsäure als blau gefärbtes Oxoniumsalz vor:

blaues Oxoniumsalz

Beispiel: Weinsäure (Identität)

0,1 ml einer Lösung der Substanz, die etwa 15 mg Weinsäure je Milliliter enthält, wird nach Zusatz von 0,1 ml einer 10%igen Lösung (m/V) von Kaliumbromid R, 0,1 ml einer 2%igen Lösung (m/V) von Resorcin R und 3 ml Schwefelsäure 96 % R 5 bis 10 Minuten lang im Wasserbad erhitzt. Dabei entsteht eine tiefblaue Färbung, die nach Abkühlen und Eingießen der Lösung in Wasser nach Rot umschlägt.

Citrat	H_2C-COO $\quad$ $3\ominus$ $HO-C-COO$ H_2C-COO	**Citronensäure** $\quad$ $H_2C-COOH$ $HO-C-COOH$ $H_2C-COOH$

Citrate sind Salze der Citronensäure, einer Monohydroxytricarbonsäure.

Nachweis als Acetondicarbonsäure

Citronensäure bzw. Citrate werden unter der Einwirkung von Kaliumpermanganat in der Siedehitze decarboxyliert und oxidiert; es entsteht Acetondicarbonsäure:

Acetondicarbonsäure

Acetondicarbonsäure decarboxyliert beim Erwärmen zu Aceton, das mit Natriumpentacyanonitrosylferrat(II) in alkalischer Lösung eine positive Legal-Probe ergibt.

$$
\begin{array}{c}
CH_2-COOH \\
| \\
C=O \\
| \\
CH_2-COOH
\end{array}
\xrightarrow[-2\,CO_2]{\Delta}
\begin{array}{c}
CH_3 \\
| \\
C=O \\
| \\
CH_3
\end{array}
$$

Aceton

$$
\begin{array}{c}
CH_3 \\
| \\
C=O \\
| \\
CH_3
\end{array}
\xrightarrow[-H^\oplus]{+OH^\ominus}
\begin{array}{c}
CH_2^\ominus \\
| \\
C=O \\
| \\
CH_3
\end{array}
$$

$$
\begin{array}{c}
CH_2^\ominus \\
| \\
C=O \\
| \\
CH_3
\end{array}
+ \left[Fe(CN)_5\,NO \right]^{2\ominus} \longrightarrow \text{Violettfärbung}
$$

Der die Violettfärbung verursachende Komplex hat folgende Struktur:

$$
\left[(NC)_5 Fe - \overset{\oplus}{\underset{O^\ominus}{N}} = CH - C - CH_3 \right]^{4\ominus}
\underset{}{\overset{}{\rightleftharpoons}}
\left[(NC)_5 Fe - \overset{\oplus}{N} - \overset{\ominus}{CH} - C - CH_3 \right]^{4\ominus}
$$

Eventuell entstehende nitrose Gase oder salpetrige Säure werden gebunden durch Zusatz von Sulfaminsäure.

$$
HNO_2 + H_2N\text{–}SO_3H \rightarrow N_2 \uparrow + H_2SO_4 + H_2O
$$

Sulfaminsäure

Beispiel: Citronensäure (Identität)

Etwa 50 mg Substanz werden in 5 ml Wasser gelöst und mit 0,5 ml Schwefelsäure 96 % R und 1 ml Kaliumpermanganat-Lösung R versetzt. Man erwärmt so lange, bis die Färbung des Permanganats verschwunden ist. Nach Zusatz von 0,5 ml einer 10%igen Lösung (m/V) von Natriumpentacyanonitrosylferrat R in Schwefelsäure 10 % R und 4 g Sulfaminsäure R wird tropfenweise Ammoniak-Lösung 26 % R zugesetzt, bis die Sulfaminsäure gelöst ist. Der Überschuß an Ammoniak-Lösung bewirkt eine Violettfärbung, die in Violettblau übergeht.

Benzoate sind die Salze der Benzoesäure.

a) Nachweis durch Sublimatbildung

Durch Erwärmen mit Schwefelsäure läßt sich die schwächere Benzoesäure aus ihren Salzen in Freiheit setzen:

Dabei sublimiert die Benzoesäure und setzt sich an den kälteren Teilen der Reagenzglaswand als weißes Sublimat ab.

Beispiel: Natriumbenzoat, Nachweis der Benzoat-Ionen (Identität)

0,2 g Substanz werden in einem Reagenzglas mit 0,2 bis 0,3 ml Schwefelsäure 96 % R angefeuchtet. Bei schwachem Erwärmen des Reagenzglasbodens entsteht ein weißes Sublimat, das sich an der Innenwand des Glases niederschlägt.

b) Nachweis durch die Schmelztemperatur

Aus der wäßrigen Lösung eines Benzoates läßt sich durch Zusatz von Salzsäure die Benzoesäure ausfällen; diese wird durch Umkristallisation aus warmem Wasser gereinigt.
Nach dem Trocknen muß sie eine Schmelztemperatur zwischen 120 und 124 °C haben.

Beispiel: Natriumbenzoat, Nachweis der Benzoat-Ionen (Identität)

0,5 g Substanz werden in 10 ml Wasser gelöst und mit 0,5 ml Salzsäure 36 % R versetzt. Es entsteht ein Niederschlag, der aus Wasser umkristallisiert wird. Nach dem Trocknen im Vakuum schmilzt er zwischen 120 und 124 °C.

c) Nachweis mit Eisen(III)-chlorid

Benzoate bzw. Benzoesäure bilden mit Eisen(III)-Ionen in neutraler Lösung einen beige bis rötlichbraun gefärbten Niederschlag, der in Ether löslich ist.
Es handelt sich um das Benzoat des Hexabenzoatodihydroxotriferri-Komplexes, $[Fe_3(C_6H_5COO)_6(OH)_2]^{\oplus}C_6H_5COO^{\ominus}$.

Beispiel: Benzoesäure, Nachweis der Benzoat-Ionen (Identität) *oder H₂O*

1 ml einer 5%igen (m/V) Lösung der Substanz in Ethanol 96 % R wird mit 0,5 ml Eisen(III)-chlorid-Lösung R 1 versetzt. Dabei entsteht ein beigefarbener Niederschlag, ~~der sich auf Zusatz von Ether R löst.~~

Salicylat **Salicylsäure**

Salicylate sind die Salze der Salicylsäure.

a) Nachweis als freie Salicylsäure

Aus der wäßrigen Lösung eines Salicylates wird die schwächere Salicylsäure durch die stärkere Salzsäure als weißer, kristalliner Niederschlag abgeschieden:

Die Identifizierung erfolgt nach dem Umkristallisieren aus heißem Wasser an Hand des Schmelzpunktes, der zwischen 156 und 161 °C liegen muß.

Beispiel: Natriumsalicylat, Nachweis der Salicylat-Ionen (Identität)

0,5 g Substanz werden in 10 ml Wasser gelöst und mit 0,5 ml Salzsäure 36 % R versetzt. Es entsteht ein weißer Niederschlag, der aus heißem Wasser umkristallisiert wird. Nach dem Trocknen im Vakuum schmilzt er zwischen 156 und 161 °C.

b) Nachweis mit Eisen(III)-chlorid

Verbindungen mit phenolischen OH-Gruppen bilden mit Eisen(III)-Ionen in neutraler Lösung charakteristische Färbungen, die auf der Bildung komplexer Eisen(III)-Salze beruhen; Salicylate geben eine Violettfärbung.
Charakteristisch für Salicylate ist, daß diese Färbung im Gegensatz zu einer solchen bei einfachen Phenolen auch in schwach saurem Milieu bestehen bleibt. Verantwortlich dafür ist die der phenolischen OH-Gruppe benachbarte Carboxyl-Gruppe.

Beispiel: Natriumsalicylat, Nachweis der Salicylat-Ionen (Identität)

1 ml einer 10%igen Lösung der Substanz in Wasser wird mit 0,5 ml Eisen(III)-chlorid-Lösung R 1 versetzt. Es entsteht eine Violettfärbung, die nach Zusatz von 0,1 ml Essigsäure 30% R bestehen bleibt.

ätzend!

Übersicht: Nachweise der Anionen

Nachzuweisendes Ion		Nachweis oder Reagenz	Seite
Acetat	$CH_3COO^{\ominus}$	als freie Essigsäure	56
		mit Lanthannitrat	57
Benzoat	![Benzoat]$COO^{\ominus}$	durch Sublimatbildung	62
		als freie Benzoesäure	62
		mit Eisen(III)-chlorid	62
Borat	$BO_3^{3\ominus}$	als Borsäuremethylester	53
Bromat	$BrO_3^{\ominus}$	mit Kaliumiodid/Stärke	54
Bromid	$Br^{\ominus}$	mit Silbernitrat	36
		als elementares Brom	37
Carbonat	$CO_3^{2\ominus}$	mit Bariumhydroxid	41
Chlorid	$Cl^{\ominus}$	mit Silbernitrat	35
		als Chromylchlorid	35
Citrat	$\begin{matrix} H_2C-COO \\ \mid \\ HO-C-COO \\ \mid \\ H_2C-COO \end{matrix}^{3\ominus}$	als Acetondicarbonsäure	60
Hexacyano-ferrat(II)	$[Fe(CN)_6]^{4\ominus}$	mit Eisen(III)-Salzen	55
Hexacyano-ferrat(III)	$[Fe(CN)_6]^{3\ominus}$	mit Eisen(II)-Salzen	55
Hydrogen-carbonat	$HCO_3^{\ominus}$	mit Bariumhydroxid	42
Iodat	$IO_3^{\ominus}$	als elementares Iod	54
Iodid	$I^{\ominus}$	mit Silbernitrat	38
		als elementares Iod	39
Lactat	$\begin{matrix} H \\ \mid \\ H_3C-C-COO^{\ominus} \\ \mid \\ OH \end{matrix}$	Legal-Probe	57
Nitrat	$NO_3^{\ominus}$	mit Nitrobenzol	43
		mit Eisen(II)-sulfat/Schwefel-säure	44

Übersicht: Nachweise der Anionen (Fortsetzung)

Nachzuweisendes Ion		Nachweis oder Reagenz	Seite
Nitrat	$NO_3^{\ominus}$	mit Diphenylamin-Schwefelsäure	45
		mit Brucin	46
Nitrit	$NO_2^{\ominus}$	mit stärkeren Säuren	46
Permanganat	$MnO_4^{\ominus}$	mit Ethanol	52
Peroxid	$O_2^{2\ominus}$	mit Chromperoxid	49
		mit Kaliumpermanganat	50
		mit Kaliumiodid/Stärke	50
		mit Vanadin-Schwefelsäure	50
Phosphat	$PO_4^{3\ominus}$	mit Silbernitrat	47
		mit Molybdat-Vanadat-Reagenz	47
Salicylat		als freie Salicylsäure	63
		mit Eisen(III)-chlorid	63
Silicat	$SiO_3^{2\ominus}$	als Siliciumtetrafluorid	56
Sulfat	$SO_4^{2\ominus}$	mit Bariumchlorid	43
Sulfid	$S^{2\ominus}$	mit Bleisalzen	51
		mit Natriumpentacyanonitrosylferrat(II)	51
Sulfit	$SO_3^{2\ominus}$	mit Iod	52
Tartrat		nach Fenton	58
		mit Resorcin-Schwefelsäure	59
Thiosulfat	$S_2O_3^{2\ominus}$	mit Iod	48
		mit Silbernitrat	48
		mit Mineralsäure	49

2.3 Nachweise von Kationen

Allgemeine Vorprobe: Flammenfärbung

Alle Elemente senden im atomaren oder im ionisierten, gasförmigen Zustand bei hohen Temperaturen Licht von bestimmter Farbe aus.
Die Anregungsbedingungen sind bei den einzelnen Elementen äußerst unterschiedlich. So genügt bei den Alkali-, Erdalkali- und einigen anderen Elementen bereits die Temperatur der Bunsenflamme, so daß es möglich ist, aus der „Flammenfärbung" der Bunsenflamme eine Aussage zu machen über das Vorhandensein von Alkali- und Erdalkalimetallen in einer Substanz.

Durchführung

Ein Platindraht oder ein Magnesiastäbchen werden in der Bunsenflamme so gründlich ausgeglüht, daß sie keine Flammenfärbung mehr verursachen. Dann befeuchtet man das Magnesiastäbchen mit Salzsäure 36 % R (Uhrglas) und bringt es mit etwas Prüfsubstanz (Uhrglas) behaftet in die nicht leuchtende Flamme des Bunsenbrenners. Man beobachtet die Flammenfärbung vor einem dunklen Hintergrund; nach Verringerung der Farbintensität benetzt man mit Salzsäure 36 % R. Es können folgende Flammenfärbungen auftreten:

Gelb, lange anhaltend *(ca 1 min)*	Natrium
Blau-violett (neben der Natriumflamme durch ein Kobaltglas, welches das gelbe Natriumlicht absorbiert, zu erkennen)	Kalium
Ziegelrot	Calcium
Karminrot	Strontium, Lithium
Hellgrün	Barium
Grün	Kupfer, Borsäure, Borat
Blau, später Blau-grün	Kupfer
Fahlblau	Blei, Arsen, Antimon, Zink, Quecksilber

Bemerkung: In Mischungen, die Natriumsalze enthalten, überwiegt meist die „Natriumflamme", so daß andere Flammenfärbungen dadurch verdeckt werden können.

Die Flammenfärbung dient nur als orientierende Vorprobe.

immer Vergleichssubstanz

Exakte Aussagen lassen sich machen, wenn man die „Flammenfärbung" durch ein *Handspektroskop* betrachtet. In einem solchen Spektroskop wird die Strahlung spektral zerlegt; man erkennt einzelne Linien, also ein „Flammenspektrum", das für jedes Element verschieden und charakteristisch ist. In das Spektroskop ist eine Wellenlängenskala eingespiegelt, so daß man die Wellenlänge der einzelnen Linien ablesen kann; außerdem spielt die Farbe der Linien eine Rolle.

Übersicht: Wellenlängen der einzelnen Spektrallinien

Element	Wellenlänge (nm)	Farbe
Lithium	679,8 610,3	rot gelborange
Natrium	589	gelb
Kalium	768,2 404,4	rot violett
Calcium	622,0 533,3	rot grün
Strontium	650 600 (460,7)	rot rot (blau)
Barium	524,9 513,9	grün grün

Bemerkung: Die gelbe Natriumlinie ist fast immer zu beobachten aufgrund bereits geringster Mengen an Verunreinigung mit Natriumionen.

Lithium Li   Li$^\oplus$

a) Nachweis durch Flammenfärbung

Lithium und seine Salze färben die nichtleuchtende Flamme des Bunsenbrenners kräftig karminrot.
Die Färbung kann durch Natrium verdeckt werden; sie tritt zwar bei Betrachtung durch ein Kobaltglas wieder hervor, ist aber dann von der Kaliumflamme kaum zu unterscheiden. Es ist ratsam, ein Spektroskop zu benutzen.

Beispiel: Lithiumcarbonat, Nachweis der Li$^\oplus$-Ionen (Identität) s. S. 66

b) Nachweis auf Grund der Löslichkeit von Lithiumchlorid

Lithiumchlorid ist im Gegensatz zu Natrium- und Kaliumchlorid in Ethanol gut löslich.

Beispiel: Lithiumcarbonat, Nachweis der Li$^{\oplus}$-Ionen (Identität)

0,2 g Substanz werden in 1 ml Salzsäure 36 % R gelöst und in einem Porzellanschälchen im Wasserbad zur Trockene eingedampft. Den Rückstand versetzt man mit 3 ml Ethanol 96 % R. Es entsteht eine klare Lösung.

Natrium Na   Na$^{\oplus}$

a) Nachweis durch Flammenfärbung

Natriumverbindungen färben die nichtleuchtende Flamme des Bunsenbrenners intensiv und anhaltend gelb; eine nur vorübergehende Gelbfärbung deutet auf Spuren von Natrium (evtl. Verunreinigung) hin.

Beispiel: Natriumchlorid, Nachweis der Na$^{\oplus}$-Ionen (Identität) s. S. 66

b) Nachweis mit Kaliumhexahydroxoantimonat(V)

Natriumsalz-Lösungen bilden mit Kaliumhexahydroxoantimonat(V), K[Sb(OH)$_6$], einen weißen, körnig kristallinen Niederschlag von Natriumhexahydroxoantimonat(V):

$$K[Sb(OH)_6] + Na^{\oplus} \rightarrow Na[Sb(OH)_6] \downarrow + K^{\oplus}$$

Zur richtigen Ausführung der Reaktion ist es notwendig, daß man vom 5-wertigen Antimon ausgeht und in neutraler oder schwach alkalischer Lösung arbeitet, da sonst amorphe Antimonsäure ausfällt, die zu einem falschen Ergebnis führen könnte.

Das Arzneibuch läßt daher die Kaliumhexahydroxoantimonat-Lösung mit Kaliumhydroxid-Lösung bereiten.

Die zu untersuchende Natriumsalz-Lösung soll konzentriert oder mindestens 5%ig sein. Die Kristallbildung läßt sich durch Erwärmen der Lösung oder durch Reiben mit einem Glasstab an der Reagenzglaswand beschleunigen.

Die Reagenz-Lösung enthält auch Natriumhydroxid, also Natrium-Ionen, auf die hier geprüft werden soll; dieser Zusatz dient der Erhöhung der Empfindlichkeit der Reaktion.

Beispiel: Natriumchlorid, Nachweis der Na$^{\oplus}$-Ionen (Identität)

0,1 g Substanz werden in 2 ml Wasser gelöst und mit 2 ml einer 15%igen Lösung (m/V) von Kaliumcarbonat R versetzt. Man erhitzt zum Sieden, die Lösung bleibt klar. Nach Zusatz von 4 ml Kaliumhexahydroxoantimonat(V)-Lösung R wird erneut zum Sieden erhitzt. Wird anschließend in Eiswasser gekühlt und, falls erforderlich, die Innenwand des Reagenzglases mit einem Glasstab gerieben, so entsteht ein dichter, weißer Niederschlag.

c) Nachweis mit Methoxyphenylessigsäure

α-Methoxyphenylessigsäure und Natrium-Ionen bilden einen weißen, kristallinen Niederschlag.

α-Methoxyphenylessigsäure

Das Fällungsprodukt hat folgende Zusammensetzung:

Die Kristallbildung erfolgt bei Raumtemperatur sehr langsam; deshalb wird in Eiswasser gekühlt.

Beispiel: Natriumchlorid, Nachweis der Na$^{\oplus}$-Ionen (Identität)

0,5 ml einer 20%igen (m/V) Lösung der Substanz in Wasser werden mit 1,5 ml Methoxyphenylessigsäure-Reagenz R versetzt und 30 Minuten lang in Eiswasser gekühlt. Dabei entsteht ein voluminöser, weißer, kristalliner Niederschlag. Wird die Mischung in Wasser von 20 °C gestellt und 5 Minuten lang gerührt, bleibt der Niederschlag bestehen. Nach Zusatz von 1 ml Ammoniak-Lösung 10 % R löst sich der Niederschlag und tritt auch bei nachfolgendem Zusatz von 1 ml Ammoniumcarbonatlösung R nicht wieder auf.

Kalium K   K$^{\oplus}$

a) Nachweis durch Flammenfärbung

Kaliumsalze färben, nach Befeuchten mit Salzsäure, die nichtleuchtende Flamme violett.
Eine evtl. vorhandene Natriumflamme überdeckt die Kaliumflamme; in solchen Fällen sind ein Kobaltglas oder ein Spektroskop erforderlich.

Beispiel: Kaliumchlorid, Nachweis der K$^{\oplus}$-Ionen (Identität) s. S. 66

b) Nachweis mit Weinsäure

Kalium-Ionen bilden mit Weinsäure schwerlösliches Kaliumhydrogentartrat, das als weißer, kristalliner Niederschlag ausfällt:

Kaliumhydrogentartrat

Die verwendeten Lösungen sollen nicht zu stark verdünnt sein, damit die Kristallisation des Niederschlags möglichst rasch einsetzt.

Vor dem Zusatz von Weinsäure werden durch Zugabe von Natriumcarbonat-Lösung die Anwesenheit von Erdalkalien und durch Zugabe von Natriumsul-fid-Lösung die Anwesenheit von Schwermetallen in der Prüf-Lösung ausgeschlossen.

Beispiel: Kaliumchlorid, Nachweis der $K^{\oplus}$-Ionen (Identität)

0,1 g Substanz wird in 2 ml Wasser gelöst, mit 1 ml Natriumcarbonat-Lösung R versetzt und erhitzt. Dabei und nach Zusatz von 0,05 ml Natrium-sulfid-Lösung R zur noch heißen Lösung bildet sich kein Niederschlag. Wird dann in Eiswasser abgekühlt und mit 2 ml einer 15%igen Lösung (m/V) von Weinsäure R versetzt, so bildet sich nach einiger Zeit ein weißer, kristalliner Niederschlag.

c) Nachweis mit Natriumhexanitrocobaltat(III)

Kalium-Ionen fällen aus Lösungen von Natriumhexanitrocobaltat(III) oran-gegelbes Kaliumnatriumhexanitrocobaltat(III) aus:

$$2\,K^{\oplus} + Na_3[Co(NO_2)_6] \rightarrow K_2Na[Co(NO_2)_6]\downarrow + 2\,Na^{\oplus}$$

Natriumhexanitro-   *Di*-Kaliumnatriumhexa-
cobaltat(III)   nitrocobaltat(III) *bezieht sich auf die Ladung des Kobalts*

Die Prüflösung muß neutral oder schwach essigsauer reagieren und darf nicht zu sehr verdünnt sein.

Beispiel: Kaliumchlorid, Nachweis der $K^{\oplus}$-Ionen (Identität)   *ansäuern nach*
ca. 2× soviel wie Chlorid NW
Etwa 40 mg Substanz werden in 1 ml Wasser gelöst. Die Lösung wird mit 1 ml
verdünnte Essigsäure (12 %) R und 1 ml einer frisch hergestellten 10%igen Lösung (m/V)
kalt gesättigte von Natriumhexanitrocobaltat(III) R versetzt. Es entsteht sofort ein gelber
Lösung bis orangegelber Niederschlag.

° muss nicht unbedingt angesäuert werden wenn schon neutral
° Natrium hexanitrocobaltat in wenig H₂O lösen

Ammonium $NH_4^{\oplus}$

Aus Ammoniumsalzen läßt sich die schwache und flüchtige Base *Ammoniak*, NH_3, durch Behandeln mit stärkeren Basen~~oder durch schwache, aber nicht flüchtige Basen~~ in Freiheit setzen:

$$NH_4Cl + NaOH \rightarrow NH_3\uparrow + H_2O + NaCl$$
$$2\,NH_4Cl + MgO \rightarrow 2\,NH_3\uparrow + MgCl_2 + H_2O$$

Ammoniak läßt sich auf verschiedene Arten nachweisen.

a) Nachweis durch Geruch und rotes Lackmuspapier o. *Indikatorpapier*

Ammoniak hat einen charakteristischen, stechenden Geruch. Angefeuchtetes, rotes Lackmuspapier wird blau gefärbt: o. *Indikator papier*

$$NH_3 + H_2O \rightarrow NH_4^{\oplus} + OH^{\ominus}$$

Beispiel: Ammoniumchlorid, Nachweis der $NH_4^{\oplus}$-Ionen (Identität)

Etwa 20 mg Substanz werden in 2 ml Wasser gelöst. Zu dieser Lösung gibt man 2 ml Natriumhydroxid-Lösung 8,5 % R und erwärmt vorsichtig. Es entwickelt sich Ammoniak, den man am Geruch erkennt. Ein Streifen angefeuchtetes, rotes Lackmuspapier, über die Reagenzglasöffnung gehalten, färbt sich blau.

b) Nachweis mit Natriumhexanitrocobaltat(III)

Wie Kalium-Ionen bilden auch Ammonium-Ionen mit Natriumhexanitrocobaltat(III) ein schwerlösliches Komplexsalz.

$$2\,NH_4^{\oplus} + Na_3[Co(NO_2)_6] \rightarrow (NH_4)_2Na[Co(NO_2)_6] + 2\,Na^{\oplus}$$
Ammoniumnatrium-
hexanitrocobaltat(III)

Da Kalium-Ionen den Nachweis stören (s. S. 70), wird aus der mit Magnesiumoxid alkalisierten Prüflösung durch einen Luftstrom der Ammoniak in vorgelegte Salzsäure übergetrieben. Die Neutralisation der Salzsäure durch den Ammoniak erkennt man am Farbumschlag eines zugesetzten Indikators.

Beispiel: Ammoniumchlorid, Nachweis der $NH_4^{\oplus}$-Ionen (Identität)

Die Lösung der Substanz wird mit 0,2 g Magnesiumoxid R versetzt. Durch diese Mischung leitet man einen Luftstrom, der unter die Oberfläche einer Mischung aus 1 ml 0,1N-Salzsäure und 0,05 ml Methylrot-Lösung R mündet. Der Indikator schlägt nach Gelb um. Sodann versetzt man mit 1 ml einer frisch hergestellten 10%igen Lösung (m/V) von Natriumhexanitrocobaltat(III) R. Es entsteht ein gelber Niederschlag.

c) Nachweis mit Neßlers Reagenz

Eine ungleich empfindlichere Methode, um z. B. Spuren von Ammoniak nachzuweisen, ist die Reaktion mit Neßlers Reagenz.

Das ist eine alkalische Lösung von Kalium-tetraiodomercurat(II), $K_2[HgI_4]$, die mit geringsten Mengen Ammoniak unter Orange- bis Rotbraunfärbung reagiert:

$$2 K_2[HgI_4] + 3 NaOH + NH_3 \rightarrow \underset{\text{rotbraun}}{[HgNHg]^\oplus I^\ominus \cdot 2 H_2O \downarrow} +$$

$$H_2O + 4 KI + 3 NaI$$

Das rotbraune Reaktionsprodukt ist das Iodid der Millonschen-Base, die hochmolekular vorliegt.

Beispiel: Gereinigtes Wasser, Prüfung auf $NH_4^\oplus$-Ionen (Reinheit)

20 ml Wasser werden mit 1 ml Neßlers Reagenz R versetzt. Nach 5 Minuten darf die Lösung in vertikaler Durchsicht nicht stärker gefärbt sein als eine gleichzeitig hergestellte Mischung aus 4 ml Ammonium-Lösung (1 ppm NH_4) R und 16 ml ammoniumfreiem Wasser R, die mit 1 ml Neßlers Reagenz R versetzt ist.

Man kann einen Vergleichsversuch durchführen, bei dem das zu prüfende Wasser mit wenig Ammoniumchlorid versetzt wurde.

Calcium Ca $Ca^{2\oplus}$

a) Nachweis mit Ammoniumcarbonat

Calciumsalze bilden in neutralen oder schwach ammoniakalischen Lösungen mit Ammoniumcarbonat einen weißen, flockigen Niederschlag von Calciumcarbonat:

$$Ca^{2\oplus} + CO_3^{2\ominus} \rightarrow CaCO_3 \downarrow$$

Der flockige Niederschlag geht beim Erwärmen in eine kristalline Form über.
$CaCO_3$ ist im Gegensatz zu $MgCO_3$ unlöslich in Ammoniumchlorid-Lösung; in starken und schwachen Säuren ist es jedoch leicht löslich unter Entwicklung von CO_2.

Beispiel: Calciumchlorid, Nachweis der $Ca^{2\oplus}$-Ionen (Identität)

Die wäßrige Lösung der Substanz wird mit Ammoniumcarbonat-Lösung R versetzt. Es entsteht ein weißer, flockiger Niederschlag, der nach dem Aufkochen kristallin wird. Bei Zugabe von Ammoniumchlorid-Lösung R bleibt der Niederschlag bestehen.

b) Nachweis mit Ammoniumoxalat

Ammoniumoxalat fällt aus Calciumsalz-Lösungen weißes Calciumoxalat aus,

$$Ca^{2\oplus} + \begin{array}{c} COO^{\ominus} NH_4^{\oplus} \\ | \\ COO^{\ominus} NH_4^{\oplus} \end{array} \longrightarrow \begin{array}{c} COO \\ | \\ COO \end{array}\!\!\!\!>\!\!Ca \downarrow + 2 NH_4^{\oplus}$$

das in Essigsäure und Ammoniak-Lösung unlöslich, in verdünnter Salzsäure löslich ist.

$$Ca(COO)_2 + 2\,HCl \rightarrow CaCl_2 + (COOH)_2$$

Beispiel: Calciumchlorid, Nachweis der $Ca^{2\oplus}$-Ionen (Identität)

Die wäßrige Lösung der Substanz wird mit Ammoniumoxalat-Lösung R versetzt. Es entsteht ein weißer Niederschlag.
Die niederschlaghaltige Lösung wird auf drei Reagenzgläser aufgeteilt.
Das erste wird mit Essigsäure 30 % R versetzt; der Niederschlag löst sich nicht auf.
Das zweite wird mit Ammoniak-Lösung 10 % R versetzt; der Niederschlag bleibt ebenfalls bestehen.
Das dritte Reagenzglas versetzt man mit Salzsäure 7 % R; hier löst sich der Niederschlag auf.

c) Nachweis mit Glyoxalbishydroxyanil

Calcium-Ionen reagieren mit Glyoxalbishydroxyanil zu roten Chelatkomplexen.

Glyoxalbishydroxyanil

roter Chelatkomplex von $Ca^{2\oplus}$
mit Glyoxalbishydroxyanil

Der Komplex ist in Chloroform/Ethanol löslich; dabei werden die zwei Wasser-Moleküle durch zwei Ethanol-Moleküle ersetzt. Die Reaktion ist nicht spezifisch für Calcium; evtl. störende Erdalkali-Kationen werden durch zugesetztes Carbonat als schwerlösliche Carbonate ausgefällt.

Beispiel: Calciumchlorid, Nachweis der $Ca^{2\oplus}$-Ionen (Identität)

Etwa 0,5 ml einer 0,1%igen Lösung (m/V) der Substanz in Wasser werden mit 0,5 ml einer 0,2%igen Lösung (m/V) von Glyoxalbishydroxyanil R in Ethanol 96 % R, 0,2 ml Natriumhydroxid-Lösung 8,5 % R und 0,2 ml Natriumcarbonat-Lösung R versetzt. Beim Schütteln der Mischung mit 1 bis 2 ml Chloroform und Zugabe von 1 bis 2 ml Wasser färbt sich die Chloroformschicht rot.

d) Nachweis mit Kaliumhexacyanoferrat(II)

Calcium-Ionen reagieren in Anwesenheit von Ammonium-Ionen mit Hexacyanoferrat(II) zu einem weißen Niederschlag.

$$Ca^{2\oplus} + 2\,NH_4^{\oplus} + [Fe(CN)_6]^{2\ominus} \rightarrow (NH_4)_2\,[CaFe(CN)_6]$$
weißer Niederschlag

Beispiel: Calciumchlorid, Nachweis der $Ca^{2\oplus}$-Ionen (Identität)

Etwa 20 mg Substanz werden in 5 ml Essigsäure 30 % R gelöst und mit 0,5 ml Kaliumhexacyanoferrat(II)-Lösung R versetzt; die Lösung bleibt klar. Nach Zusatz von etwa 50 mg Ammoniumchlorid R entsteht ein weißer, kristalliner Niederschlag.

Barium Ba $Ba^{2\oplus}$

Nachweis mit Schwefelsäure

Barium-Ionen bilden mit Schwefelsäure und deren Salzen einen weißen Niederschlag von Bariumsulfat:

$$Ba^{2\oplus} + SO_4^{2\ominus} \rightarrow BaSO_4 \downarrow$$

Beispiel: Bariumchlorid, Nachweis der $Ba^{2\oplus}$-Ionen (Identität)

Eine Spatelspitze Bariumchlorid wird in ca. 1 ml Wasser gelöst und mit einigen Tropfen Schwefelsäure 10 % R versetzt. Es entsteht eine weiße Fällung, die in Salzsäure und Salpetersäure unlöslich ist.

Magnesium Mg $Mg^{2\oplus}$

a) Nachweis als Magnesiumammoniumphosphat

Magnesium-Ionen bilden mit einer Mischung aus Ammoniumchlorid, Ammoniak und Natriummonohydrogenphosphat einen weißen, kristallinen Niederschlag von Magnesiumammoniumphosphat:

$$Mg^{2\oplus} + HPO_4^{2\ominus} + NH_4^{\oplus} + OH^{\ominus} + 5\,H_2O \rightarrow Mg(NH_4)PO_4 \cdot 6\,H_2O \downarrow$$
Magnesiumammonium-
phosphat

Im einzelnen finden folgende Reaktionsschritte statt:

Wird die Magnesiumsalz-Lösung mit Ammoniumchlorid-Lösung und einem Überschuß von Ammoniak-Lösung versetzt, so bildet sich kein Niederschlag von Magnesiumhydroxid, weil durch die Pufferwirkung des Ammoniumchlorids bzw. der $NH_4^{\oplus}$-Ionen die $OH^{\ominus}$-Konzentration so stark zurückgedrängt wird, daß das Löslichkeitsprodukt für Magnesiumhydroxid nicht erreicht wird.

Außerdem wird die Konzentration an $Mg^{2\oplus}$-Ionen intermediär dadurch herabgesetzt, daß sich lösliche Komplexe bilden:

$$NH_4^{\oplus} + [Mg(H_2O)_6]^{2\oplus} \rightleftarrows [Mg(H_2O)_5NH_3]^{2\oplus} + H^{\oplus} + H_2O$$

Erst auf Zugabe von Natriummonohydrogenphosphat findet dann die oben beschriebene Niederschlagbildung statt.

$MgNH_4PO_4 \cdot 6\,H_2O$ bildet bei langsamer Kristallisation rhombische Kristalle, die unter dem Mikroskop wie Sargdeckel aussehen. Bei schneller Kristallisation erhält man verästelte X-Formen (sechsstrahlige Sternchen).

Den Niederschlag sollte man mikroskopisch prüfen, da auch viele andere Ionen, wie Calcium, Barium und Schwermetalle mit Phosphat Fällungen ergeben, die aber unter dem Mikroskop amorph aussehen.

Beispiel: Magnesiumsulfat, Nachweis der $Mg^{2\oplus}$-Ionen (Identität)

Etwa 15 mg Substanz werden in 2 ml Wasser gelöst. Diese Lösung wird mit 1 ml Ammoniak-Lösung 10 % R und 1 ml Ammoniumchlorid-Lösung R versetzt. Die Lösung bleibt klar. Nach Zusatz von 1 ml Natriummonohydrogenphosphat-Lösung R entsteht ein weißer, kristalliner Niederschlag.

b) Nachweis mit Titangelb

In alkalischer Lösung bildet der wasserlösliche Farbstoff Titangelb mit Magnesium-Ionen eine rote Adsorptionsverbindung; und zwar wird der Farbstoff an frisch gefälltes, kolloides Magnesiumhydroxid zu einem roten Farblack adsorbiert.

$$Mg^{2\oplus} + 2\,OH^{\ominus} \rightarrow Mg(OH)_2 \downarrow$$

Titangelb

Bei einem Farbstoffüberschuß kann eine Mischfarbe auftreten, die durch den in alkalischer Lösung gelbbraunen Farbstoff und die rote Adsorptionsverbindung verursacht wird.

Es handelt sich um eine sehr empfindliche Reaktion, die durch folgende Ionen **gestört** wird:

Mn, Fe, Cu: liefern farbige Hydroxide
Co, Ni: geben ebenfalls Titangelb-Adsorbate
Cd, Zn, Sn, Bi, Al: schwächen die Mg-Färbung.
Die Anwesenheit von Phosphationen stört, weil dadurch das Magnesium als Phosphat gefällt wird.
Calciumionen allein geben keine Titangelb-Reaktion, vertiefen aber die Mg-Titangelb-Färbung.

Beispiel: Natriumchlorid, Prüfung auf $Mg^{2\oplus}$-Ionen (Reinheit)

10 ml einer 5%igen Lösung der Substanz in Wasser werden mit 1 ml Glycerol 85 % R, 0,15 ml Titangelb-Lösung R, 0,25 ml Ammoniumoxalat-Lösung R und 5 ml Natriumhydroxid-Lösung 8,5 % R versetzt und umgeschüttelt. Die Lösung darf nicht stärker rosa gefärbt sein als eine gleichzeitig unter gleichen Bedingungen hergestellte Referenz-Lösung mit einer Mischung von 5 ml Magnesium-Lösung (10 ppm Mg) R und 5 ml Wasser.

Vergleichsversuch unter Zusatz von Magnesiumsulfat.

Bemerkung: Der Zusatz von Glycerol und Ammoniumoxalat-Lösung hat hier keine Bedeutung; er bringt Vorteile, wenn man Calciumsalze auf $Mg^{2\oplus}$-Ionen prüft.

Aluminium Al $Al^{3\oplus}$

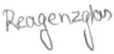

Nachweis als Aluminiumhydroxid

Aus Aluminiumsalz-Lösungen wird bei tropfenweiser Zugabe von Natriumhydroxid-Lösung weißes, gallertartiges Aluminiumhydroxid, $Al(OH)_3$, gefällt: *↳ durch scheinend !!!*

$$Al^{3\oplus} + 3\,OH^{\ominus} \rightarrow Al(OH)_3 \downarrow$$

$Al(OH)_3$ ist sowohl in Laugen als auch in Säuren löslich, es hat also amphoteren Charakter.
Mit überschüssiger Natronlauge bildet es lösliche Hydroxoaluminate(III):

$$Al(OH)_3 + OH^{\ominus} \rightarrow [Al(OH)_4]^{\ominus}$$ *Tetra hydroxoaluminat*

Die $OH^{\ominus}$-Ionen-Konzentration von Ammoniak-Lösung reicht dazu nicht aus.
Mit Säuren entstehen lösliche Aluminiumsalze:

$$Al(OH)_3 + 3\,HCl \rightarrow AlCl_3 + 3\,H_2O$$

Versetzt man Lösungen von Hydroxyaluminaten mit schwachen Säuren, wie z. B. Ammoniumchlorid-Lösung, so wird wiederum Aluminiumhydroxid ausgefällt:

$$[Al(OH)_4]^{\ominus} + H^{\oplus} \rightarrow Al(OH)_3 + H_2O$$

! Zink reagiert gleich

Da andere Kationen ebenfalls amphotere Hydroxide bilden, wird die Prüflösung am Anfang mit Thioacetamid-Reagenz und Säure versetzt; diese Kationen würden damit in saurem Medium schwer lösliche Sulfide bilden.

Beispiel: Aluminiumsulfat, Nachweis der $Al^{3\oplus}$-Ionen (Identität)

Etwa 15 mg Substanz werden in 2 ml Wasser gelöst. Diese Lösung versetzt man mit 0,5 ml Salzsäure 7 % R und etwa 0,5 ml Thioacetamid-Reagenz R; dabei darf sich kein Niederschlag bilden. Nach tropfenweisem Zusatz von Natriumhydroxid-Lösung 8,5 % R entsteht ein weißer, gallertartiger Niederschlag, der sich auf weiteren Zusatz von Natriumhydroxid-Lösung 8,5 % R löst. Bei langsamem Zusatz von Ammoniumchlorid-Lösung R bildet sich wieder ein weißer, gallertartiger Niederschlag.

Zink Zn $Zn^{2\oplus}$

a) Nachweis mit Kaliumhexacyanoferrat(II)

Zink-Ionen bilden mit Kaliumhexacyanoferrat(II), $K_4[Fe(CN)_6]$, einen schwer löslichen, schmutzig-weißen bis grünlich-weißen Niederschlag von Kalium-Zink-hexacyanoferrat(II):

$$3\,Zn^{2\oplus} + 2\,K^{\oplus} + 2[Fe(CN)_6]^{4\ominus} \rightarrow K_2Zn_3[Fe(CN)_6]_2 \downarrow$$

Kalium-Zink-hexa-
cyanoferrat(II)

Der Niederschlag ist unlöslich in verdünnten Säuren. Bei diesem sehr empfindlichen Nachweis stören Mangansalze, die die gleiche Reaktion geben.

Beispiel: Zinksulfat, Nachweis der $Zn^{2\oplus}$-Ionen (Identität)

Die wäßrige Lösung der Substanz wird mit Kaliumhexacyanoferrat(II)-Lösung R versetzt; es entsteht ein weißer oder grünlich-weißer Niederschlag, der sich auf Zugabe von verdünnter Salzsäure nicht löst.

Das DAB 1996 verwendet diese Reaktion zur Grenzprüfung auf Zink.

b) Nachweis mit Alkalihydroxid und Natriumsulfid

Aus Zinksalz-Lösungen fällt beim Versetzen mit Alkalihydroxid-Lösung ein weißer, gelatinöser Niederschlag von Zinkhydroxid, $Zn(OH)_2$, aus:

$$Zn^{2\oplus} + 2\,OH^{\ominus} \rightarrow Zn(OH)_2 \downarrow$$

Zinkhydroxid löst sich sowohl in Basen als auch in Säuren, hat also amphotere Eigenschaften.

Mit überschüssiger Base bilden sich Tetrahydroxozinkat(II)-Komplexe,

$$Zn(OH)_2 + 2\,OH^{\ominus} \rightarrow [Zn(OH)_4]^{2\ominus}$$

mit Säure entstehen Zinksalze:

$$Zn(OH)_2 + 2\,H^{\oplus} \rightarrow Zn^{2\oplus} + 2\,H_2O$$

Bei Abschwächung der alkalischen Reaktion der Tetrahydroxozinkat(II)-haltigen Lösung durch Zugabe von Ammoniumchlorid-Lösung bleibt das Zink als Hexammin- oder Tetramminkomplex in Lösung (Ligandentausch):

$$[Zn(OH)_4]^{2\ominus} + 4\,NH_4^{\oplus} \rightarrow [Zn(NH_3)_4]^{2\oplus} + 4\,H_2O$$

Bei diesem Vorgang evtl. entstehende Niederschläge deuten auf Verunreinigung mit dreiwertigen Metallionen, wie Aluminium, Eisen, Chrom etc. hin.

Der Tetramminkomplex wird durch Zugabe von Natriumsulfid-Lösung zerstört; es fällt ein weißer, flockiger Niederschlag von Zinksulfid, ZnS, aus:

$$[Zn(NH_3)_4]^{2\oplus} + S^{2\ominus} \rightarrow ZnS\downarrow + 4\,NH_3$$

Zinksulfid läßt sich auch aus dem Tetrahydroxozinkat(II)-Komplex ausfällen.

$$[Zn(OH)_4]^{2\ominus} + S^{2\ominus} \rightarrow ZnS\downarrow + 4\,OH^{\ominus}$$

Will man Zinksulfid aus schwach sauren Zinksalz-Lösungen ausfällen, so ist ein vorheriges Puffern mit Natriumacetat erforderlich; dabei drängen die Acetat-Ionen die $H^{\oplus}$-Ionen-Konzentration zurück.

Beispiel: Zinksulfat, Nachweis der $Zn^{2\oplus}$-Ionen (Identität)

5 ml einer 5%igen Lösung (m/V) der Substanz in Wasser werden mit 0,2 ml Natriumhydroxid-Lösung 40 % R versetzt; dabei entsteht ein weißer Niederschlag, der sich nach Zusatz von weiteren 2 ml Natriumhydroxid-Lösung 40 % R wieder löst. Die Lösung bleibt nach Zusatz von 10 ml Ammoniumchlorid-Lösung R klar. Nach Zusatz von 0,1 ml Natriumsulfid-Lösung R entsteht ein flockiger, weißer Niederschlag.

Eisen Fe	$Fe^{2\oplus}$, $Fe^{3\oplus}$

a) Nachweis mit Kaliumhexacyanoferrat

Eisen(II)-Ionen lassen sich mit Kaliumhexacyanoferrat(III) und Eisen(III)-Ionen mit Kaliumhexacyanoferrat(II) nachweisen (s. S. 55).

Wendet man ein Molverhältnis von 1:1 an, so entsteht in beiden Fällen das gleiche, kolloid gelöste „lösliche Berlinerblau".

$$K^{\oplus} + Fe^{2\oplus} + [\overset{III}{Fe}(CN)_6]^{3\ominus} \searrow$$
$$K^{\oplus} + Fe^{3\oplus} + [\overset{II}{Fe}(CN)_6]^{4\ominus} \nearrow$$

$$K[\overset{III}{Fe}\,\overset{II}{Fe}(CN)_6]$$
lösliches Berlinerblau

Werden bei den Nachweisreaktionen Eisen(II)- bzw. Eisen(III)-Ionen im Überschuß zu Kaliumhexacyanoferrat(III) bzw. Kaliumhexacyanoferrat(II) gegeben, so entstehen blaue Niederschläge, die als „unlösliches Turnbulls-Blau" und „unlösliches Berlinerblau" bezeichnet werden, die aber infolge des schon erwähnten Gleichgewichts (s. S. 55) identisch sind:

$$Fe^{3\oplus} + 3\,[\overset{III}{Fe}\,\overset{II}{Fe}\,(CN)_6]^{\ominus} \rightarrow \overset{III}{Fe}\,[\overset{III}{Fe}\,\overset{II}{Fe}\,(CN)_6]_3$$

unlösliches Berlinerblau

1. Eisen(II)-Salze

Nachweis mit Kaliumhexacyanoferrat(III)   *auf Tüpfelplatte*

Beispiel: Eisen(II)-sulfat, Nachweis der $Fe^{2\oplus}$-Ionen (Identität)
Einige Kristalle der Substanz werden in 1 ml Wasser gelöst und mit 1 ml Kaliumhexacyanoferrat(III)-Lösung R versetzt. Es entsteht ein tiefblauer Niederschlag, der sich nach Zusatz von 5 ml Salzsäure 7 % R nicht löst.

2. Eisen(III)-Salze

a) Nachweis mit Kaliumhexacyanoferrat(II)

Beispiel: Eisen(III)-chlorid, Nachweis der $Fe^{3\oplus}$-Ionen (Identität)

Ein Körnchen Eisen(III)-chlorid wird in 1 ml Wasser gelöst und mit 1 ml Kaliumhexacyanoferrat(II)-Lösung R versetzt. Es entsteht ein blauer Niederschlag, der sich nach Zusatz von 5 ml Salzsäure 7 % R nicht löst.

b) Nachweis mit Thiocyanat

Eisen(III)-Ionen reagieren mit Thiocyanat-Ionen, $SCN^{\ominus}$, in saurer Lösung unter intensiver Rotfärbung zu Eisen(III)-thiocyanat,

$$Fe^{3\oplus} + 3\,SCN^{\ominus} + 3\,H_2O \rightarrow [Fe(SCN)_3(H_2O)_3]$$

blutrotes Eisen(III)-thiocyanat

das sich mit Ether oder Isoamylalkohol ausschütteln läßt.
Wird die Reaktionslösung mit Quecksilber(II)-Ionen versetzt, so verblaßt die rote Farbe, weil der rote Komplex unter Bildung von wenig dissoziiertem Quecksilberthiocyanat, $Hg(SCN)_2$, bzw. des Rhodano-Komplexes, $[Hg(SCN)_4]^{2\ominus}$, zersetzt wird.

Beispiel: Eisen(III)-chlorid, Nachweis der $Fe^{3\oplus}$-Ionen (Identität)

Ein Körnchen Eisen(III)-chlorid wird in 30 ml Wasser gelöst. 3 ml dieser Lösung versetzt man mit 1 ml Salzsäure 7 % R und 1 ml Kaliumthiocyanat-Lösung R; es entsteht eine Rotfärbung. 1 ml der Reaktionslösung wird mit 5 ml Isomylalkohol R oder Ether R versetzt, geschüttelt und stehengelassen; die organische Phase färbt sich rosa.

1 ml der Reaktionslösung wird mit 2 ml Quecksilber(II)-chlorid-Lösung R versetzt; die Rotfärbung verschwindet.

Bemerkung: Diese Reaktion, die spezifisch für Eisen(III)-Ionen ist, kann auch als allgemeine Reinheitsprüfung auf Eisen-Ionen verwendet werden. In solchen Fällen versetzt man die angesäuerte Prüflösung vor Zugabe des Thiocyanats z. B. mit Bromwasser; evtl. vorhandene Eisen(II)-Ionen werden dadurch zu Eisen(III)-Ionen oxidiert.

c) Nachweis mit Thioglykolsäure

Eisen(II)- und Eisen(III)-Ionen reagieren in ammoniakalischer Lösung mit Thioglykolsäure, $HS–CH_2–COOH$, unter Purpurrotfärbung.
Eisen(II)-Ionen bilden mit dem Reagenz ein komplexes Anion:

$$Fe^{2\oplus} + 2\,HS–CH_2–COOH \rightarrow [Fe(S–CH_2–COO)_2]^{2\ominus} + 4\,H^{\oplus}$$
purpurrot

Eisen(III)-Ionen bilden entweder einen analogen Komplex oder, was wohl wahrscheinlicher ist, sie werden durch die Thioglykolsäure zu Eisen(II)-Ionen reduziert, die dann den oben formulierten Komplex bilden können. Die Thioglykolsäure wird dabei zur Dithioglykolsäure oxidiert.

$$2\,Fe^{3\oplus} + 2\,HS-CH_2-COOH \xrightarrow[-2H^{\oplus}]{}$$
$$2\,Fe^{3\oplus} + HOOC-CH_2-S-S-CH_2-COOH$$
Dithioglykolsäure

Damit in der ammoniakalischen Reaktionslösung keine Metallhydroxide ausgefällt werden, wird die Lösung vorher mit Citronensäure gepuffert.

Beispiel: Natriumchlorid, Prüfung auf Eisen-Ionen (Reinheit)

10 ml einer 5%igen Substanz-Lösung werden mit 2 ml einer 20prozentigen Lösung (m/V) von Citronensäure R und 2 Tropfen Thioglykolsäure R versetzt. Nach dem Umschütteln macht man mit Ammoniak-Lösung 17 % R alkalisch und verdünnt mit Wasser zu 20 ml.
Bei Anwesenheit von Eisen-Ionen färbt sich die Mischung rot.

Vergleichsversuch unter Zusatz von Eisen(III)-chlorid-Lösung.

Das DAB 1996 verwendet diese Reaktion zur Grenzprüfung auf Eisen.

Kupfer Cu $Cu^{2\oplus}$

a) Nachweis mit Ammoniak

In Kupfersalz-Lösungen bildet sich bei vorsichtiger Zugabe von Ammoniak ein blauer Niederschlag von Kupferhydroxid, $Cu(OH)_2$:

$$Cu^{2\oplus} + 2\,NH_4OH \rightarrow Cu(OH)_2 + 2\,NH_4{}^{\oplus}$$
blau

Bei weiterer Zugabe von Ammoniak im Überschuß löst sich das Kupferhydroxid unter Bildung des tiefblauen Tetramminkupfer(II)-Komplexes:

$$Cu(OH)_2 + 4\,NH_3 \rightarrow [Cu(NH_3)_4]^{2\oplus} + 2\,OH^{\ominus}$$

Tetramminkupfer(II)-
Komplex

Die Reaktion ist sehr empfindlich.

Beispiel: Kupfer(II)-sulfat, Nachweis der $Cu^{2\oplus}$-Ionen (Identität)

Wenige Kristalle Substanz werden in etwa 1 ml Wasser gelöst und tropfenweise mit Ammoniak-Lösung 10 % R versetzt. Es entsteht ein bräunlicher Niederschlag, der sich bei weiterer Zugabe von Ammoniak mit tiefblauer Farbe löst.

b) Nachweis mit Natriumdiethyldithiocarbamat

Kupfer-Ionen bilden mit Diethyldithiocarbamat-Ionen ein gelbbraun gefärbtes Komplexsalz:

Das Reagenz läßt sich sehr vielseitig zum Nachweis verschiedener Schwermetalle einsetzen.

Beispiel: Citronensäure, kupferfreie, Prüfung auf $Cu^{2\oplus}$-Ionen (Reinheit)

0,5 g Substanz werden in 20 ml Wasser gelöst. Die Lösung wird mit Ammoniak-Lösung 10 % R alkalisch gemacht und mit Wasser zu 50 ml verdünnt. Nach Zusatz von 1 ml Natriumdiethyldithiocarbamat-Lösung R tritt bei Anwesenheit von Kupfer-Ionen Gelbfärbung auf.

Vergleichsversuch unter Zusatz von Kupfersulfat.

Bemerkung: Das gefärbte Komplexsalz ist in einigen organischen Lösungsmitteln, z. B. Chloroform, Ethylacetat usw., leicht löslich.
Die Reaktion läßt sich empfindlicher gestalten, wenn man die Reaktions-Lösung mit wenig Chloroform ausschüttelt; die Chloroformphase zeigt dann bei Anwesenheit von Kupfer-Ionen eine intensive gelbbraune Färbung.

Silber Ag $\qquad\qquad\qquad\qquad\qquad\qquad\qquad\qquad$ $Ag^{\oplus}$

Nachweis mit Salzsäure

Verdünnte Salzsäure oder lösliche Chloride fällen aus Silbersalz-Lösungen weißes, käsiges Silberchlorid aus.

AgCl ist unlöslich in Salpetersäure, löslich dagegen in Ammoniak unter Bildung des Silberdiamminkomplexes.
Beim Ansäuern der ammoniakalischen Lösung mit verdünnter Salpetersäure tritt erneut ein Niederschlag auf (vgl. Chlorid-Nachweis S. 35).

Beispiel: Silbernitrat, Nachweis der $Ag^{\oplus}$-Ionen (Identität)

10 mg Substanz werden in 10 ml Wasser gelöst. Diese Lösung wird mit 0,3 ml Salzsäure 25 % R versetzt; es entsteht ein zusammenballender, weißer Niederschlag, der sich nach Zusatz von 3 ml Ammoniak-Lösung 10 % R löst.

Blei Pb $Pb^{2\oplus}$

---

a) Nachweis mit Kaliumchromat

Bleisalze bilden in essigsaurer Lösung mit Kaliumchromat schwer lösliches, gelbes Bleichromat,

$$Pb^{2\oplus} + CrO_4^{2\ominus} \rightarrow PbCrO_4$$
$$\text{Bleichromat}$$

das in Alkalilauge unter Bildung von Tetrahydroxoplumbat löslich ist:

$$PbCrO_4 + 4\,OH^{\ominus} \rightarrow [Pb(OH)_4]^{2\ominus} + CrO_4^{2\ominus}$$

Beispiel: Bleinitrat, Nachweis der $Pb^{2\oplus}$-Ionen (Identität)

0,1 g Substanz wird in 1 ml Essigsäure 30 % R gelöst und mit 2 ml Kalium-chromat-Lösung R versetzt. Es entsteht ein gelber Niederschlag, der sich nach Zusatz von 2 ml Natriumhydroxid-Lösung 40 % R löst.

b) Nachweis mit Kaliumiodid

Bleisalze bilden mit Kaliumiodid schwer lösliches, gelbes Bleiiodid:

$$Pb^{2\oplus} + 2\,I^{\ominus} \rightarrow PbI_2$$

PbI_2 löst sich beim Erhitzen der Reaktionslösung und kristallisiert bei langsamem Abkühlen in glitzernden, gelben Blättchen oder Sternchen wieder aus.

Beispiel: Bleinitrat, Nachweis der $Pb^{2\oplus}$-Ionen (Identität)

Etwa 50 mg Substanz werden in 1 ml Essigsäure 30 % R gelöst. Die Lösung wird mit 10 ml Wasser und 0,2 ml Kaliumiodid-Lösung versetzt. Es entsteht ein gelber Niederschlag, der sich in der Siedehitze nach 1 bis 2 Minuten löst. Beim Erkalten bilden sich glitzernde, gelbe Plättchen.

c) Nachweis mit Dithizon

Dithizon (Diphenylthiocarbazon) fällt aus einer Reihe von Schwermetallsalz-Lösungen farbige Chelat-Komplexsalze aus, die in Chloroform und anderen organischen Lösungsmitteln löslich sind.
Zinkdithizonat ist z. B. purpurrot, Bleidithizonat purpurrot bis blau gefärbt:

$$Pb^{2\oplus} + 2 \, S=C \begin{array}{c} NH-NH-C_6H_5 \\ \diagdown \\ N=N-C_6H_5 \end{array} \xrightarrow{-2H^\oplus} $$

Die Reaktion ist sehr empfindlich und wird vom Arzneibuch nur angewendet, wenn *Spuren* von Blei-Ionen nachgewiesen bzw. solche z. B. aus Reagenz-Lösungen entfernt werden müssen.
Auf die Beschreibung eines Beispiels soll an dieser Stelle verzichtet werden.

Quecksilber Hg $Hg_2^{2\oplus}, Hg^{2\oplus}$

1. Hg(I)- und Hg(II)-Salze

Nachweis durch Amalgam-Bildung

Beim Kontakt von Quecksilber-Ionen mit metallischem Kupfer entstehen entsprechend der Spannungsreihe der Metalle metallisches Quecksilber und Kupfer-Ionen:

$$Hg_2^{2\oplus}/Hg^{2\oplus} + Cu \rightarrow Hg + Cu^{2\oplus}$$

Das metallische Quecksilber löst einen Teil des restlichen Kupfers zu einer silberglänzenden Legierung, die man allgemein als Amalgam bezeichnet.
Beim Erhitzen sublimiert das Quecksilber weg.

Beispiel: Quecksilber(II)-chlorid, Nachweis der $Hg^{2\oplus}$-Ionen (Identität)

0,1 ml einer Lösung der Substanz in Wasser wird auf eine blanke Kupferfolie gebracht. Es entsteht ein dunkelgrauer Fleck, der beim Reiben mit Watte oder Filtrierpapier blank wird. Wird die trockene Folie in einem Reagenzglas erhitzt, verschwindet der Fleck.

Die Reaktion läßt sich mit einem Quecksilber(I)-Salz in gleicher Weise durchführen.

2. Hg(II)-Salze

a) Nachweis mit Alkalihydroxid

Quecksilber(II)-Salze bilden mit Alkalihydroxid eine gelbe Fällung von Quecksilber(II)-oxid, HgO:

$$Hg^{2\oplus} + 2\,OH^{\ominus} \rightarrow \underset{\text{gelb}}{HgO} \downarrow + H_2O$$

Beispiel: Quecksilber(II)-chlorid, Nachweis der $Hg^{2\oplus}$-Ionen (Identität)

Eine 5%ige Lösung (m/V) der Substanz in Wasser wird mit Natriumhydroxid-Lösung 8,5 % R bis zur stark alkalischen Reaktion versetzt. Es entsteht ein sich schnell absetzender, gelber Niederschlag.

Mit dieser Reaktion ist eine Unterscheidung von Hg(I)- und Hg(II)-Salzen möglich.

In alkalischer Lösung disproportionieren Quecksilber(I)-Salze zu Quecksilber(II)-Salzen und elementarem Quecksilber, das sehr fein verteilt ist und daher schwarz aussieht:

$$Hg_2^{2\oplus} + 2\,OH^{\ominus} \rightarrow \underset{\text{schwarz}}{HgO \downarrow + Hg \downarrow} + H_2O$$

Bismut Bi $Bi^{3\oplus}$

a) Nachweis als basisches Bismutsalz

Aus einer salzsauren Bismutsalz-Lösung wird durch Verdünnen mit Wasser ein weißer Niederschlag von basischen Bismutsalzen wechselnder Zusammensetzung abgeschieden:

$$BiCl_3 + H_2O \rightarrow Bi(OH)Cl_2 \downarrow + HCl$$
$$BiCl_3 + 2\,H_2O \rightarrow Bi(OH)_2Cl \downarrow + 2\,HCl$$

(In „basischen" Salzen sind nicht alle OH-Gruppen einer mehrwertigen Base durch Säure-Anionen ersetzt.)

Der Niederschlag ist im Gegensatz zu anderen basischen Salzen oder Hydroxiden, z. B. analogen Antimonsalzen, in Weinsäure nicht löslich.

Auf Zusatz von Natriumsulfid-Lösung entsteht braunes Bismutsulfid.

$$2\,Bi^{3\oplus} + 3\,S^{2\ominus} \rightarrow \underset{\text{braunschwarz}}{Bi_2S_3}$$

Bi_2S_3 ist im Gegensatz zu anderen Sulfiden unlöslich in Alkalihydroxiden, verdünnter Salzsäure und Ammoniumsulfid-Lösung, jedoch löslich in warmer Salpetersäure unter Bildung von Bismutnitrat, $Bi(NO_3)_3$;

$$Bi_2S_3 + 6\,HNO_3 \rightarrow 2\,Bi(NO_3)_3 + 3\,H_2S$$

Beispiel: Basisches Bismutcarbonat, Nachweis der $Bi^{3\oplus}$-Ionen (Identität)

Eine Mischung aus 0,5 g Substanz und 10 ml Salzsäure 7 % R wird 1 Minute lang zum Sieden erhitzt. Danach wird gekühlt und, falls erforderlich, filtriert. 1 ml der so erhaltenen Lösung wird mit 20 ml Wasser versetzt. Es entsteht ein weißer oder schwach gelber Niederschlag, der sich nach Zusatz von 0,05 bis 0,1 ml Natriumsulfid-Lösung R braun färbt.

b) Nachweis mit Thioharnstoff

Bismut-Ionen lassen sich in salpetersaurer Lösung sehr empfindlich mit Thioharnstoff nachweisen.
Dabei entsteht eine gelb bis grüngelb gefärbte Komplexverbindung:

$$Bi^{3\oplus} + 3\,H_2N-\underset{\underset{S}{\|}}{C}-NH_2 \longrightarrow \left[Bi\left(S=C\overset{\diagup NH_2}{\diagdown NH_2} \right)_3 \right]^{3\oplus}$$

gelb

Antimon-Ionen würden einen schwach gelben Komplex bilden, der durch Fluorid-Ionen sofort zersetzt wird.

Beispiel: Basisches Bismutcarbonat, Nachweis der $Bi^{3\oplus}$-Ionen (Identität)

Eine Mischung aus etwa 45 mg Substanz und 10 ml Salpetersäure 12,5 % R wird 1 Minute lang zum Sieden erhitzt. Nach dem Erkalten wird, falls erforderlich, filtriert. Werden 5 ml des erhaltenen Filtrats mit 2 ml einer 10%igen Lösung (m/V) von Thioharnstoff R versetzt, so entsteht eine gelblichorange Färbung oder ein orangefarbener Niederschlag.
Die Lösung darf sich nach Zusatz von 4 ml einer 2,5%igen Lösung (m/V) von Natriumfluorid R innerhalb von 30 Minuten nicht entfärben.

Arsen As $As^{3\oplus}, As^{5\oplus}$

a) Nachweis mit Hypophosphit-Reagenz

Hypophosphit bzw. Unterphosphorige Säure reduzieren Arsen(III)- und Arsen(V)-Verbindungen sowie Arsenite und Arsenate zu elementarem Arsen, das je nach Konzentration die Prüflösung dunkel färbt oder sich als schwarzer Niederschlag abscheidet.
Die Unterphosphorige Säure wird dabei zur Phosphorigen Säure oxidiert.
Wichtig ist die Anwesenheit eines großen Überschusses an Salzsäure, die einerseits die Arsenverbindungen in Chloride überführt, andererseits aus dem Natriumhypophosphit des Reagenzes Unterphosphorige Säure in Freiheit setzt.

$$As^{3\oplus} + 3\,Cl^{\ominus} \rightarrow AsCl_3$$
$$NaH_2PO_2 + \quad H^{\oplus} \rightarrow H_3PO_2 + Na^{\oplus}$$

$$2\,As^{3\oplus} + 3\,H_3PO_2 + 3\,H_2O \rightarrow 2\,As + 3\,H_3PO_3 + 6\,H^{\oplus}$$
$$2\,As^{5\oplus} + 5\,H_3PO_2 + 5\,H_2O \rightarrow 2\,As + 5\,H_3PO_3 + 10\,H^{\oplus}$$
$$2\,AsO_3^{3\ominus} + 3\,H_3PO_2 + 6\,H^{\oplus} \rightarrow 2\,As + 3\,H_3PO_3 + 3\,H_2O$$
$$2\,AsO_4^{3\ominus} + 5\,H_3PO_2 + 6\,H^{\oplus} \rightarrow 2\,As + 5\,H_3PO_3 + 3\,H_2O$$

Beispiel: Arsen(III)-oxid, Nachweis der As$^{3\oplus}$-Ionen (Identität)

Die wäßrige Lösung der Substanz wird mit dem gleichen Volumen Hypophosphit-Reagenz R im Wasserbad erhitzt. Es entsteht ein brauner Niederschlag.

Bemerkung: In gleicher Weise kann auf Selen-Verbindungen geprüft werden. Das durch Reduktion entstehende Selen würde die Prüflösung hellrot färben.

b) Nachweis mit Quecksilber(II)-bromid

Arsen und lösliche Arsen(III)-Verbindungen werden durch nascierenden Wasserstoff, hergestellt aus Zink und Salzsäure, zu Arsenwasserstoff (= Arsin), AsH$_3$, reduziert:

$$Zn + 2\,HCl \rightarrow H_2 + ZnCl_2$$
$$2\,As + \quad 3\,H_2 \rightarrow 2\,AsH_3 \uparrow$$
$$As_2O_3 + \quad 6\,H_2 \rightarrow 2\,AsH_3 \uparrow + 3\,H_2O$$

Da die Reduktion von Verbindungen des +5-wertigen Arsens zu AsH$_3$ langsamer verläuft als die vom +3-wertigen, wird der Reaktionslösung Kaliumiodid zugesetzt, das As$^{5\oplus}$ zu As$^{3\oplus}$ reduziert:

$$AsO_4^{3\ominus} + 2\,H^{\oplus} + 2\,I^{\ominus} \rightarrow AsO_3^{3\ominus} + I_2 + H_2O$$

Ein Zusatz von Zinn(II)-chlorid fördert die Wasserstoffentwicklung sowie den quantitativen Ablauf der Reduktion zu Arsenwasserstoff (3-wertiges Arsen).

Der Arsenwasserstoff wird mit Quecksilber(II)-bromid nachgewiesen. Es werden folgende Reaktionsabläufe angenommen:

$$AsH_3 + HgBr_2 \rightarrow HBr + AsH_2(HgBr)$$
$$AsH_2(HgBr) + HgBr_2 \rightarrow HBr + AsH(HgBr)_2$$
$$AsH(HgBr)_2 + HgBr_2 \rightarrow HBr + As(HgBr)_3$$
$$As(HgBr)_3 + \quad AsH_3 \rightarrow 3\,HBr + As_2Hg_3$$

Die entstehenden Quecksilberarsenide werden bei Verwendung von mit Quecksilber(II)-bromid-Lösung getränktem Filtrierpapier als gelber bis brauner Fleck sichtbar, in Abhängigkeit von der Arsenmenge. Das Arzneibuch verwendet für diesen Nachweis eine besondere Apparatur.

In dem Erlenmeyerkolben wird aus Zinn(II)-chlorid, Salzsäure, Kaliumiodid, aktiviertem Zink und der Untersuchungssubstanz Arsenwasserstoff entwikkelt, der in dem aufgesetzten Rohr hochsteigt, wobei der entstehende Wasserstoff gleichzeitig als Trägergas wirkt. Störungen durch evtl. entstehenden Schwefelwasserstoff werden durch zwischengeschaltete Bleiacetatwatte vermieden. Zwischen zwei Planschliffe ist ein Stück Quecksilber(II)-bromid-Papier geklemmt. Dort reagiert der Arsenwasserstoff mit $Hg^{2\oplus}$-Ionen zu farbigen Quecksilberarseniden.

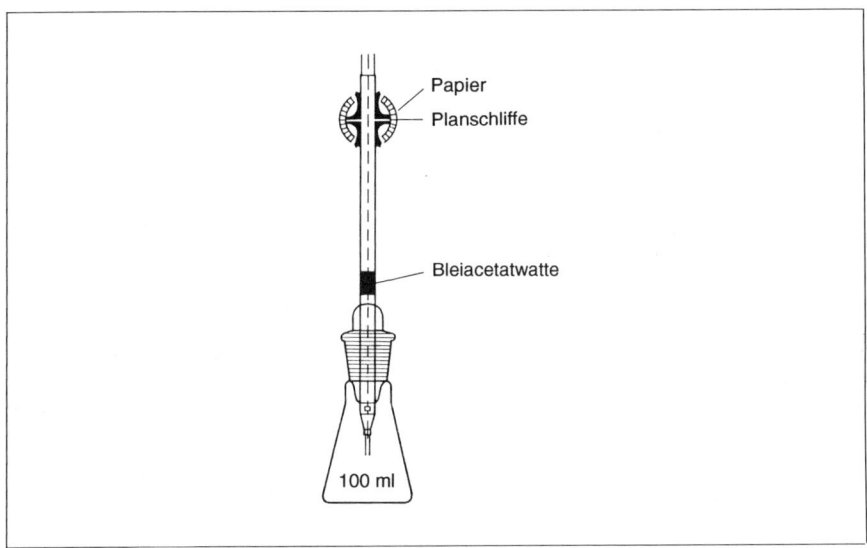

Apparatur zum Arsen-Nachweis

Beispiel: Natriumhydrogencarbonat, Prüfung auf Arsen (Reinheit)

Man verwendet die beschriebene Apparatur. Das untere Glasrohr wird mit 50 bis 60 mg Blei(II)acetat-Watte R lose verschlossen. Zwischen die Planschliffe der beiden Glasrohre wird ein Stück Quecksilber(II)-bromid-Papier R so eingelegt, daß die Öffnung des Glasrohres völlig bedeckt ist.
0,5 g Substanz werden im Erlenmeyerkolben in 25 ml Wasser gelöst. Anschließend werden 15 ml Salzsäure 36 % R, 2 Tropfen Zinn(II)-chlorid-Lösung R und 5 ml Kaliumiodid-Lösung R hinzugefügt. Nach 15 Minuten langem Stehenlassen setzt man 5 g aktiviertes Zink R zu. Dann werden die beiden Apparateteile sofort zusammengesetzt und der Erlenmeyerkolben in ein warmes Wasserbad gestellt.

Bei Anwesenheit von Arsen ist nach etwa 2 Stunden auf dem Quecksilber(II)-bromid-Papier ein gelber bis brauner Fleck entstanden.

Vergleichsversuch unter Zusatz von Arsen(III)-oxid.

Das DAB 1996 verwendet diese Reaktion zur Grenzprüfung auf Arsen.

Mangan Mn $Mn^{2\oplus}$

Nachweis mit Natriumperiodat

Die intensive Violettfärbung des Permanganat-Ions kann zum Nachweis von Mangan-Ionen herangezogen werden. Dazu müssen die Mangan-Ionen zu Permanganat-Ionen oxidiert werden; als Oxidationsmittel dient Natriumperiodat, $NaIO_4$, in saurer Lösung.

$$2\,Mn^{2\oplus} + 5\,IO_4{}^{\ominus} + 3\,H_2O \rightarrow 2\,MnO_4{}^{\ominus} + 5\,IO_3{}^{\ominus} + 6\,H^{\oplus}$$
violett

Das Periodat wird dabei zu Iodat reduziert.

Beispiel: Eisen(II)-sulfat, Prüfung auf $Mn^{2\oplus}$-Ionen (Reinheit)

1 g Substanz wird in 40 ml Wasser gelöst und nach Zusatz von 10 ml Salpetersäure 65 % R bis zum Entweichen roter Dämpfe gekocht. Nach Zusatz von 0,5 g Ammoniumpersulfat R wird 10 Minuten lang gekocht. Durch tropfenweises Zufügen einer 5%igen Lösung (m/V) von Natriumsulfit R werden eine evtl. Rosafärbung und durch Kochen der Geruch nach Schwefeldioxid entfernt. Nach Zugabe von 10 ml Wasser, 5 ml Phosphorsäure 85 % R und 0,5 g Natriumperiodat R wird 1 min lang gekocht und abgekühlt. Die Anwesenheit von Mangan-Ionen wird durch eine deutliche Violettfärbung angezeigt.

Bemerkung: Durch Ammoniumpersulfat in salpetersaurer Lösung wird $Fe^{2\oplus}$ zu $Fe^{3\oplus}$ oxidiert. $Fe^{2\oplus}$-Ionen würden den Mangannachweis stören, da sie gegenüber dem zu bildenden Permanganat als Reduktionsmittel wirken. Durch Natriumsulfit wird das überschüssige Oxidationsmittel reduziert. Der Zusatz von Phosphorsäure muß erfolgen, um die $Fe^{3\oplus}$-Ionen zu maskieren, da diese andernfalls die $Mn^{2\oplus}$-Ionen oxidieren würden.

Vergleichsversuch unter Zusatz von Mangan(II)-sulfat.

Nickel Ni $Ni^{2\oplus}$

Nachweis mit Dimethylglyoxim

Nickel-Ionen bilden mit Dimethylglyoxim (Diacetyldioxim) einen sehr schwer löslichen, rot gefärbten Chelatkomplex von Nickel-Dimethylglyoxim (Nickel-Diacetyldioxim).

Diacetyldioxim   Nickel-Diacetyldioxim

Beispiel: Nickelsulfat, Nachweis der $Ni^{2\oplus}$-Ionen (Identität)

Die wäßrige Lösung der Substanz wird ammoniakalisch gemacht und tropfenweise mit einer 1prozentigen, ethanolischen Lösung (m/V) von Diacetyldioxim versetzt. Es entsteht ein roter, flockiger Niederschlag.

Antimon Sb $Sb^{3\oplus}$, $Sb^{5\oplus}$

Nachweis mit Natriumsulfid

Antimon-Ionen bilden in saurem Medium mit Sulfid-Ionen orangerotes Antimonsulfid:

$$2\,Sb^{3\oplus} + 3\,S^{2\ominus} \rightarrow Sb_2S_3$$
$$2\,Sb^{5\oplus} + 5\,S^{2\ominus} \rightarrow Sb_2S_5$$

Antimonsulfide lösen sich in warmer Salzsäure unter Entwicklung von Schwefelwasserstoff,

$$Sb_2S_3 + 6\,HCl \rightarrow 2\,SbCl_3 + 3\,H_2S$$
$$Sb_2S_5 + 10\,HCl \rightarrow 2\,SbCl_5 + 5\,H_2S$$

in verdünnter Natronlauge als Thioantimonate und Thiooxoantimonate,

$$Sb_2S_3 + 2\,OH^{\ominus} \rightarrow SbS_2^{\ominus} + SbOS^{\ominus} + H_2O$$
$$2\,Sb_2S_5 + 12\,OH^{\ominus} \rightarrow SbS_4^{3\ominus} + 3\,SbO_2S_2^{3\ominus} + 6\,H_2O$$

in Ammoniumcarbonat-Lösung sind Antimonsulfide im Gegensatz zu Arsensulfiden unlöslich.

Beispiel: Antimon(III)-chlorid, Nachweis der $Sb^{3\oplus}$-Ionen (Identität)

Etwa 10 mg Substanz werden unter schwachem Erwärmen in einer Lösung von 0,5 g Kaliumnatriumtartrat R in 10 ml Wasser gelöst. Man läßt abkühlen und versetzt 2 ml dieser Lösung tropfenweise mit Natriumsulfid-Lösung R. Es bildet sich ein orangeroter Niederschlag, der sich nach Zusatz von Natriumhydroxid-Lösung 8,5 % R löst.

Schwermetalle

Nachweis mit Thioacetamid

Schwermetall-Ionen bilden mit Sulfid-Ionen schwer lösliche, gefärbte Sulfide, mit Ausnahme von Zink, dessen Sulfid weiß aussieht:

z. B.

$$Pb^{2\oplus} + S^{2\ominus} \rightarrow PbS \downarrow$$

schwarz

(Fortsetzung auf S. 92)

Übersicht: Nachweise der Kationen

Nachzuweisendes Ion		Nachweis oder Reagenz	Seite
Aluminium	$Al^{3\oplus}$	als Aluminiumhydroxid	75
Ammonium	$NH_4^{\oplus}$	mit rotem Lackmuspapier	70
		mit Natriumhexanitrocobaltat (III)	70
		mit Neßlers Reagenz	71
Antimon	$Sb^{3\oplus},$ $Sb^{5\oplus}$	mit Natriumsulfid	89
Arsen	$As^{3\oplus}$ $As^{5\oplus}$	mit Hypophosphit-Reagenz	85
		mit Quecksilber(II)-bromid	86
Barium	$Ba^{2\oplus}$	durch Flammenfärbung	66
		mit Schwefelsäure	73
Bismut	$Bi^{3\oplus}$	als basisches Bismutsalz	84
		mit Thioharnstoff	85
Blei	$Pb^{2\oplus}$	mit Kaliumchromat	82
		mit Kaliumiodid	82
		mit Dithizon	83
Calcium	$Ca^{2\oplus}$	durch Flammenfärbung	66
		mit Ammoniumcarbonat	72
		mit Ammoniumoxalat	72
		mit Glyoxalbishydroxyanil	72
		mit Kaliumhexacyanoferrat (II)	73
Eisen	$Fe^{2\oplus},$ $Fe^{3\oplus}$	mit Thioglykolsäure	79
	$Fe^{2\oplus}$	mit Kaliumhexacyanoferrat (III)	78
	$Fe^{3\oplus}$	mit Kaliumhexacyanoferrat (II)	78
		mit Kaliumthiocyanat	78

Nachzuweisendes Ion		Nachweis oder Reagenz	Seite
Kalium	$K^\oplus$	durch Flammenfärbung	69
		mit Weinsäure	69
		mit Natriumhexanitrocobaltat (III)	70
Kupfer	$Cu^{2\oplus}$	durch Flammenfärbung	66
		mit Ammoniak	81
		mit Natriumdiethyldithiocarbamat	81
Lithium	$Li^\oplus$	durch Flammenfärbung	67
		als Lithiumchlorid	67
Magnesium	$Mg^{2\oplus}$	als Magnesiumammoniumphosphat	74
		mit Titangelb	74
Mangan	$Mn^{2\oplus}$	mit Natriumperiodat	88
Natrium	$Na^\oplus$	durch Flammenfärbung	67
		mit Kaliumhexahydroxoantimonat (V)	67
		mit Methoxyphenylessigsäure	68
Nickel	$Ni^{2\oplus}$	mit Dimethylglyoxim	88
Quecksilber	$Hg_2^{2\oplus}$, $Hg^{2\oplus}$	durch Amalgambildung	83
	$Hg^{2\oplus}$	mit Alkalihydroxid	84
Schwermetalle		mit Thioacetamid	89
Silber	$Ag^\oplus$	mit Salzsäure	82
Zink	$Zn^{2\oplus}$	mit Kaliumhexacyanoferrat (II)	76
		mit Alkalihydroxid/Natriumsulfid	77

Das Arzneibuch läßt in den meisten Fällen nur prüfen, ob Schwermetalle vorhanden sind, und verzichtet auf die Identifizierung der einzelnen Metall-Ionen.

Als Schwefelwasserstoffquelle wird Thioacetamid verwendet, das in saurer Lösung in Schwefelwasserstoff und Ammoniumacetat zerfällt:

$$H_3C-C{\overset{S}{\underset{NH_2}{\diagup}}} + 2\,H_2O \xrightarrow{H\oplus} H_3C-C{\overset{O}{\underset{O\ominus}{\diagup}}} + NH_4^{\oplus} + H_2S$$

Das saure Milieu wird durch Zusatz von Acetat-Puffer-Lösung pH 3,5 erreicht.

Beispiel: Natriumchlorid, Prüfung auf Schwermetalle (Reinheit)

10 ml einer 20%igen Lösung (m/V) der Substanz in Wasser werden mit 10 ml Wasser versetzt. 12 ml dieser Lösung werden mit 2 ml Pufferlösung pH 3,5 R gemischt. Nach Zusatz dieser Lösung zu 1,2 ml Thioacetamid-Reagenz R wird erneut sofort gemischt. Bei Anwesenheit von Schwermetallen färbt sich die Mischung braunschwarz bis schwarz.

Vergleichsversuch unter Zusatz von Bleinitrat.

Das DAB 1996 verwendet diese Reaktion zur Grenzprüfung auf Schwermetalle.

Es werden fünf verschiedene Methoden beschrieben, die sich vorwiegend in der Aufbereitung der zu untersuchenden Substanz unterscheiden: Prüfung in wäßriger Lösung, Prüfung in organisch-wäßriger Lösung, Prüfung nach Sulfatveraschung, Prüfung nach Veraschung und Prüfung nach Membranfiltration.

2.4 Grenzprüfungen

Grenzprüfungen sind *Reinheitsprüfungen*; sie dienen also der Ermittlung von Verunreinigungen in Arzneistoffen.

Nun erlaubt das Arzneibuch in bestimmten Fällen eine gewisse, natürlich sehr niedrig gehaltene Menge an der betreffenden Verunreinigung, wobei die Konzentration in „Teile pro Million" (parts per million = *ppm*) angegeben wird.

Um festzustellen, ob die erlaubte Grenzkonzentration nicht überschritten ist, wird die entsprechend der Arzneibuchvorschrift behandelte Prüflösung gegen eine in gleicher Weise behandelte Vergleichslösung, die exakt die erlaubte Konzentration an Fremdionen enthält, gehalten; solche Vergleichslösungen werden mit Hilfe von sog. Referenzlösungen vorgeschriebener Zusammensetzung bereitet.

Es wird also nicht die genaue Konzentration an Verunreinigung bestimmt, sondern nur festgestellt, ob der erlaubte Grenzwert überschritten ist oder nicht.

In einigen Fällen, z. B. bei den Prüfungen auf Sulfat- und Calcium-Ionen wird die Empfindlichkeit des beschriebenen Nachweises erhöht, indem man der

Reagenzlösung eine bestimmte Menge der Ionen zusetzt, auf die geprüft werden soll. Das erscheint zunächst widersinnig und soll deshalb erläutert werden.

Beispiel: Grenzprüfung auf Sulfat-Ionen

Der für die Prüfung auf Sulfat zu verwendenden Bariumchlorid-Lösung wird eine bestimmte Menge Sulfat-Ionen zugesetzt, die so gering gehalten ist, daß die daraus entstehende Menge an Bariumsulfat gelöst bleibt; die Lösung ist aber damit an Bariumsulfat gesättigt, so daß schon Spuren (theoretisch ein einzelnes Ion) von Sulfat in der hinzuzufügenden Prüflösung genügen, um das „*Löslichkeitsprodukt*" (vgl. S. 164) zu erreichen und einen Niederschlag bzw. eine Trübung von Bariumsulfat hervorzurufen.

Anders ausgedrückt, wirken die von vornherein gebildeten Bariumsulfat-Kristalle als „*Impfkristalle*" und induzieren die Bildung eines Bariumsulfat-Niederschlags aus der Verunreinigung.

Die meisten für die Grenzprüfung verwendeten chemischen Nachweisreaktionen sind bereits in den Kapiteln 2.2 und 2.3 beschrieben. Bei der Durchführung von Grenzprüfungen geht es vor allem darum, die zu verwendenden Lösungen und Referenzlösungen exakt herzustellen und damit besonders genau zu arbeiten.

Übersicht über die wichtigsten Grenzprüfungen

Grenzprüfung auf	**Reagenz**	**vgl. Seite**
Chlorid	Silbernitrat	35
Phosphat	Molybdänschwefelsäure/Zinn(II)-chlorid	–
Sulfat	Bariumchlorid	43
Ammonium	Neßlers Reagenz	71
	Lackmuspapier	70
Arsen	Quecksilber(II)-bromid	86
	Hypophosphit-Reagenz	85
Calcium	Ammoniumoxalat	72
Eisen	Thioglykolsäure	79
Kalium	Natriumtetraphenylborat	–
Magnesium	8-Hydroxychinolin	–
Schwermetalle	Thioacetamid	89

3 Der pH-Wert

3.1 Definition des pH-Wertes

Wasser ist zu einem geringen Teil dissoziiert:

$$H_2O \rightleftarrows H^\oplus + OH^\ominus$$

Freie $H^\oplus$-Ionen sind in wäßriger Lösung nicht beständig, sondern lagern sich immer an H_2O-Moleküle an (= *Autoprotolyse**) des Wassers):

$$H_2O + H_2O \rightleftarrows H_3O^\oplus + OH^\ominus$$

Die $H_3O^\oplus$-Ionen (Hydroxonium-Ionen) sind in wäßriger Lösung auch wenig stabil und lagern sich mit weiteren Wassermolekülen zu größeren Aggregaten, wie $H_9O_4{}^\oplus$, zusammen.

Wendet man das *Massenwirkungsgesetz* auf die Dissoziation des Wassers an, dann ist

$$K = \frac{[H^\oplus][OH^\ominus]}{[H_2O]} \qquad bzw. \qquad K = \frac{[H_3O^\oplus][OH^\ominus]}{[H_2O]^2}$$

oder

$$K \cdot [H_2O] = [H^\oplus][OH^\ominus] \qquad bzw. \qquad K \cdot [H_2O]^2 = [H_3O^\oplus][OH^\ominus]$$

Die Konzentration der Wassermoleküle ist praktisch konstant, so daß man für $K \cdot [H_2O]$ eine neue Konstante, K_w, schreiben kann

$$K \cdot [H_2O] = K_w \qquad oder \qquad K_w = [H^\oplus][OH^\ominus]$$

bzw.

$$K \cdot [H_2O]^2 = K_w \qquad oder \qquad K_w = [H_3O^\oplus][OH^\ominus]$$

K_w wird als das *„Ionenprodukt des Wassers"* bezeichnet.
Durch Leitfähigkeitsmessungen von Wasser größter Reinheit bei 22 °C hat man für K_w einen Wert von 10^{-14} ermittelt, also ist

$$K_w = [H^\oplus]OH^\ominus] = 10^{-14} \qquad bzw. \qquad K_w = [H_3O^\oplus][OH^\ominus] = 10^{-14}$$

Da nun aus jedem Wassermolekül bei der Dissoziation je ein $H^\oplus$ bzw. $H_3O^\oplus$

---

*) Protolyse = Protonen-Übertragungsreaktion

und ein $OH^\ominus$ entstehen, somit also die Konzentration der $H^\oplus$-Ionen bzw. $H_3O^\oplus$-Ionen gleich der Konzentration der $OH^\ominus$-Ionen ist, folgt:

$$[H^\oplus] = [OH^\ominus] = 10^{-7} \quad \text{bzw.} \quad [H_3O^\oplus] = [OH^\ominus] = 10^{-7}$$

Eine solche Lösung nennt man *neutral*, sie reagiert weder sauer noch basisch.

Wird die Wasserstoffionenkonzentration bzw. Hydroxonium-Ionen-Konzentration verändert, so ändert sich auch die $OH^\ominus$-Ionen-Konzentration (Hydroxid-Ionen-Konzentration). Eine Erhöhung der $H^\oplus$-Ionen-Konzentration, die eine saure Reaktion der betreffenden Lösung bedeutet, führt zu einer Verringerung der $OH^\ominus$-Ionen-Konzentration, und umgekehrt führt eine Erhöhung der $OH^\ominus$-Ionen-Konzentration, die eine alkalische Reaktion der betreffenden Lösung verursacht, zu einer Erniedrigung der $H^\oplus$- bzw. $H_3O^\oplus$-Ionen-Konzentration.

Zur Kennzeichnung der Reaktion einer wäßrigen Lösung genügt demnach die Angabe der Konzentration *einer* Ionenart; als Maßeinheit hat man die Konzentration der $H^\oplus$- bzw. $H_3O^\oplus$-Ionen gewählt. Bei Bedarf läßt sich daraus die $OH^\ominus$-Ionen-Konzentration leicht errechnen:

$$[H^\oplus] = \frac{10^{-14}}{[OH^\ominus]} \quad \text{bzw.} \quad [H_3O^\oplus] = \frac{10^{-14}}{[OH^\ominus]}$$

Aus praktischen Gründen rechnet man anstelle der Konzentrationen mit den negativen, dekadischen Logarithmen der Konzentrationen, die man als *pH- bzw. pOH-Wert* bezeichnet:

$$-\lg[H^\oplus] = pH \quad \text{bzw.} \quad -\lg[H_3O^\oplus] = pH \quad \text{bzw.} \quad -\lg[OH^\ominus] = pOH$$

Eine neutrale Lösung hat eine $H^\oplus$-Ionen-Konzentration von 10^{-7}, demnach einen pH-Wert von 7; analog ist der pOH-Wert auch 7. In sauren Lösungen ist der pH-Wert kleiner als 7, in basischen größer als 7; umgekehrt verhält sich der pOH-Wert.

$$pH + pOH = pK_w = 14$$

Die verschiedenen pH-Bereiche kann man folgendermaßen beschreiben:

Übersicht: pH-Bereiche

pH-Wert	pOH-Wert	Bezeichnung
<2	>12	stark sauer
2–4	10–12	sauer
4–6,5	7,5–10	schwach sauer
6,5–7,5	6,5–7,5	neutral
7,5–10	4–6,5	schwach alkalisch
10–12	2–4	alkalisch
>12	<2	stark alkalisch

Mit der oben angeführten Gleichung kann man aus der $OH^\ominus$-Konzentration alkalischer Lösungen deren pH-Wert berechnen.

Aus der folgenden Tabelle erkennt man den Zusammenhang zwischen pH-Werten und Normalität von Säuren und Basen:

Übersicht: Zusammenhang zwischen pH-Wert und Normalität von Säuren und Basen

pH	Normalität	pOH
0	1N-Säure, z.B. 1N-HCl, $[H^{\oplus}] = 10° = 1$	14
1	0,1N-Säure, z.B. 0,1N-HCl, $[H^{\oplus}] = 10^{-1}$	13
2	0,01N-Säure, z.B. 0,01 N-HCl, $[H^{\oplus}] = 10^{-2}$	12
7	Neutralpunkt, reines Wasser, $[H^{\oplus}] = [OH^{\ominus}] = 10^{-7}$	7
12	0,01N-Base, z.B. 0,01N-KOH, $[H^{\oplus}] = 10^{-12}$, $[OH^{\ominus}] = 10^{-2}$	2
13	0,1N-Base, z.B. 0,1N-KOH, $[H^{\oplus}] = 10^{-13}$, $[OH^{\ominus}] = 10^{-1}$	1
14	1N-Base, z.B. 1N-KOH, $[H^{\oplus}] = 10^{-14}$, $[OH^{\ominus}] = 10° = 1$	0

Da der pH-Wert den Verlauf sehr vieler Reaktionen bestimmt und außerdem bei vielen Arzneistoffen als wichtiges, universelles Reinheitskriterium dient, ist eine einfache und rasche pH-Messung von großer Bedeutung.

Im allgemeinen werden 10 ml Prüflösung mit 0,1 ml Indikator-Lösung versetzt.

Beispiel: Natriummonohydrogenphosphat

Prüflösung: 5,0 g Substanz werden in destilliertem Wasser zu 100 ml gelöst.

Die Prüflösung soll schwach alkalisch reagieren.

10 ml Prüflösung werden mit 0,1 ml Thymolblau-Lösung R versetzt. Es muß eine Grau-Färbung auftreten.

Oder:
10 ml Prüflösung werden mit 0,05 ml Phenolphthalein-Lösung R versetzt. Die Lösung muß farblos bleiben oder darf sich rosa färben.

3.2 Bestimmung des pH-Wertes

Der pH-Wert einer Lösung kann nach zwei verschiedenen Methoden, die beide im Arzneibuch aufgeführt sind, bestimmt werden: *kolorimetrisch* mit Indikatoren und *potentiometrisch*.

Reaktion	pH-Wert	Indikator	Färbung
Alkalisch	>8	Lackmus-Papier	Blau
		Thymolblau	Grau oder violettblau
Schwach alkalisch	8,0–10,0	Phenolphthalein	Farblos oder rosa
		Thymolblau	Grau
Stark alkalisch	>10	Phenolphthalein-Papier	Rot
		Thymolblau	Violettblau
Neutral	6,0–8,0	Methylrot	Gelb
		Phenolrot	Gelb oder rosa
Neutral gegenüber Tropäolin OO	>3,0	Tropäolin OO	Gelb
Neutral gegenüber Dimethylgelb	>4,0	Dimethylgelb	Gelb; nach Zusatz von 0,1 ml 0,1N-Säure rosa
Neutral gegenüber Methylrot	4,5–6,0	Methylrot	Orangerot
Neutral gegenüber Phenolphthalein	<8,0	Phenolphthalein	Farblos; nach Zusatz von 0,05 ml 0,1N-Base rosa oder rot
Sauer	<6	Methylrot	Orange oder rot
		Bromthymolblau	Gelb
Schwach sauer	4,0–6,0	Methylrot	Orange
		Bromkresolgrün	Grün oder blau
Stark sauer	<4	Kongorot-Papier	Grün oder blau
		Dimethylgelb	Orange oder rot

Die Bestimmung mit Indikatoren ist wesentlich einfacher durchzuführen als die potentiometrische Methode, dafür aber weniger zuverlässig; man erhält nur ein annäherndes Ergebnis, das aber für die Praxis in vielen Fällen ausreichend ist.

1. Kolorimetrische Methode

Indikatoren, die man zur pH-Messung verwendet, sind *Farbstoffe*, die bei einer bestimmten Wasserstoffionenkonzentration eine bestimmte Färbung haben und diese bei Änderung der $H_3O^{\oplus}$-Ionen-Konzentration in bestimmter Weise verändern. Die Farbänderung (Farbumschlag) erstreckt sich dabei meist über 2 pH-Stufen. Die Färbung wird mit einer Farbtafel oder mit Vergleichslösungen verglichen; auf diese Weise wird der unbekannte pH-Wert ermittelt.

a) Bestimmung mit Hilfe von Indikatorpapieren

Indikatorpapiere sind Papierstreifen, die mit der Lösung des jeweiligen Indikators präpariert wurden, wie z. B. rotes oder blaues Lackmuspapier R, mit denen man entscheiden kann, ob die betreffende Lösung sauer oder alkalisch reagiert.

Besonders einfach ist die Ermittlung des pH-Wertes einer Lösung mit *Universalindikatorpapier.* Universalindikatoren werden durch Mischen verschiedener Indikatoren hergestellt, umfassen fast den gesamten pH-Bereich und verleihen dem Papier je nach pH-Wert der Untersuchungslösung bestimmte Farbtöne.

Jedem Indikatorpapier ist zum Vergleich eine Farbtafel beigegeben.

Durchführung: Je ein Tropfen Salzsäure 0,1 % R wird auf rotes Lackmuspapier R, blaues Lackmuspapier R und Universalindikatorpapier gebracht. Das rote Lackmuspapier bleibt unverändert, das blaue Lackmuspapier zeigt an der Auftropfstelle einen roten Fleck und das Universalindikatorpapier zeigt eine rote Färbung, aus der man beim Vergleich mit der Farbtafel den ungefähren pH-Wert der Salzsäure ablesen kann.

Sollen ethanolische Lösungen geprüft werden, so soll das Papier zuvor mit Wasser befeuchtet werden.

b) Indikatormethode nach DAB 1996

Auch hier geht es um eine näherungsweise Bestimmung des pH-Wertes mit geeigneten Farbindikatoren.

Das Arzneibuch verwendet unterschiedliche Definitionen:

1. Es wird eine Unter- oder Obergrenze festgelegt, z. B. pH-Wert < 4 oder pH-Wert > 10.
2. Es werden die Begriffe „sauer", „neutral" oder „alkalisch" verwendet, entweder mit Abstufungen, wie z. B. „schwach alkalisch" oder bezogen auf einen Indikator, wie z. B. „neutral gegenüber Dimethylgelb".
3. Es werden pH-Intervalle durch Indikatorfarben definiert.

2. Potentiometrische Methode

Potentiometrische pH-Wert-Messungen beruhen auf der Messung der Potentialdifferenz zwischen zwei geeigneten, in die zu prüfende Lösung eintauchenden Elektroden.

Als Meßelektrode können alle Elektroden verwendet werden, deren Potential von der Protonenkonzentration der Prüflösung abhängt; meistens wird eine Glaselektrode verwendet.

Als Vergleichs- oder Bezugselektrode kann z. B. eine gesättigte Kalomelelektrode dienen.

Man kann aber auch eine einfacher zu handhabende Einstabmeßkette mit integrierter Bezugselektrode benutzen (s. S. 135).

Als Meßgerät dient entweder ein Potentiometer, auf dem die Spannung abgelesen wird, oder ein pH-Meter, das direkt den pH-Wert anzeigt.

Die Meßapparatur wird zunächst gegen einen Primärpuffer, Kaliumhydro-genphthalat-Pufferlösung (pH = 4,00 bei 20 °C), und eine zweite Pufferlösung mit einem anderen pH-Wert eingestellt. Der dann zu messende pH-Wert eines dritten Referenzpuffers, der zwischen den beiden ersten liegen soll, darf von seinem bekannten Wert um nicht mehr als 0,05 pH-Einheiten abweichen. Die Elektroden bzw. die Einstabmeßkette werden in die zu untersuchende Lösung eingetaucht; die Messung erfolgt in gleicher Weise wie bei den Pufferlösun-gen.

Ist das verwendete Voltmeter nicht in pH-Einheiten eingeteilt, so erfolgt die Berechnung nach folgender Gleichung:

$$pH = pH_s - \frac{E - E_s}{k}$$

pH_s = pH-Wert des Primärpuffers
E = Spannung der Zelle mit der Untersuchungs-Lösung
E_s = Spannung der Zelle mit der Lösung bekannten pH-Wertes
k = theoretische Elektrodensteilheit nach DAB 1996 (temperaturabhängig)

4 Quantitative Analyse

Wenn Identität und Reinheit eines Arzneistoffes durch sorgfältige Untersuchungen als gesichert zu betrachten sind, so fehlt zur vollständigen Beurteilung noch die Kenntnis über den *Gehalt an wirksamer Substanz*. Die zur Gehaltsermittlung notwendige quantitative Analyse hat also zum Ziel, die Zusammensetzung eines Arzneistoffes mengenmäßig zu bestimmen. Das kann in verschiedener Weise erfolgen. Neben die klassischen Methoden sind die physikalisch-chemischen Methoden getreten, die einen größeren apparativen Aufwand erfordern. Die klassischen Methoden, nämlich die *Gewichtsanalyse* und die *Maßanalyse*, sind mit weitaus geringeren Mitteln durchführbar. Bei exakter Ausführung liefern sie genaue Ergebnisse und reichen in fast allen Fällen für die im Apothekenlaboratorium auszuführenden Bestimmungen aus.

4.1 Gewichtsanalyse

Bei der Gewichtsanalyse oder *Gravimetrie* wird der zu bestimmende Stoff zunächst *gelöst*; als Lösungsmittel dient in den meisten Fällen Wasser.

Dann bringt man den gelösten Stoff durch Zusatz eines Reagenzes von annähernd bekannter Konzentration zur *Fällung*; das Reaktionsprodukt muß in dem verwendeten Lösungsmittel weitgehend unlöslich sein.

Alle gravimetrischen Methoden beruhen auf der Fällung schwerlöslicher, stöchiometrisch bekannter und einheitlich zusammengesetzter, gut wägbarer Verbindungen.

Im nächsten Arbeitsschritt wird das gefällte Reaktionsprodukt vom Lösungsmittel abgetrennt. Das geschieht in den meisten Fällen durch *Filtration* durch sog. Filtertiegel aus Glas oder Porzellan mit verschiedener Porengröße.

Der auf dem Filtertiegel gesammelte Niederschlag wird dann durch mehrmaliges *Waschen*, in den meisten Fällen mit Wasser, von evtl. Resten des Fällungsmittels gereinigt. Dabei muß man beachten, daß durch zu häufiges Waschen ein Wiederauflösen des gewonnenen Niederschlags erfolgen kann.

Lösungsmittel- und Waschwasserreste werden anschließend durch *Trocknen* entfernt. Das geschieht am besten im Exsikkator über Trocknungsmittel und im Trockenschrank bei geeigneter Temperatur.

Es wird bis zum konstanten Gewicht getrocknet, d. h. so lange, bis zwei aufeinander folgende Wägungen nicht mehr als 0,5 mg voneinander abweichen.

In den Fällen, in denen bei der Fällung kein stöchiometrisch einheitliches Reaktionsprodukt entstanden ist, kann das oftmals durch eine zweite Reaktion, z. B. durch *Glühen* des Niederschlags im Muffelofen, erreicht werden. Beim Glühen kann sich der Niederschlag chemisch verändern; so entsteht z. B. aus $Fe(OH)_3$ beim Glühen Fe_2O_3. Hier unterscheidet man dann zwischen *„Fällungsform"* und *„Wägeform"*. Zur Wägung gebracht wird der im Exsikkator erkaltete Tiegel mit dem Niederschlag.

Aus dem Gewicht des Reaktionsproduktes wird dann stöchiometrisch die Konzentration der eingesetzten Untersuchungssubstanz errechnet.

Vergleicht man die gewichtsanalytischen mit den maßanalytischen Bestimmungen, so erkennt man, daß die gewichtsanalytischen Verfahren einen weitaus größeren Arbeitsaufwand und z. T. eine größere Geschicklichkeit erfordern als die maßanalytischen. Größerer Zeitbedarf und höherer Schwierigkeitsgrad aber sind im allgemeinen für ein Arzneibuch nachteilig; das hat dann auch dazu geführt, daß die gravimetrischen Methoden weitgehend durch titrimetrische ersetzt wurden. Für viele wissenschaftliche Arbeiten ist jedoch die Gravimetrie wegen ihrer hohen Genauigkeit ein durchaus geschätztes Verfahren.

An Hand von wenigen gravimetrischen Bestimmungen soll im folgenden die praktische Durchführung erläutert werden.

1. Beispiel: Natriumchlorid
Bestimmung von Chlorid als Silberchlorid

Reaktionsprinzip

Aus einer verdünnten, salpetersauren Natriumchlorid-Lösung werden die Chloridionen durch Zusatz von Silberionen als schwerlösliches Silberchlorid gefällt.

$$NaCl + AgNO_3 \rightarrow AgCl\downarrow + NaNO_3$$
$$58,44 \quad 169,88 \quad\quad 143,32 \quad\quad 84,99$$

$$Cl^\ominus + Ag^\oplus \rightarrow AgCl$$
$$35,46 \quad 107,88 \quad\quad 143,34$$

Fällungsmittel: 0,1 N-Silbernitrat-Lösung
Fällungsform: AgCl
Wägeform: AgCl

Fehlerquellen

a) Die Unlöslichkeit des AgCl ist weitgehend abhängig von der Fällungsbeschaffenheit; es fällt zunächst kolloidal und ballt sich, wenn $Ag^\oplus$-Ionen im Überschuß vorhanden sind, beim Erwärmen und Rühren zusammen.

b) Bromide, Iodide, Cyanide, Thiocyanate und Schwermetalle bilden ebenfalls Fällungen.

c) Der Niederschlag ist vor Lichteinwirkung zu schützen, da sonst aus AgCl Silber abgeschieden wird, das im AgCl kolloidal gelöst bleibt und es dunkel färbt.

d) Es muß in einer schwefelwasserstoff-freien Atmosphäre gearbeitet werden, damit sich kein Silbersulfid bildet.

e) Die Säurekonzentration ist klein zu halten, da mit steigender Acidität die Löslichkeit des Niederschlags steigt.

Durchführung

0,100 g Substanz, genau gewogen, wird in einem 400-ml-Becherglas in 200 ml Wasser gelöst. Die Lösung wird mit 10 ml Salpetersäure 12,5 % R angesäuert. Unter Rühren mit einem Glasstab versetzt man tropfenweise mit 0,1 N-Silbernitrat-Lösung, bis sich der Niederschlag zusammenballt. Es wird zum Sieden erhitzt; unter Lichtausschluß läßt man erkalten. Der Niederschlag wird durch einen Glasfiltertiegel D 4 abgesaugt und mit Wasser, das mit einigen Tropfen Salpetersäure 12,5 % R angesäuert ist, gewaschen. Der Tiegel mit dem Niederschlag wird bei 130 °C bis zum konstanten Gewicht getrocknet und dann genau gewogen.

Berechnung

Einwaage:	0,1059 g NaCl
Tiegel + AgCl:	15,3762 g
Tiegel (Tara):	15,1175 g

Gewicht AgCl:	0,2587 g

$$143,34 \text{ g AgCl} \triangleq 35,46 \text{ g Cl}^{\ominus}$$
$$1,0 \text{ g AgCl} \triangleq 0,2474 \text{ g Cl}^{\ominus}$$
$$0,2587 \text{ g AgCl} \triangleq 0,0640 \text{ g Cl}^{\ominus}$$

$$143,34 \text{ g AgCl} \triangleq 58,448 \text{ g NaCl}$$
$$1,0 \text{ g AgCl} \triangleq 0,4078 \text{ g NaCl}$$
$$0,2587 \text{ g AgCl} \triangleq 0,1055 \text{ g NaCl}$$

$$0,1059 \text{ g NaCl} - 100\%$$

$$0,1055 \text{ g NaCl} - \frac{0,1055 \cdot 100}{0,1059} = 99,6\% \text{ NaCl}$$

Das untersuchte Natriumchlorid enthält demnach 99,6 % NaCl. Es entspricht damit den Anforderungen des Arzneibuches, das einen Gehalt von 99,0 bis 100,5 % fordert.

Theoretisch ist nur ein Gehalt von höchstens 100 % möglich. Eine Abweichung von ±0,5 % ist auf die nicht zu vermeidende Ungenauigkeit bei der Durchführung der Bestimmung zurückzuführen.

2. Beispiel: Natriumsulfat
Bestimmung von Sulfat als Bariumsulfat

Reaktionsprinzip

Aus einer schwach salzsauren Natriumsulfat-Lösung werden die Sulfat-Ionen durch Zugabe von Bariumchlorid-Lösung in der Siedehitze als Bariumsulfat gefällt und bestimmt.

$$Na_2SO_4 \quad + \quad BaCl_2 \quad \rightarrow \quad BaSO_4 \downarrow + \quad 2\,NaCl$$
$$142,0 \qquad 208,25 \qquad 233,4 \qquad 58,44$$

$$SO_4^{2\ominus} \quad + \quad Ba^{2\oplus} \quad \rightarrow \quad BaSO_4$$
$$96,07 \qquad 137,36 \qquad 233,4$$

Fällungsmittel: Bariumchlorid-Lösung
Fällungsform: $BaSO_4$
Wägeform: $BaSO_4$

Fehlerquellen

a) Mit zunehmender Säurekonzentration steigt die Löslichkeit des Niederschlags. In salpetersaurer Lösung ist die Löslichkeitszunahme größer als in schwach salzsaurem Medium.
b) Der $BaSO_4$-Niederschlag adsorbiert sehr leicht fremde lösliche Salze, z. B. $BaCl_2$, $Ba(NO_3)_2$ usw. Der Einschluß von $BaCl_2$ ist durch langsames Zutropfen zu umgehen. Von den Kationen wird vor allem $Fe^{3\oplus}$ häufig eingeschlossen; es müßte vorher entfernt werden durch Fällung mit Ammoniak.

Durchführung

Etwa 0,100 g Substanz, genau gewogen, wird in einem 400-ml-Becherglas in 250 ml Wasser gelöst und mit 10 ml Salzsäure 7 % R angesäuert. Die Lösung wird zum Sieden erhitzt und tropfenweise unter ständigem Rühren mit einem geringen Überschuß von Bariumchlorid-Lösung R 1 versetzt. Sodann erwärmt man noch eine halbe Stunde lang auf dem Wasserbad unter gelegentlichem Umrühren. Jetzt, besser aber erst nach 12 Stunden, wird der Niederschlag auf einem Porzellanfiltertiegel A 1 abgesaugt und so lange mit Wasser gewaschen, bis die Waschflüssigkeit chloridfrei ist (Prüfung mit $AgNO_3$-Lösung). Anschließend wird getrocknet, bei 600 °C bis zur Gewichtskonstanz geglüht und nach dem Erkalten ausgewogen.

Berechnung

$$233,4 \text{ g } BaSO_4 \;\triangleq\; 96,07 \text{ g } SO_4^{2\ominus}$$
$$1,0 \text{ g } BaSO_4 \;\triangleq\; 0,4116 \text{ g } SO_4^{2\ominus}$$

$$233,4 \text{ g } BaSO_4 \;\triangleq\; 142,0 \text{ g } Na_2SO_4$$
$$1,0 \text{ g } BaSO_4 \;\triangleq\; 0,6084 \text{ g } Na_2SO_4$$

3. Beispiel: Zink
Bestimmung von Zink als Zinkpyrophosphat

Reaktionsprinzip

Aus ammoniakalischer Lösung werden Zinkionen durch Zugabe von Ammoniummonohydrogenphosphat-Lösung als Zinkammoniumphosphat gefällt; letzteres wird zum Zinkpyrophosphat geglüht und zur Wägung gebracht.

Hier ist also zwischen „Fällungsform" und „Wägeform" zu unterscheiden.

$$ZnCl_2 + (NH_4)_2HPO_4 + NH_4^\oplus + OH^\ominus \rightarrow Zn(NH_4)PO_4 + 2NH_4Cl + H_2O$$
$$136,28 \qquad 132,06 \qquad\qquad\qquad\qquad 178,38$$
$$2Zn(NH_4)PO_4 \rightarrow Zn_2P_2O_7 + 2NH_3 + H_2O$$
$$178,38 \qquad\quad 304,68$$

Fällungsmittel: Ammoniummonohydrogenphosphat-Lösung
(20,0 g/100 ml)
Fällungsform: $Zn(NH_4)PO_4$
Wägeform: $Zn_2P_2O_7$

Fehlerquellen

a) Außer Alkali-Ionen dürfen keine fremden Metallionen zugegen sein, da diese mit Phosphat ebenfalls einen Niederschlag bilden würden.
b) Man vermeide einen Überschuß an Ammoniak, da die Löslichkeit infolge Zinkatbildung zunehmen würde. Deshalb wird Ammoniak bis zum Farbumschlag von Methylrot und Bromthymolblau zugegeben.
c) Der zunächst anfallende Zinkphosphatniederschlag setzt sich schwerer zum Zinkammoniumphosphat um. Deshalb gibt man größere Mengen an Ammoniumchlorid zu. Sollte nach der Fällung der Niederschlag dennoch voluminös bleiben, muß nochmal Ammoniumchlorid zugesetzt werden.

Durchführung

0,200 bis 0,300 g Substanz, genau gewogen, werden in 6,0 ml Salzsäure 36 % R gelöst. Die Lösung wird mit 5,0 g Ammoniumchlorid R versetzt und mit Wasser zu 150 ml verdünnt. Nach Zusatz von je 0,1 ml Methylrot-Lösung R und Bromthymolblau-Lösung R 1 wird tropfenweise Ammoniak-Lösung 10 % R bis zur Gelbfärbung zugegeben. Die Lösung wird bis fast zum Sieden erhitzt und dann langsam mit 20,0 ml Ammoniummonohydrogenphosphat-Lösung versetzt. Man erhitzt 30 min lang auf dem Wasserbad. Nach dem Abkühlen wird der Niederschlag auf einem Porzellan-Filtertiegel A 2 abgesaugt, mit verdünnter Ammoniummonohydrogenphosphat-Lösung (1,0 g/100 ml) in kleinen Anteilen chloridfrei und dann mit etwa 30 ml Ethanol 50 % gewaschen. Es wird 1 Std. bei 105 °C getrocknet und dann bei 850 bis 900 °C geglüht.

Berechnung

$$304,68 \text{ g } Zn_2P_2O_7 \triangleq 130,74 \text{ g } Zn^{2\oplus}$$
$$1,0 \quad \text{ g } Zn_2P_2O_7 \triangleq \quad 0,4291 \text{ g } Zn^{2\oplus}$$

In analoger Weise werden im Arzneibuch bestimmt:

Sulfatschwefel in Ammoniumbituminosulfonat

Fällungsreagenz: Bariumchlorid-Lösung
Fällungsform: $BaSO_4$
Wägeform: $BaSO_4$

4.2 Gewichtsanalytische Kennzahlen des Arzneibuches

Die Bestimmung einiger Kennzahlen läßt das Arzneibuch ebenfalls als gewichtsanalytische Verfahren durchführen:

1. Trocknungsverlust
2. Trockenrückstand
3. Asche
4. Sulfatasche
5. Salzsäureunlösliche Asche
6. Verdampfungsrückstand
7. Glührückstand
8. Glühverlust
9. Prüfung auf nichtflüchtige Bestandteile

Dazu einige Beispiele:

1. Trocknungsverlust

Der Trocknungsverlust ist der in Prozent (m/m) angegebene Masseverlust einer Substanz beim Trocknen unter den jeweils angegebenen Bedingungen.
Bei der Bestimmung werden indirekt alle Bestandteile eines Arzneistoffes erfaßt, die unter den angewendeten Bedingungen flüchtig sind; dabei handelt es sich vorwiegend um Wasser, das als Kristallwasser oder infolge unsachgemäßer Herstellung bzw. Lagerung als Verunreinigung (Feuchtigkeit) in der Substanz enthalten ist.
Die Bedingungen richten sich nach den Eigenschaften der zu untersuchenden Substanz.
Das Arzneibuch unterscheidet zwischen fünf verschiedenen Trocknungsmöglichkeiten:

a) *„Im Exsikkator"*: Im Exsikkator über Phosphor(V)-oxid R bei Atmosphärendruck und Raumtemperatur.

b) *„Im Vakuum"*: Im Vakuum über Phosphor(V)-oxid R bei Raumtemperatur und einem Druck zwischen 1,5 und 2,5 kPa.

c) *„Im Vakuum mit Angabe der Temperatur"*: Im Vakuum über Phosphor(V)-oxid R bei einem Druck zwischen 1,5 und 2,5 kPa und dem in der Monographie angegebenen Temperaturbereich.

d) *„Im Trockenschrank, mit Angabe der Temperatur"*: Im Trockenschrank und einem in der Monographie angegebenen Temperaturbereich.

e) *„Im Hochvakuum"*: Im Hochvakuum über Phosphor(V)-oxid R bei einem 0,1 kPa nicht überschreitenden Druck und der in der Monographie angegebenen Temperatur.

Für die *Bestimmung des Trocknungsverlustes von Extrakten* enthält das DAB 1996 eine besondere Vorschrift:

Falls nichts anderes vorgeschrieben ist, wird 1,000 g des pulverisierten Extraktes in ein verschließbares Wägeglas von 45 bis 55 mm Durchmesser und 20 bis 33 mm Höhe mit ebener Bodenfläche eingewogen, das vorher bei 100 bis 105 °C getrocknet wurde. Man trocknet 2 Stunden bei 100 bis 105 °C und läßt im Exsikkator erkalten.

Wenn Zeit und Temperatur nicht genau angegeben sind, wird bis zur Massekonstanz getrocknet; Massekonstanz heißt, daß der Unterschied bei zwei aufeinanderfolgenden Wägungen 0,5 mg nicht überschreiten darf.

Beispiel: Kaliumiodid

1,000 g gepulverte Substanz wird in einem verschließbaren Wägeglas, das vorher bei 105 °C bis zur konstanten Masse getrocknet wurde, genau gewogen und dann im Trockenschrank 3 Stunden bei 100 bis 105 °C getrocknet. Man läßt im Exsikkator erkalten und stellt das Gewicht fest. Dieser Vorgang wird wiederholt, bis ein konstantes Gewicht erreicht ist. Während des Wägevorgangs soll das Wägeglas verschlossen sein.

Berechnung

Wägeglas + Substanz:	24,7356 g
Wägeglas:	23,7145 g
Einwaage:	1,0211 g

Nach dem Trocknen:

Wägeglas + Substanz:	24,7264 g
Wägeglas:	23,7145 g
Rückstand:	1,0119 g

Trocknungsverlust:

1,0211 g
1,0119 g
_____
0,0092 g = 0,9 %

Da ein Trocknungsverlust von höchstens 1,0 % zugelassen ist, entspricht die Substanz in diesem Punkt dem Arzneibuch.

2. Trockenrückstand

Als Trockenrückstand flüssiger Substanzen wird im Arzneibuch bezeichnet *„der in Prozent (m/m) angegebene Rückstand, der nach dem Verdampfen des Lösungsmittels und anschließendem Trocknen zurückbleibt."*
Die Bestimmung wird insbesondere bei Tinkturen ausgeführt.

Beispiel: Baldriantinktur

3,00 g Tinktur werden genau gewogen und in einem verschließbaren Wägeglas von 45–55 mm Durchmesser und 20–33 mm Höhe mit ebener Bodenfläche, das vorher bei 105 °C bis zur konst. Masse getrocknet wurde, auf dem Wasserbad zur Trockne eingedampft. Den Rückstand trocknet man 2 Std. bei 100 bis 105 °C, läßt ihn im Exsikkator erkalten und bringt ihn zur Wägung (Wägeglas verschließen!).

Berechnung

Wägeglas + Substanz:	36,6542 g
Wägeglas:	33,5232 g
Einwaage:	3,1310 g

Nach dem Trocknen:

Wägeglas + Substanz:	33,6797 g
Wägeglas:	33,5232 g
Rückstand:	0,1565 g

3,131 g Baldriantinktur haben einen Trockenrückstand von 0,1565 g, entsprechend 5 %. Das Arzneibuch fordert mindestens 3,0 %; die Tinktur entspricht in diesem Punkt den Anforderungen.

Bei vielen leicht verdampfbaren Flüssigkeiten, wie Ethanol, Ether, Benzin usw. wird ebenfalls ein Trockenrückstand ermittelt, nur spricht man in diesen Fällen von einer „Prüfung auf nichtflüchtige Bestandteile".

3. Asche

Als Asche bezeichnet das Arzneibuch die in Prozent (m/m) angegebenen, nichtflüchtigen Anteile, die beim Glühen einer organischen Substanz oder Droge zurückbleiben.

Die Bestimmung der Asche ist eine Reinheitsprüfung zur Ermittlung des Gehaltes an nichtflüchtigen, anorganischen Bestandteilen; sie wird bei Drogen und anderen Naturprodukten durchgeführt.

Beispiel: Weißes Vaselin

Ein Porzellan- oder Platintiegel wird 30 Minuten zur Rotglut erhitzt und nach dem Erkalten im Exsikkator gewogen.
Etwa 2,00 g Substanz werden genau gewogen und in diesem Tiegel 1 Stunde lang bei 100 bis 105 °C getrocknet. Anschließend wird im Muffelofen bei 600 ± 25 °C bis zur konstanten Masse geglüht; dabei wird der Tiegel nach jedem Glühen im Exsikkator erkalten gelassen. Die Substanz darf während der Bestimmung nicht entflammen. Enthält die Asche nach längerem Glühen noch schwarze Teilchen, wird sie in heißem Wasser aufgenommen, über ein aschefreies Filter filtriert und der Rückstand samt Filter erneut geglüht. Das Filtrat wird mit der Asche vereinigt, die Mischung vorsichtig zur Trockne eingedampft und der Rückstand bis zur konstanten Masse geglüht.

Berechnung

  Einwaage: 2,0342 g
  Rückstand: 0,0008 g

2,0342 g Vaselin haben eine Asche von 0,0008 g, entsprechend 0,04 Prozent; das genügt den Anforderungen des Arzneibuches.

4. Sulfatasche

Unter Sulfatasche werden die in Prozent (m/m) angegebenen nichtflüchtigen Anteile verstanden, die beim Glühen einer mit Schwefelsäure und Ammoniumcarbonat-Lösung versetzten Substanz zurückbleiben.
Mit dieser Bestimmung werden vorwiegend anorganische Verunreinigungen in organischen Substanzen erfaßt. Gewöhnlich schwankt die Zusammensetzung der Rückstände, die beim Verbrennen organischer Substanzen zurückbleiben, da je nach Höhe der angewendeten Temperatur bestimmte Salze flüchtig sind oder zersetzt werden. Glüht man aber die Substanz in Gegenwart von Schwefelsäure, so bleiben die beständigen, nichtflüchtigen Sulfate zurück. Da sich gelegentlich, abhängig von Erhitzungsdauer und Temperatur, Pyrosulfate bilden können, läßt das Arzneibuch nach dem Glühen mit Schwefelsäure noch mit Ammoniumcarbonat-Lösung abdampfen und glühen, wodurch die Pyrosulfate zu Sulfaten zersetzt werden. Die Bestimmung der Sulfatasche ist eine empfindliche Reinheitsprüfung.

Beispiel: Phenacetin

Ein Porzellan- oder Platintiegel wird 30 Minuten lang zur Rotglut erhitzt und nach dem Erkalten im Exsikkator gewogen. 1,0 g Substanz wird genau gewogen und im Tiegel mit 2 ml Schwefelsäure 10 % R versetzt. Der Tiegel wird zunächst auf dem Wasserbad, dann über offener Flamme und schließlich ansteigend bis zur Rotglut (600 °C) erhitzt. Das Glühen wird so lange fortgesetzt, bis alle Kohleteilchen entfernt sind.
Nach dem Erkalten des Tiegels und Zusatz einiger Tropfen Schwefelsäure 10 % R wird wie oben erwärmt und erhitzt. Nach dem Erkalten und Zusatz einiger Tropfen Ammoniumcarbonat-Lösung R wird abgedampft, geglüht,

nach dem Erkalten gewogen und nochmal 5 Minuten geglüht. Dieses Veraschen wird so lange wiederholt, bis 2 aufeinanderfolgende Wägungen nicht mehr als 0,5 mg voneinander abweichen.

Berechnung

Einwaage: 1,2431 g
Rückstand: 0,0009 g

1,2431 g Phenacetin haben eine Sulfatasche von 0,0009 g, entsprechend 0,08%. Das genügt den Anforderungen des Arzneibuches.

5. Salzsäureunlösliche Asche

Die salzsäureunlösliche Asche ist der Rückstand, der nach Extraktion der Sulfatasche oder der Asche mit Salzsäure erhalten wird, bezogen auf 100 g Droge.
Die Bestimmung dient zur Untersuchung von Drogen auf nichtflüchtige, mineralische Verunreinigungen (Sand), bzw. Verfälschungen.
Man kann wahlweise von der Asche oder der Sulfatasche ausgehen.

Beispiel: Sennesblätter

In den Tiegel, der den bei der Bestimmung der Asche oder Sulfatasche verbliebenen Rückstand enthält, werden 15 ml Wasser und 10 ml Salzsäure 36% R gegeben. Der Tiegel wird mit einem Uhrglas bedeckt und die Mischung 10 Minuten lang leicht zum Sieden erhitzt. Man läßt erkalten und filtriert den Rückstand durch ein aschefreies Filter ab; anschließend wird so lange mit heißem Wasser gewaschen, bis das Filtrat neutral reagiert. Der Rückstand wird getrocknet, bei schwacher Rotglut erhitzt, in einem Exsikkator erkalten gelassen und gewogen.
Das Glühen wird so oft wiederholt, bis zwei aufeinanderfolgende Wägungen um höchstens 1 mg voneinander abweichen.
Das DAB 1996 erlaubt einen Gehalt an salzsäureunlöslicher Asche von höchstens 2,5%.

6. Verdampfungsrückstand

Als Verdampfungsrückstand eines ätherischen Öles wird der in Prozent (m/m) angegebene Rückstand bezeichnet, der nach Verdampfen auf dem Wasserbad unter vorgeschriebenen Bedingungen erhalten wird.

Beispiel: Citronenöl

Eine Abdampfschale aus hitzebeständigem Glas wird 1 Stunde lang auf einem Wasserbad erwärmt, im Exsikkator erkalten gelassen und gewogen. Sodann werden 5,00 g Substanz in die Abdampfschale eingewogen. Vor Zugluft geschützt wird 4 Stunden lang abgedampft. Der Rückstand wird im Exsikkator erkalten gelassen und gewogen.
Der Verdampfungsrückstand muß zwischen 1,8 und 3,6 Prozent liegen.

7. Glührückstand

Als Glührückstand wird der in Prozent (m/m) angegebene Rückstand einer Substanz bezeichnet, der nach dem Glühen bei vorgeschriebener Temperatur verbleibt.
Es handelt sich um eine Prüfung auf Verunreinigung mit nicht verglühbaren Substanzen.

Beispiel: Feinverteilter Schwefel

1,0 g Substanz wird sublimiert. Der Rückstand wird bei 500 °C geglüht. Anschließend dürfen höchstens 2 mg Rückstand verbleiben; das entspricht einem Glührückstand von höchstens 0,2 Prozent.

8. Glühverlust

Als Glühverlust wird der in Prozent (m/m) angegebene Masseverlust einer Substanz bezeichnet, der nach dem Glühen bei vorgeschriebener Temperatur auftritt.
Es handelt sich um eine Prüfung auf organische Verunreinigungen bei anorganischen Substanzen.

Beispiel: Zinkoxid

1,00 g Substanz wird in einem vorher bis zur Massekonstanz geglühten Tiegel bei 500 °C geglüht.
Der Glühverlust darf höchstens 1,0 Prozent betragen.

9. Prüfung auf nichtflüchtige Bestandteile

Als nichtflüchtige Bestandteile wird der in Prozent (m/m) angegebene Rückstand einer Substanz bezeichnet, der nach dem Verdunsten bei vorgeschriebener Temperatur verbleibt.
Es handelt sich um eine Prüfung auf nichtflüchtige Verunreinigungen bei flüchtigen Substanzen.

Beispiel: Dichlormethan

100 g (76 ml) Substanz werden in einer bei 100 bis 105 °C bis zur Massekonstanz getrockneten Abdampfschale verdunstet. Der Rückstand wird bei 100 bis 105 °C getrocknet. Er darf höchstens 2 mg entsprechend 0,002 Prozent (m/m) betragen.

4.3 Maßanalyse

Der große Vorteil der Maßanalyse besteht in dem vergleichsweise kleinen zeitlichen und apparativen Aufwand der Methoden.

4.3.1 Grundlagen

Während es das Charakteristikum aller gewichtsanalytischen Methoden ist, die jeweilige Reagenzlösung im Überschuß anzuwenden, werden bei der Maßanalyse oder Volumetrie zu der Lösung, die den zu bestimmenden Stoff enthält, nur gerade so viele Milliliter Reagenzlösung hinzugegeben, wie für die quantitative Umsetzung erforderlich sind; diese Anzahl Milliliter wird gemessen.

Es müssen drei Voraussetzungen erfüllt sein:

1. Die der Umsetzung zugrunde liegende chemische Reaktion muß mit großer Reaktionsgeschwindigkeit, quantitativ und eindeutig nach den stöchiometrischen Verhältnissen ablaufen, die durch die Reaktionsgleichung vorgeschrieben sind.
2. Der Gehalt der Reagenzlösung, also die Stoffmengenkonzentration bzw. die Äquivalentkonzentration, müssen genau bekannt sein; andernfalls müssen sie mit größter Genauigkeit ermittelt werden können.
3. Der Endpunkt der Bestimmung, der Äquivalenzpunkt oder stöchiometrische Punkt, muß deutlich erkennbar sein oder mit Hilfe von Indikatoren oder mit elektrochemischen Methoden leicht erkennbar gemacht werden können.

Indikatoren

Zur Ermittlung des Endpunktes einer Bestimmung, die ohne sichtbare Farbänderung abläuft, verwendet man sog. Indikatoren; das sind Hilfsstoffe, die beim geringsten Überschuß an Reagenzlösung ihre Farbe ändern oder in anderer Weise auffällig reagieren.

So werden z. B. in der Neutralisationsanalyse als Indikatoren organisch-chemische Farbstoffe verwendet, deren sehr verdünnte Lösungen eine deutliche Abhängigkeit ihrer Farbe von der Hydroxonium-Konzentration zeigen.

Der Endpunkt iodometrischer Titrationen ist durch das erste Auftreten oder durch das vollständige Verschwinden des Iods gekennzeichnet; als Indikator setzt man eine kleine Menge Stärke-Lösung hinzu, die mit geringsten Iodspuren tiefblau gefärbte Iodstärke bildet.

In der Komplexometrie dienen solche Stoffe als Indikatoren, die mit den Metallionen Chelatkomplexe bilden, die dann anders gefärbt sind als die freien Indikatoren; am Äquivalenzpunkt zerfällt der Metall-Indikator-Komplex; durch das Auftreten des freien Indikators erfolgt ein Farbwechsel.

Auf die elektrochemischen Methoden zur Endpunktsanzeige soll später eingegangen werden.

Maßlösungen

Als Reagenz- bzw. Maßlösungen können alle Lösungen verwendet werden, bei denen die Menge des gelösten Stoffes in einem bestimmten Volumen der Lösung genau bekannt ist.

Man arbeitet hauptsächlich mit Lösungen bekannter Stoffmengenkonzentration, die man als „molare Lösungen" und solchen mit bekannter Äquivalentkonzentration, die man als „Normallösungen" bezeichnet.

Molare Lösungen

Molare Lösungen enthalten eine bestimmte Anzahl *Mole* eines Stoffes in 1 Liter Lösung; eine Lösung, die 1 Mol des gelösten Stoffes in 1 Liter enthält, wird als 1-molar (abgekürzt 1 M) bezeichnet. Molarität ist also eine *Stoffmengenkonzentration*.
Molare Lösungen werden z. B. bei komplexometrischen Titrationen verwendet.

Normallösungen

Als Normalität einer Lösung bezeichnet man die Anzahl *Äquivalente* eines Stoffes, die in 1 Liter Lösung enthalten sind. Eine 1-normale Lösung (abgekürzt 1 N) enthält 1 Äquivalentmasse im Liter gelöst. Normalität ist also eine *Äquivalentkonzentration*.
Die Äquivalentmasse eines Stoffes ergibt sich durch die Division seiner Molmasse durch die Wertigkeit, die er in der Reaktion gegenüber dem zu bestimmenden Stoff betätigt, bzw. bei Redox-Reaktionen durch die Wertigkeitsänderung, die er bei der Reaktion erfährt (= wirksame Wertigkeit).

Beispiele

Elemente: $\text{Äquivalentmasse} = \dfrac{\text{Atommasse}}{\text{Wertigkeit}}$

$\text{Sauerstoff} = \dfrac{16}{2} = 8$

1 Äquivalent Sauerstoff = 8 g

Säuren: $\text{Äquivalentmasse} = \dfrac{\text{Molmasse}}{\text{Zahl der abdissoziierbaren Protonen}}$

$\text{Schwefelsäure } H_2SO_4 = \dfrac{98,1}{2} = 49,05$

1 Äquivalent Schwefelsäure = 49,05 g

Basen: $\text{Äquivalentmasse} = \dfrac{\text{Molmasse}}{\text{Anzahl der Hydroxid-Ionen}}$

$\text{Natriumhydroxid } NaOH = \dfrac{40}{1} = 40$

1 Äquivalent NaOH = 40 g

Salze: $\text{Äquivalentmasse} = \dfrac{\text{Molmasse}}{\text{Wertigkeit}}$

$\text{Silbernitrat } AgNO_3 = \dfrac{169,9 \text{ g}}{1} = 169,9$

1 Äquivalent $AgNO_3$ = 169,9 g

Bei *Redox-Reaktionen* dividiert man die Molmasse durch die Anzahl der Elektronen, die die Verbindung bei der Reaktion aufnimmt bzw. abgibt (= *austauschbare Elektronen*):

$$\textit{Kaliumpermanganat}\quad KMnO_4 = \frac{158}{5} = 31,6 \text{ (in saurer Lösung)}$$

$$1 \text{ Äquivalent } KMnO_4 = 31,6 \text{ g}$$

denn:

$$2 \overset{+7}{Mn}O_4{}^{\ominus} + 6 H^{\oplus} + 5 H_2O_2 \rightarrow 2 \overset{+2}{Mn}{}^{2\oplus} + 8 H_2O + 5 O_2$$

$$\overset{+7}{Mn}O_4{}^{\ominus} + 5 e + 8 H^{\oplus} \rightarrow \overset{+2}{Mn}{}^{2\oplus} + 4 H_2O$$

Aufnahme von 5 Elektronen

$$\textit{Natriumthiosulfat}\quad Na_2S_2O_3 \cdot 5 H_2O = \frac{248,2}{1} = 248,2$$

$$1 \text{ Äquivalent } Na_2S_2O_3 \cdot 5 H_2O = 248,2 \text{ g}$$

denn:

$$2 S_2O_3{}^{2\ominus} + I_2 \rightarrow S_4O_6{}^{2\ominus} + 2 I^{\ominus}$$

Abgabe von 1 Elektron

Die Äquivalentmasse eines Stoffes ist keine konstante Größe, sondern kann für unterschiedliche Reaktionen verschiedene Werte besitzen.

Normallösungen haben den Vorteil, daß *gleiche Volumina verschiedener Normallösungen äquivalente (= gleichwertige) Stoffmengen enthalten;* denn, wenn nach der Gleichung

$$NaOH + HCl \rightarrow NaCl + H_2O$$

eine Äquivalentmasse NaOH (= 40,0 g) eine Äquivalentmasse HCl (= 36,46 g) neutralisiert, so muß auch 1 l N-NaOH selbstverständlich 1 l N-HCl neutralisieren. Daher sind alle Berechnungen sehr einfach.

In der Praxis arbeitet man im allgemeinen nicht mit 1 N-Reagenzlösungen, sondern mit 0,1 N-, 0,01 N-Lösungen usw.

Herstellung von Normallösungen

Normallösungen können nach 2 Methoden hergestellt werden:

a) Direkte Herstellung

Sind die für die Herstellung von Normallösungen zu verwendenden Substanzen, die Titersubstanzen genannt werden, chemisch absolut rein oder durch einfaches Umkristallisieren leicht zu reinigen, und sind sie gut abwägbar, d. h. nicht hygroskopisch und durch Kohlendioxid nicht veränderlich, und ist ihr chemischer Wirkungswert auch bei längerem Aufbewahren unverändert, so ist eine direkte Herstellung der Maßlösung möglich. Das ist z. B. bei folgenden Titersubstanzen der Fall: Silbernitrat, Kaliumdichromat, Kaliumbromat usw.

Beispiel: 0,1 N-Kaliumbromat-Lösung

Berechnung der Äquivalentmasse:

$$\overset{+5}{Br}O_3^{\ominus} + 6\,e + 6\,H^{\oplus} \rightarrow \overset{-1}{Br}{}^{\ominus} + 3\,H_2O$$

Bei der Reduktion des Bromations zum Bromidion werden 6 Elektronen aufgenommen. Die Äquivalentmasse des Kaliumbromats beträgt demnach:

$$\text{Äquivalentmasse} = \frac{\text{Molmasse}}{6} = \frac{167,0}{6} = 27,833$$

Zur Herstellung von 1000 ml 0,1 N-Kaliumbromat-Lösung werden $\frac{27,833}{10} = 2,7833$ g Kaliumbromat auf der Analysenwaage abgewogen.

Die Substanz wird in einen sorgfältig gereinigten, geeichten 1000-ml-Meßkolben gebracht, den man vorher mit einem Trichter versehen hat. Es wird mit Wasser nachgespült, wobei auch das Wägeglas ausgespült wird. Hat man die Substanz quantitativ in den Kolben überführt, so füllt man diesen zu ³/₄ seines Volumens mit Wasser von Zimmertemperatur und löst die Substanz durch kräftiges Umschütteln. Dann läßt man ½ Std. bei 20 °C stehen, da der Kolben bei 20 °C geeicht ist, füllt danach vorsichtig, zum Schluß tropfenweise mit Wasser bis zur Marke auf und schüttelt durch.

Hat man nicht genau die berechnete Menge eingewogen, so muß aus der tatsächlichen Einwaage ein *Korrekturfaktor* berechnet werden:

$$F = \frac{e}{2,7833} \qquad e = \text{Einwaage}$$

Einwaage: 2,7623

$$F = \frac{2,7623}{2,7833} \qquad F = 0,992$$

Ist die tatsächliche Einwaage kleiner als die berechnete, so ist die hergestellte Maßlösung schwächer als berechnet; für die beabsichtigte Umsetzung ergibt sich ein Mehrverbrauch, der Faktor ist kleiner als 1. Ist die tatsächliche Einwaage größer als die berechnete, so ist die hergestellte Maßlösung stärker als berechnet; das hat einen Minderverbrauch zur Folge, der Faktor ist in diesem Fall größer als 1.

Eine Maßlösung, die die berechnete Menge Substanz exakt enthält, hat den Faktor 1.

Den Korrekturfaktor vermerkt man zweckmäßigerweise auf dem Gefäß mit der Maßlösung; bei allen Titrationen mit dieser Normallösung muß man die Anzahl der verbrauchten Milliliter mit diesem Faktor multiplizieren; dadurch erhält man dann den „wahren Verbrauch".

Es ist selbstverständlich, daß die Ermittlung des Faktors besonders sorgfältig durchgeführt werden muß, denn durch einen falschen Faktor würde man stets falsche Analysenergebnisse erzielen.

b) Indirekte Herstellung

Weniger umständlich ist es, eine Lösung herzustellen, die nur eine annähernde Normalität besitzt, dann ihre Abweichung von der Normalität festzustellen (Faktorbestimmung) und diese Abweichung rechnerisch zu berücksichtigen (Multiplikation mit dem Faktor). Insbesondere bei allen Reagenzien, die im gelösten Zustand keinen konstanten Wirkungswert haben, wie Natriumthiosulfat, Kaliumpermanganat, Säuren, Basen etc., werden annähernd normale Lösungen hergestellt. Zur Feststellung des Faktors oder Titers benötigt man dann sog. *Urtitersubstanzen* RV, die alle an die Titersubstanzen gestellten Bedingungen besonders genau erfüllen, und von denen eine bekannte Menge mit der zu bestimmenden Normallösung titriert wird.
Aus dem Gewicht der Urtitersubstanz berechnet man den Verbrauch an einer genauen Normallösung; der Faktor wird wie folgt berechnet:

$$F = \frac{\text{theoretischer Verbrauch an Normallösung}}{\text{praktischer Verbrauch an Normallösung}}$$

Das Arzneibuch benutzt folgende *Urtitersubstanzen:* Arsen(III)-oxid, Benzoesäure, Kaliumbromat, Zink, Natriumchlorid, Kaliumhydrogenphthalat, Natriumcarbonat, Sulfanilsäure.
Die Einstellung kann auch gegen eine andere Maßlösung, die einen definierten Gehalt hat, erfolgen. Die Faktorberechnung ist in diesem Fall sehr einfach:
Gleiche Volumina verschiedener Maßlösungen gleicher Normalität sind zueinander immer äquivalent.
Soll also eine 1 N-Natriumhydroxid-Lösung gegen eine 1 N-Salzsäure eingestellt werden, so errechnet sich der Faktor für die Natriumhydroxid-Lösung nach:

$$\text{Faktor} = \frac{\text{Verbrauch ml 1 N-Salzsäure}}{\text{vorgelegte ml 1 N-Natriumhydroxid-Lösung}}$$

Trägt die Salzsäure ihrerseits auch einen Faktor, so muß natürlich der Verbrauch an Salzsäure mit diesem Faktor multipliziert werden.

Beispiel: 1 N-Salzsäure, Einstellung gegen eine Urtitersubstanz

103,0 g Salzsäure 36 % R werden in einem 1000-ml-Meßkolben mit Wasser zu 1000,0 ml verdünnt und kräftig durchgeschüttelt.
Zur Ermittlung des Faktors füllt man einen Teil der hergestellten 1 N-Salzsäure in eine Bürette.
Urtiter: Natriumcarbonat
1,000 g Natriumcarbonat RV werden genau gewogen und in einem 200-ml-Weithals-Erlenmeyerkolben in 50 ml Wasser gelöst. Es werden 0,1 ml Methylorange-Lösung R als Indikator zugesetzt. Dann liest man den Bürettenstand ab und titriert mit der einzustellenden Salzsäure bis zur beginnenden Farbänderung nach Rötlichgelb in der Weise, daß man den Kolben in ständig kreisender Bewegung hält und andererseits den Zulauf aus der Bürette so regelt, daß er am Anfang schnell erfolgt, gegen Ende der Titration langsamer

wird und zum Schluß so langsam ist, daß zwischen zwei Tropfen der Bürettenhahn jeweils wieder geschlossen wird. Dann erhitzt man die Lösung auf dem Bunsenbrenner etwa 2 min lang zum Sieden, um evtl. gelöstes Kohlendioxid zu vertreiben, das den Indikator vorzeitig umschlagen lassen würde. Man läßt abkühlen, dabei färbt sich die Lösung wieder gelb, und titriert in der oben beschriebenen Weise bis zum Umschlag nach Rötlichgelb. Nachdem die Titration beendet ist, wartet man einen Moment und notiert dann den Bürettenstand. Aus der Differenz der ersten und zweiten Ablesung ergibt sich der Verbrauch.

Berechnung:

$$2\,HCl + Na_2CO_3 \rightarrow 2\,NaCl + CO_2 + H_2O$$

Das entstehende Kohlendioxid reagiert mit Wasser unter Bildung von Hydroxoniumionen, die einen vorzeitigen Umschlag des Indikators bewirken; deshalb muß das Kohlendioxid durch zwischenzeitliches Erhitzen zum Sieden entfernt werden.

$$CO_2 + H_2O \rightleftarrows HCO_3^{\ominus} + H_3O^{\oplus}$$

Einwaage: 1,2637 g Na_2CO_3
Verbrauch: Ablesung 2: 48,2 ml
Ablesung 1: 26,4 ml
Verbrauch: 21,8 ml 1 N-HCl

Nach obiger Gleichung:

1 mol	Na_2CO_3 $\triangleq$ 2 mol HCl
106,0 g	Na_2CO_3 $\triangleq$ 72,92 g HCl
1,2637 g	Na_2CO_3 $\triangleq$ 0,87 HCl

Für eine Einwaage von 1,2637 g Na_2CO_3 werden 0,87 g HCl verbraucht.

36,46 g HCl sind enthalten in 1000,0 ml 1 N-HCl
0,87 g HCl sind enthalten in   23,9 ml 1 N-HCl

Theoretisch müssen also für die Titration von 1,2637 g Na_2CO_3 23,9 ml 1 N-HCl verbraucht werden, wenn der Gehalt, d. h. die Äquivalentkonzentration, der hergestellten 1 N-HCl der Theorie entspricht.

Der tatsächliche Verbrauch ist: 21,8 ml.

$$Faktor = \frac{\text{theoretischer Verbrauch an Normallösung}}{\text{praktischer Verbrauch an Normallösung}}$$

$$F = \frac{23,9}{21,8}$$

$$F = 1,0963$$

Die hergestellte Salzsäure hat den Faktor 1,0963. Dieser wird auf dem Vorratsgefäß notiert. Bei allen Titrationen, die mit dieser 1 N-Salzsäure durchgeführt werden, wird die Zahl der verbrauchten Milliliter mit diesem

Faktor multipliziert; dadurch erhält man die Menge an wahrer Normallösung.

Beispiel:

40 ml 1 N-Natriumhydroxid-Lösung werden nach Zusatz von 1 ml Phenolphthalein-Lösung R mit 1 N-Salzsäure (Faktor = 1,0963) bis zur Entfärbung der rotgefärbten Lösung titriert.

Berechnung:

Verbrauch: 36,4 ml
Faktor: 1,0963
Wahrer Verbrauch = praktischer Verbrauch · Faktor
Wahrer Verbrauch = 36,4·1,0963 = 39,9 ml.

Titrationsverfahren

Je nach Art des zu bestimmenden Stoffes und der maßanalytischen Methode, die angewendet werden soll, kann die Titration nach verschiedenen Verfahren durchgeführt werden:

a) direkte Titration
b) Rücktitration
c) Substitutionstitration
d) indirekte Titration
e) Titration und Blindversuch

a) Direkte Titration

Hier handelt es sich um das wohl am häufigsten angewendete Verfahren. Die gelöste, zu bestimmende Substanz wird direkt mit der Normallösung, die sich in einer Bürette befindet, in der auf S. 116 beschriebenen Weise titriert. Der Verbrauch wird mit dem Faktor der Maßlösung multipliziert und dient dann zur Gehaltsberechnung.

b) Rücktitration

Bei Arzneistoffen, die nur langsam mit der entsprechenden Normallösung reagieren, ist es notwendig, zunächst eine überschüssige Menge dieser Normallösung zuzugeben, um eine quantitative Umsetzung zu erreichen. Nach einer genau angegebenen Reaktionszeit wird das überschüssige Reagenz mit einer zweiten Normallösung zurücktitriert. In die Berechnung wird als Verbrauch die Differenz zwischen der Anzahl ml der zuerst zugefügten Normallösung und der Anzahl ml der bei der Rücktitration verbrauchten Normallösung eingesetzt. Die Faktoren beider Lösungen sind zu berücksichtigen.

c) Substitutionstitration

Siehe S. 163.

d) Indirekte Titration

Siehe S. 161.

e) Titration und Blindversuch

Verwendet man Normallösungen, die sich nicht genau einstellen lassen oder deren Titer (Äquivalentkonzentration) sich sehr leicht verändern, wie z. B. ethanolische Kaliumhydroxid-Lösung, so wird neben der eigentlichen Titration eine weitere mit reinem Lösungsmittel durchgeführt (= Blindversuch). Der Verbrauch im Blindversuch wird vor der Berechnung von dem Verbrauch im Hauptversuch abgezogen.

Maßanalytische Methoden

Betrachtet man die chemischen Reaktionen, die bei den einzelnen maßanalytischen Bestimmungen ablaufen, so kann man fünf große Gruppen unterscheiden:

a) Neutralisationsanalysen (Acidimetrie, Alkalimetrie)
b) Oxidations- und Reduktionsanalysen (Redoxverfahren)
c) Komplexbildungsanalysen (Komplexometrie)
d) Fällungsanalysen
e) Besondere Titrationsverfahren

4.3.2 Neutralisationsanalysen

4.3.2.1 Titrationen im wäßrigen Medium

Grundlagen

Die Bestimmung einer Säure mit einer Base bekannten Gehaltes wird Acidimetrie, die Bestimmung einer Base mit einer Säure bekannten Gehaltes Alkalimetrie genannt.

Beide Verfahren zusammen werden als Neutralisationsanalysen bzw. Protolyse-Titrationen bezeichnet, da neben der Salzbildung der Neutralisationsvorgang, die Vereinigung der Wasserstoffionen der Säure mit den Hydroxylionen der Base, bzw. der Hydroxonium-Ionen der Säure mit den Hydroxid-Ionen der Base zu undissoziiertem Wasser, was eine Veränderung des pH-Wertes zur Folge hat, die Grundlage für beide bedeutet:

$$H^{\oplus} + OH^{\ominus} \rightleftarrows H_2O \quad \text{bzw.} \quad [H_3O]^{\oplus} + OH^{\ominus} \rightleftarrows 2\,H_2O$$

Dabei handelt es sich um eine Gleichgewichtsreaktion. Lediglich bei starken Säuren und starken Basen verläuft die Reaktion vollständig von links nach rechts.

Der Neutralisationsvorgang verläuft von selbst, mit großer Geschwindigkeit.

Während der Titration erfolgt die Änderung des pH-Wertes zunächst allmählich, in der Nähe des *Äquivalenzpunktes* jedoch sprunghaft. Das bedeutet, durch Zugabe geringster Mengen an Maßlösung wird in der Nähe des Äquivalenzpunktes ein mehr oder weniger großer Bereich der pH-Skala durchlaufen (pH-Sprung).

Trägt man die Änderung der pH-Werte in Abhängigkeit zur zugefügten Maßlösung graphisch auf, so erhält man eine sog. *„Neutralisationskurve"*.

Der Wendepunkt der Kurve, also der Punkt, an dem der kleinste Zusatz von Maßlösung die größte Änderung des pH-Wertes hervorruft, ist der Äquivalenzpunkt des vorliegenden Titrationssystems. Die Lage des Äquivalenzpunktes ist von der Stärke der zu bestimmenden Säure bzw. Base abhängig. Wird eine starke Säure mit einer starken Base, oder umgekehrt, titriert, so liegt der Äquivalenzbereich im Neutralpunkt; bei der Bestimmung schwacher Basen mit starken Säuren bzw. starker Basen mit schwachen Säuren im sauren bzw. alkalischen Bereich. Der Grund ist in der *Hydrolyse* des entstehenden Salzes zu suchen.

$$\text{Säure} + \text{Base} \; \underset{\text{Hydrolyse}}{\overset{\text{Neutralisation}}{\rightleftharpoons}} \; \text{Salz} + \text{Wasser}$$

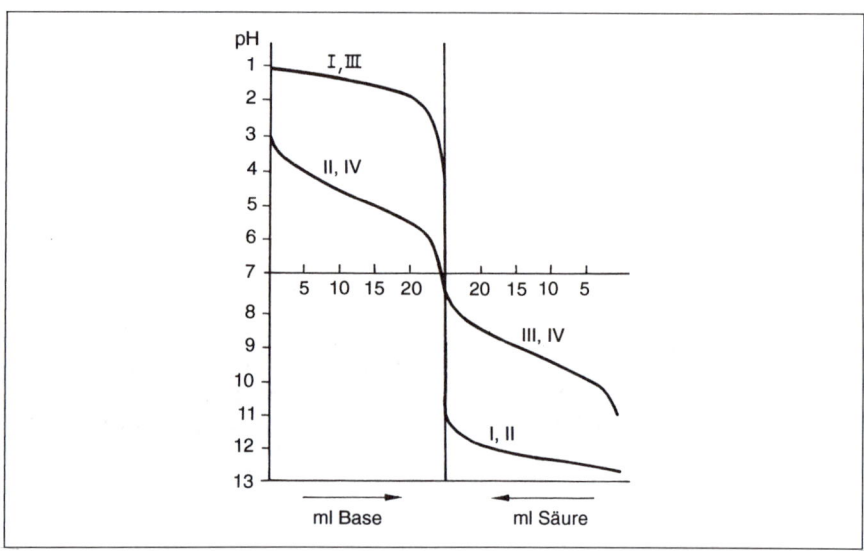

Neutralisationskurven
I. Titration: starke Säure + starke Base, II. Titration: schwache Säure + starke Base, III. Titration: starke Säure + schwache Base, IV. Titration: schwache Säure + schwache Base.

Es muß Ziel jeder Neutralisationsanalyse sein, durch Indikatoren möglichst genau den Äquivalenzbereich des jeweils vorliegenden Titrationssystems zu erfassen.

Tabelle: Farbindikatoren in der Neutralisationsanalyse

Indikator	pH-Bereich	Farbumschlag
		sauer / alkalisch
Metanilgelb	1,2– 2,3	Rot/Gelborange
Thymolblau	1,2– 2,8	Rot/Gelb
Bromphenolblau	2,8– 4,4	Gelb/Blau
Methylorange	3,0– 4,4	Rot/Gelb
Bromcresolgrün	3,6– 5,2	Gelb/Blau
Methylrot	4,4– 6,0	Rot/Gelb
Bromcresolpurpur	5,2– 6,8	Gelb/Blauviolett
Bromthymolblau	5,8– 7,4	Gelb/Blau
Phenolrot	6,8– 8,4	Gelb/Rotviolett
Cresolrot	7,0– 8,6	Gelb/Purpurrot
Thymolblau	8,0– 9,6	Olivgrün/Blau
Phenolphthalein	8,2–10,0	Farblos/Rot
Thymolphthalein	9,3–10,5	Farblos/Blau

Die unterschiedliche Lage des Äquivalenzpunktes bei den verschiedenen Neutralisationsanalysen macht die Verwendung verschiedener Indikatoren erforderlich, die im neutralen, sauren oder alkalischen Bereich umschlagen, je nachdem, in welchem pH-Intervall sich der Äquivalenzbereich befindet.

Indikatoren

Die Indikatoren ermöglichen die Erkennung des Äquivalenzpunktes, weil sie innerhalb bestimmter pH-Wert-Bereiche charakteristische Farbumschläge zeigen.

1. Bei der Titration einer starken Säure mit einer starken Base, oder umgekehrt, ist grundsätzlich jeder der gebräuchlichen Indikatoren verwendbar.
   Um Ungenauigkeiten zu vermeiden, sollte man jedoch einen Indikator wählen, dessen Umschlagsbereich in der Nähe des Äquivalenzpunktes liegt.
2. Schwache Basen werden mit einer starken Säure titriert unter Verwendung eines Indikators, der im sauren Bereich umschlägt (alkaliempfindliche Indikatoren).
3. Schwache Säuren werden mit einer starken Base titriert unter Verwendung eines Indikators, der im alkalischen Bereich umschlägt (säureempfindliche Indikatoren).

Bei allen diesen Indikatoren handelt es sich um organische Farbstoffe, die den Charakter schwacher Säuren oder schwacher Basen besitzen und die im undissoziierten Zustand eine andere Farbe und Konstitution haben als in der Ionenform.

$$\text{Indikatorbase} + H^{\oplus} \rightleftarrows \text{Indikator}$$

Das sei am Beispiel des *Phenolphthaleins* erläutert:
Phenolphthalein ist in saurer Lösung farblos, in alkalischer Lösung rot und in stark alkalischer Lösung wieder farblos:

farblos   rot   farblos

Mischindikatoren

Der Farbumschlag mancher Indikatoren ist für das menschliche Auge wenig kontrastreich; so verläuft z. B. bei Methylorange der Farbwechsel von Rot über Orange nach Gelb. Man kann den Farbumschlag schärfer gestalten, wenn man mit einem anderen Indikator oder einem indifferenten Farbstoff mischt, wobei deren Eigenfarbe zu der des Indikators innerhalb des Umschlagintervalls komplementär sein muß. So wird z. B. im Methylorange-Mischindikator Methylorange mit Bromcresolgrün gemischt; der Farbumschlag erfolgt von Orange über Grau nach Grün. Der graue Zwischenton erleichtert das Erkennen der Farbtöne vor und nach Beendigung der Titration.

Das DAB 1996 nennt folgende Mischindikatoren:

Bromphenolblau-Mischindikator: Bromphenolblau + Metanilgelb

Methylorange-Mischindikator: Methylorange + Bromcresolgrün. pH 3,0 (orange) bis 4,4 (olivgrün)

Methylrot-Mischindikator: Methylrot + Methylenblau. pH 5,2 (rotviolett) bis 5,6 (grün)

Eriochromschwarz-T-Mischindikator: Eriochromschwarz-T + Methylorange

Maßlösungen

Für acidimetrische und alkalimetrische Titrationen werden in der Hauptsache folgende Maßlösungen gebraucht:

0,1 N-Kaliumhydroxid-Lösung
0,5 N-Kaliumhydroxid-Lösung, ethanolische
  1 N Natriumhydroxid-Lösung
0,1 N-Natriumhydroxid-Lösung
0,1 N-Natriumhydroxid-Lösung, ethanolische
  1 N Salzsäure
0,1 N-Salzsäure
  1 N Schwefelsäure
0,1 N-Schwefelsäure

Herstellung der Maßlösungen

a) 0,1 N-Kaliumhydroxid-Lösung

6 g Kaliumhydroxid R werden in kohlendioxidfreiem Wasser R zu 1000,0 ml gelöst.
Da Kaliumhydroxid oftmals mit einer äußeren Schicht von Kaliumcarbonat überzogen ist, sollte die Einwaage um etwa 10 % erhöht werden; man kann die KOH-Rotuli vor dem Lösen kurz mit wenig Wasser waschen.

Einstellung: 20,0 ml der Kaliumhydroxid-Lösung werden mit 0,5 ml Phenolphthalein-Lösung R versetzt und mit 0,1 N-Salzsäure titriert.

$$F = F_{HCl} \cdot \frac{a}{20}$$

a = Verbrauch Milliliter 0,1 N-Salzsäure

b) 0,5 N-Kaliumhydroxid-Lösung, ethanolische

3 g Kaliumhydroxid R werden in 5 ml Wasser gelöst. Die Lösung wird mit aldehydfreiem Ethanol 96 % R zu 100,0 ml verdünnt.

Auch hier sollte die Einwaage aus den unter a) beschriebenen Gründen erhöht werden. Außerdem sollte man die Lösung 24 Stunden lang stehen lassen und dann von einem evtl. Niederschlag aus in Ethanol unlöslichem Kaliumcarbonat abfiltrieren.

Einstellung: 20,0 ml der ethanolischen Kaliumhydroxid-Lösung werden nach Zusatz von 0,5 ml Phenolphthalein-Lösung R mit 0,5 N-Salzsäure titriert.

$$F = F_{HCl} \cdot \frac{a}{20}$$

a = Verbrauch Milliliter 0,5 N-Salzsäure

c) 1 N-Natriumhydroxid-Lösung

42 g Natriumhydroxid R werden in kohlendioxidfreiem Wasser R zu 1000,0 ml gelöst.

Die erhaltene Lösung ist nicht carbonatfrei. Zur Neutralisation einer bestimmten Menge dieser Lösung sind deshalb je nach Indikator unterschiedliche Volumina 1 N-HCl erforderlich. Aus diesem Grunde soll der Faktor jeweils unter der Verwendung des bei der entsprechenden Titration angegebenen Indikators mit 1 N-Salzsäure ermittelt werden.
Man findet z. B. gegen Phenolphthalein einen kleineren Faktor als gegen Methylorange.

Einstellung: 20,0 ml der Natriumhydroxid-Lösung werden unter Verwendung des bei der entsprechenden Titration angegebenen Indikators mit 1 N-Salzsäure titriert.

Alle schwächeren Natriumhydroxid-Maßlösungen werden durch Verdünnen der 1 N-Natriumhydroxid-Lösung mit Wasser hergestellt. Der Faktor wird jeweils durch Titration mit einer entsprechenden Salzsäure gegen den Indikator ermittelt, der auch bei der Bestimmung verwendet werden soll.

d) 0,1 N-Natriumhydroxid-Lösung, ethanolische

250 ml wasserfreies Ethanol R werden mit 3,3 g Natriumhydroxid-Lösung 40 % R versetzt.

Einstellung: Die Einstellung erfolgt gegen Benzoesäure Urtitersubstanz. Etwa 0,200 g Benzoesäure RV werden genau gewogen und in einer Mischung aus 10 ml Ethanol 96 % R und 2 ml Wasser gelöst.
Die Lösung wird unter Zusatz von 0,2 ml Thymolphthalein-Lösung R mit der ethanolischen Natriumhydroxid-Lösung titriert.

1 ml ethanolische 0,1 N-Natriumhydroxid-Lösung entspricht 12,21 mg Benzoesäure.

$$F = \frac{e}{0,01221 \cdot a}$$

$$F = 81,90 \cdot \frac{e}{a}$$

e = Einwaage Gramm Benzoesäure RV
a = Verbrauch Milliliter 0,1 N-ethanolische Natriumhydroxid-Lösung

Der Faktor soll jeweils vor Gebrauch bestimmt werden.

e) 1 N-Salzsäure

103,0 g Salzsäure 36 % R werden mit Wasser zu 1000,0 ml verdünnt.

Einstellung: Die Einstellung erfolgt gegen Natriumcarbonat Urtitersubstanz.

Etwa 1,000 g Natriumcarbonat RV wird genau gewogen und in 50 ml Wasser gelöst. Nach Zusatz von 0,1 ml Methylorange-Lösung R wird mit der Salzsäure bis zur beginnenden Farbänderung nach Rötlichgelb titriert.
Sodann erhitzt man 2 Minuten lang zum Sieden und titriert nach dem Abkühlen die wieder gelb gefärbte Lösung bis zum Farbumschlag nach Rötlichgelb.
1 ml 1 N-Salzsäure entspricht 53,00 mg Na_2CO_3.

$$F = \frac{e}{0,0530 \cdot a}$$

$$F = 18,87 \cdot \frac{e}{a}$$

e = Einwaage Gramm Natriumcarbonat RV
a = Verbrauch Milliliter 1 N-Salzsäure

Durch Salzsäure werden die Carbonat-Ionen zu Kohlensäure protoniert, die sofort in Wasser und Kohlendioxid zerfällt. Durch Aufkochen der Lösung wird das Kohlendioxid aus dem Gleichgewicht entfernt.

Alle schwächeren Salzsäure-Maßlösungen werden durch Verdünnen der 1 N-Salzsäure mit Wasser hergestellt.
Der Faktor wird unter Verwendung einer entsprechenden Menge Natriumcarbonat RV ermittelt.

f) 1 N-Schwefelsäure

28 ml Schwefelsäure 96 % R werden vorsichtig in Wasser gelöst; die Lösung wird mit Wasser zu 1000,0 ml verdünnt.

Einstellung: Wie 1 N-Salzsäure gegen Natriumcarbonat Urtitersubstanz.

Alle schwächeren Schwefelsäure-Maßlösungen werden durch Verdünnen der 1 N-Schwefelsäure mit Wasser hergestellt.
Der Faktor wird unter Verwendung einer entsprechenden Menge Natriumcarbonat RV ermittelt.

Beispiele

1. Bestimmung einer starken Säure mit einer starken Base

Schwefelsäure 96 % R, Gehaltsbestimmung

Ein Erlenmeyerkolben mit Glasstopfen, der 30 ml Wasser enthält, wird genau gewogen. 0,8 ml Schwefelsäure werden eingefüllt; nach dem Abkühlen wird erneut gewogen. Nach Zusatz von 0,1 ml Methylrot-Lösung R titriert man mit 1 N-Natriumhydroxid-Lösung.
1 ml 1 N-Natriumhydroxid-Lösung entspricht 49,04 mg H_2SO_4.

Umsetzung: $H_2SO_4 + 2\,NaOH \rightarrow Na_2SO_4 + 2\,H_2O$

Einwaage: 1,8352 g H_2SO_4

Verbrauch: 35,5 ml 1 N-NaOH

Berechnung: 1,0 ml 1 N-NaOH $\triangleq$ 49,04 mg H_2SO_4
 35,5 ml 1 N-NaOH $\triangleq$ 1740,92 mg H_2SO_4
Das entspricht einem Gehalt von 94,8 %

2. Bestimmung einer schwachen Säure mit einer starken Base

Essigsäure 98 % R, Gehaltsbestimmung

Etwa 5,00 g Substanz, genau gewogen, werden in einem Meßkolben mit Wasser zu 100,0 ml verdünnt. 25,0 ml der Verdünnung werden nach Zusatz von 0,5 ml Phenolphthalein-Lösung R mit 1 N-Natriumhydroxid-Lösung titriert.
1 ml 1 N-Natriumhydroxid-Lösung entspricht 60,1 mg Essigsäure.

Umsetzung: $CH_3COOH + NaOH \rightarrow CH_3COO^{\ominus}Na^{\oplus} + H_2O$

Einwaage: 4,551 g CH_3COOH
davon $^{1}/_{4} = 1,138$ g

Verbrauch: 17,9 ml 1 N-Natriumhydroxid-Lösung

Berechnung: 1,0 ml 1 N-NaOH $\triangleq$ 60,10 mg CH_3COOH
17,9 ml 1 N-NaOH $\triangleq$ 1075,79 mg CH_3COOH

Das entspricht einem Gehalt von 94,5%; damit genügt die untersuchte Essigsäure nicht den Anforderungen des Arzneibuches.

3. Chelatometrische Titration

Borsäure, Gehaltsbestimmung

Etwa 1,000 g Substanz, genau gewogen, wird unter Erwärmen in einer Lösung von 15 g Mannitol R in 100 ml Wasser gelöst. Nach Zusatz von 0,5 ml Phenolphthalein-Lösung R wird mit 1 N-Natriumhydroxid-Lösung bis zur Rosafärbung titriert.
1 ml 1 N-Natriumhydroxid-Lösung entspricht 61,8 mg H_3BO_3.

Umsetzung: Borsäure ist eine sehr schwache Säure, die sich nicht direkt mit Basen titrieren läßt. Bei Zusatz von mehrwertigen Alkoholen mit benachbarten OH-Gruppen, wie z. B. Mannitol, entsteht durch Veresterung eine einwertige, komplexe Säure (Bor-Chelat), die etwa die Stärke der Essigsäure hat und somit titrierbar ist.
Dabei reagieren die drei OH-Gruppen der Borsäure mit 2 Molekülen Mannitol unter Abspaltung von 3 Molekülen Wasser. Gleichzeitig bildet sich eine vierte Bindung vom Sauerstoff zur Elektronenlücke des Bors unter Abspaltung eines Protons vom Sauerstoff, das mit Base titriert werden kann.

Teilformel   Borsäure
des Mannitol

Borsäureester

Bor-Chelat

Einwaage: 0,884 g Borsäure

Verbrauch: 14,28 ml 1 N-Natriumhydroxid-Lösung

Berechnung: 1,00 ml 1 N-NaOH $\triangleq$ 61,8 mg H_3BO_3
                14,28 ml 1 N-NaOH $\triangleq$ 882,5 mg H_3BO_3

0,8825 g entsprechen einem Gehalt von 99,8 %.

In analoger Weise kann auch Natriumtetraborat bestimmt werden.

4. Titration von Ammoniumsalzen

Ammoniumchlorid, Gehaltsbestimmung

Etwa 1,000 g Substanz, genau gewogen, wird in 20 ml Wasser gelöst. 1 bis 2 Minuten nach Zusatz einer Mischung von 5 ml Formaldehyd-Lösung R, die man zuvor gegen Phenolphthalein-Lösung R neutralisiert hat, und 20 ml Wasser wird langsam mit 1 N-Natriumhydroxid-Lösung unter Zusatz von 0,2 ml Phenolphthalein-Lösung R bis zur Rotfärbung titriert. 1 ml 1 N-Natriumhydroxid-Lösung entspricht 53,49 mg NH_4Cl.

Umsetzung: Salze des Ammoniaks sowie Salze primärer oder sekundärer Amine sind für eine alkalimetrische Titration gegen einen Farbindikator nicht sauer genug. Läßt man aber mit überschüssiger Formaldehyd-Lösung reagieren, so entstehen $H^\oplus$-Ionen, die mit Natriumhydroxid-Lösung gegen Phenolphthalein titriert werden können, und Hexamethylentetramin, das als sehr schwache Base die Titration nicht stört:

$$4\,NH_4{}^\oplus + 6\,HCHO \rightarrow (CH_2)_6N_4 + 4\,H^\oplus + 6\,H_2O$$

            Formal-   Hexamethy-
             dehyd   lentetramin

Die oft etwas säurehaltige Formaldehyd-Lösung wird zuvor mit Natriumhydroxid-Lösung neutralisiert.

Einwaage: 1,0850 g NH_4Cl

Verbrauch: 20,3 ml 1 N-NaOH

Berechnung: 1,0 ml 1 N-NaOH $\triangleq$ 53,49 mg NH_4Cl
               20,3 ml 1 N-NaOH $\triangleq$ 1085,847 mg NH_4Cl

1,0860 g NH_4Cl in einer Einwaage von 1,0850 g entsprechen einem Gehalt von 100,1 %.

5. Titration von Alkaloidsalzen und verwandten Verbindungen – Zweiphasentitration

Hier werden die Salze schwacher Basen mit einer starken Base titriert. Das Alkaloidkation ist in wäßriger Lösung eine zu schwache Säure, um mit Basen bestimmt werden zu können. In einem Gemisch Chloroform/Ethanol als

Lösungsmittel ist das Alkaloidkation jedoch eine hinreichend starke Säure; eine Bestimmung mit Natriumhydroxid-Lösung ist möglich.
Das DAB 10 verwendet diese Bestimmungsmöglichkeit bei Hydromorphonhydrochlorid und Oxycodonhydrochlorid.
Für Übungszwecke kann z. B. Chininsulfat verwendet werden.

Chininsulfat, Gehaltsbestimmung

Etwa 0,30 g Substanz werden genau gewogen und in einer Mischung aus 30,0 ml Ethanol 96 % R und 15 ml Chloroform R gelöst. Nach Zusatz von 1,0 ml Phenolphthalein-Lösung R wird unter kräftigem Schütteln mit 0,1 N-Natriumhydroxid-Lösung bis zur Rotfärbung titriert (Feinbürette).
1 ml 0,1 N-Natriumhydroxid-Lösung entspricht 37,34 mg Chininsulfat.

$$\left(-\overset{|}{\underset{|}{N}}-H\right)_2^{\oplus} + SO_4^{2\ominus} + 2Na^{\oplus}\ OH^{\ominus} \longrightarrow 2-\overset{|}{\underset{|}{N}}| + 2\ H_2O + 2\ Na^{\oplus} + SO_4^{2\ominus}$$

Einwaage: 0,2895 g Chininsulfat

Verbrauch: 8,1 ml 0,1 N-NaOH

Berechnung: 1,0 ml 0,1 N-NaOH $\triangleq$ 37,34 mg Chininsulfat
8,1 ml 0,1 N-NaOH $\triangleq$ 302,45 mg Chininsulfat

Das entspricht einem Gehalt von 104,5 %.

6. Bestimmung einer starken Base mit einer starken Säure

Natriumhydroxid, Gehaltsbestimmung

Etwa 2,000 g Substanz, genau gewogen, werden in ca. 80 ml kohlendioxidfreiem Wasser R gelöst. Unter Zusatz von 0,3 ml Phenolphthalein-Lösung R wird mit 1 N-Salzsäure titriert (Titration a).
Anschließend werden 0,3 ml Methylorange-Lösung R zugesetzt und mit 1 N-Salzsäure titriert (Titration b).
1 ml 1 N-Salzsäure bei Titration b entspricht 0,1060 g Na_2CO_3.
1 ml 1 N-Salzsäure, bei beiden Titrationen a und b verbraucht, entspricht 40,00 mg Gesamtalkali, berechnet als NaOH.

Umsetzung: Lösungen von Alkalihydroxiden enthalten immer auch Carbonat-Ionen durch die Reaktion mit dem Kohlendioxid der Luft.
Durch eine Zweistufentitration (Simultan-Titration) lassen sich die Hydroxid-Ionen neben den Carbonat-Ionen bestimmen.

Bei der Titration a werden die $OH^{\ominus}$-Ionen neutralisiert:

$$OH^{\ominus} + H^{\oplus} \rightarrow H_2O$$

sowie die Carbonat-Ionen in Hydrogencarbonat-Ionen überführt:

$$CO_3^{2\ominus} + H^{\oplus} \rightarrow HCO_3^{\ominus}$$

Bei der Titration b werden die Hydrogencarbonat-Ionen neutralisiert:

$$HCO_3^{\ominus} + H^{\oplus} \rightarrow H_2CO_3 \rightarrow CO_2 + H_2O$$

Aus dem Ergebnis der beiden Titrationen läßt sich der Gesamtalkaligehalt berechnen.

Einwaage: 2,0125 g NaOH

Verbrauch: Titration b: 2 ml 1 N-HCl
               Gesamttitration: 48 ml 1 N-HCl

Berechnung: Carbonat-Gehalt: 1 ml 1 N-HCl $\triangleq$ 0,1060 mg Na_2CO_3
                          2 ml 1 N-HCl $\triangleq$ 0,2120 mg Na_2CO_3

Das entspricht, bezogen auf die Einwaage, einem Gehalt von 10,5 % Na_2CO_3.

Gesamtalkali-Gehalt: 1 ml 1 N-HCl $\triangleq$ 40,00 mg Gesamtalkali
                        48 ml 1 N-HCl $\triangleq$ 1920,00 mg Gesamtalkali

Das entspricht, bezogen auf die Einwaage, einem Gehalt von 95,4 %, berechnet als NaOH.

Damit genügt die Substanz nicht den Anforderungen des DAB 1996.

7. Titration von Carbonaten (Verdrängung schwacher Säuren)

Natriumcarbonat-Monohydrat, Gehaltsbestimmung

Etwa 1,000 g Substanz, genau gewogen, wird in 25 ml Wasser gelöst. Die Lösung wird in Gegenwart von 0,2 ml Methylorange-Lösung R mit 1 N-Salzsäure titriert.
1 ml 1 N-Salzsäure entspricht 52,99 mg Na_2CO_3.

Umsetzung: Carbonat läßt sich gegen Methylorange mit 1 N-Salzsäure als zweiwertige Base genau titrieren.

$$CO_3^{2\ominus} + 2H^{\oplus} \rightarrow CO_2 + H_2O$$

Die Titration gelingt besonders genau, wenn das gebildete Kohlendioxid nach Erreichen des Endpunktes durch kurzes Erhitzen vertrieben wird und die Bestimmung dann durch Nachtitrieren bis zum erneuten Indikatorumschlag zu Ende geführt wird.

Einwaage: 0,6211 g $Na_2CO_3 \cdot H_2O$

Verbrauch: 10,2 ml 1 N-HCl

Berechnung: 1,0 ml 1 N-HCl $\triangleq$ 52,99 mg Na_2CO_3
               10,2 ml 1 N-HCl $\triangleq$ 540,5   mg Na_2CO_3

Das entspricht einem Gehalt von 87,02 % Na_2CO_3.

4.3.2.2 Titrationen im wasserfreien Medium

Dieses maßanalytische Verfahren läßt sich zur Bestimmung schwacher bis sehr schwacher Säuren und Basen verwenden.

Grundlagen

Die Titration von Säuren und Basen in wäßrigen Lösungen ist dann möglich, wenn die *Dissoziationskonstanten* von Säuren mindestens 10^{-8} und die der Basen mindestens 10^{-6} betragen. In nicht wäßrigen Lösungen ist aber eine Bestimmung von Substanzen noch möglich, deren Dissoziationskonstanten bis zu 10^{-14} reichen, die also in wäßrigem Milieu praktisch neutral reagieren würden. Eine Titration solcher Stoffe in Wasser ist unmöglich, weil das bei der Neutralisation entstehende Salz sofort mit dem Lösungsmittel reagieren würde; diese Reaktion ist als Hydrolyse bekannt:

$$[\text{Base}-\text{H}]^{\oplus} + \text{HOH} \rightleftarrows \text{Base} + [\text{H}_3\text{O}]^{\oplus}$$
$$[\text{Säure}]^{\ominus} + \text{HOH} \rightleftarrows \text{Säure}-\text{H} + \text{OH}^{\ominus}$$

Wegen solcher Konkurrenzreaktionen mit dem Lösungsmittel kann ein scharfer Titrationsendpunkt nicht erwartet werden.

Die Titrationskurven von Bestimmungen sehr schwacher Basen mit starken Säuren bzw. sehr schwacher Säuren mit starken Basen verlaufen darüberhinaus so flach, daß kein Äquivalenzbereich, sondern bestenfalls ein Äquivalenzpunkt resultiert, für den sich ein passender Indikator nur schwer finden läßt.

Ein weiterer Grund für die Nichtanwendung von Wasser als Lösungsmittel ist dessen amphoteres Verhalten; Wasser vermindert infolge seines amphoteren Charakters die Stärke von Säuren und Basen. Wird eine starke Säure, wie Salzsäure, in Wasser gelöst, so erfolgt eine Reaktion mit dem Lösungsmittel:

$$\text{HCl} + \text{H}_2\text{O} \rightleftarrows [\text{H}_3\text{O}]^{\oplus} + \text{Cl}^{\ominus}$$

Dabei tritt an die Stelle der starken Säure HCl die schwächere Säure $[\text{H}_3\text{O}]^{\oplus}$. Entsprechend setzt sich eine starke Base mit Wasser zu einer schwächeren Base um. Es sind also in Wasser nur begrenzte Säure- und Basestärken möglich. Stärkste mögliche Säure ist demnach das Hydroxoniumion $[\text{H}_3\text{O}]^{\oplus}$, dessen Acidität in Gegenwart überschüssigen Wassers nicht ausreicht, um bei der Titration sehr schwacher Basen einen scharfen Umschlagspunkt zu erzielen. Andererseits reicht die Basizität der stärkstmöglichen Base, des Hydroxidions $\text{OH}^{\ominus}$, nicht zur scharfen Bestimmung einer sehr schwachen Säure aus. Wasser besitzt somit einen nivellierenden Einfluß auf die Stärke von Säuren und Basen.

Die Neutralisationsreaktionen im wäßrigen und im nicht-wäßrigen Milieu lassen sich mit der *Säure-Basen-Theorie nach Brönsted* in einleuchtender Weise erklären. Danach versteht man unter einer Säure eine Verbindung, die Protonen abgeben kann *(Protonendonator)*, was im wäßrigen Milieu zur Bildung von Hydroxonium-Ionen führt, die die Acidität bedingen, während eine Base eine Verbindung ist, die Protonen anlagert *(Protonenakzeptor)*, was im wäßrigen Milieu zur Bildung von Hydroxid-Ionen führt, die die Basizität verursachen. Bei allen Neutralisationen handelt es sich dann nur noch um einen Austausch von Protonen:

$$[H_3O]^{\oplus} + OH^{\ominus} \rightleftarrows 2\,H_2O$$

Überträgt man diese Überlegungen vom Wasser- auf das Essigsäure-System, das sich für Arbeiten im nicht-wäßrigen Milieu als besonders geeignet erwiesen hat, so entspricht dem Hydroxonium-Ion des Aquo-Systems das *Acetacidium-Ion* und dem Hydroxid-Ion das Acetat-Ion; Neutralisation tritt nach folgender Gleichung ein:

$$[CH_3COOH_2]^{\oplus} + CH_3COO^{\ominus} \rightleftarrows 2\,CH_3COOH$$
Acetacidium-Ion

Weshalb ist nun eine in Wasser sehr schwache Base z. B. in wasserfreier Essigsäure, die oft als Lösungsmittel bei wasserfreien Titrationen benutzt wird, bereits eine mäßig starke Base? Der Grund liegt in der unterschiedlichen *Protonenaffinität* zwischen der Base und dem Lösungsmittel. Starke Säuren und Basen zeigen einen großen Unterschied zwischen der eigenen Protonenaffinität und der des Lösungsmittels; ist der Unterschied klein, so tritt nur eine geringe Umwandlung in Ionen ein; das entspricht dann einer geringen Säure- bzw. Basenstärke.

Man kann Säuren und Basen nach steigender bzw. fallender Protonenaffinität in ein Schema ordnen:

Fallende Protonenaffinität

$\uparrow$

HClO$_4$
HCl
CH$_3$COOH
H$_2$S
H$_2$O
prim. u. tert. Amine
sek. Amine
NaOH
NR$_4$OH   *Steigende Protonenaffinität*

$\downarrow$

Nur die ganz oben und ganz unten stehenden Glieder sind absolute Säuren bzw. Basen. Alle übrigen bezeichnet man als *Ampholyte*. Ob sich diese Stoffe als Säure oder Base verhalten, ist mit eine Funktion des Partners.

Die Basizität einer schwachen Base kann also gesteigert werden, wenn das Lösungsmittel Wasser durch ein anderes ersetzt wird, das eine kleinere Protonenaffinität als das Wasser besitzt, z. B. durch Essigsäure.

Wie jeder andere Dissoziationsvorgang wird auch die Protonenaufnahme und -abspaltung durch die Dielektrizitätskonstante des Lösungsmittels beeinflußt.

Die *Dielektrizitätskonstante* (DK) soll so groß sein, daß Perchlorsäure noch vollständig dissoziiert ist.

Betrachtet man das *Coulombsche Gesetz,*

$$K = \frac{1}{DK} \cdot \frac{e_1 \cdot e_2}{r^2} \qquad \begin{aligned} DK_{Wasser} &= 80{,}4 \\ DK_{Eisessig} &= 6{,}2 \end{aligned}$$

das besagt, daß sich zwei elektrisch geladene Teilchen mit einer Kraft K anziehen, die den beiden Ladungen direkt und dem Quadrat des Abstandes der Ladungsschwerpunkte umgekehrt proportional ist, so erkennt man, daß die Kraft, mit der sich zwei Ionen in wasserfreiem Eisessig anziehen, etwa 13mal größer ist als in Wasser. Daher ist auch nur eine sehr starke Säure, wie z. B. Perchlorsäure, mit einer sehr geringen Protonenaffinität, in Eisessig noch weitgehend dissoziiert.

Titration schwacher Basen

Als *Maßlösung* für die Titration schwacher Basen in nicht wäßrigen Lösungen dient *Perchlorsäure in Essigsäure*. Da Essigsäure eine größere Protonenaffinität hat als Perchlorsäure, verhält erstere sich hier als Base:

$$HClO_4 + CH_3COOH \rightleftarrows ClO_4^{\ominus} + [CH_3COOH_2]^{\oplus}$$

Diese Umsetzung erfolgt bereits im Titriermittel und man titriert in Wirklichkeit mit einer *Acetacidium-Ionen-Lösung*; andernfalls ließe sich eine Titration, bei der nicht wasserfreie Essigsäure, sondern z. B. sog. neutrale (aprotische) Lösungsmittel wie Benzol, Dimethylformamid, Chloroform, Dioxan etc. verwendet werden, nicht erklären.

Herstellung von 0,1 N-Perchlorsäure

8,5 ml Perchlorsäure R werden in einem Meßkolben mit etwa 900 ml Essigsäure 98 % R gemischt. Man versetzt mit 30 ml Acetanhydrid R, damit das in der Perchlorsäure enthaltene Wasser durch Hydrolyse des Acetanhydrids verbraucht wird.
Anschließend wird mit Essigsäure 98 % R zu 1000,0 ml verdünnt und gemischt.
Man läßt 24 Stunden stehen und bestimmt dann den Wassergehalt der Maßlösung nach der Karl-Fischer-Methode (ohne Verwendung von Methanol). Beträgt der Wassergehalt mehr als 0,2 %, setzt man weiteres Acetanhydrid zu; findet man kein titrierbares Wasser, so wird der Lösung so viel Wasser zugesetzt, daß der Wassergehalt zwischen 0,1 und 0,2 % liegt (vgl. S. 172).
Die Maßlösung ist erst 24 Stunden nach der Herstellung zu verwenden.

Die *Einstellung* erfolgt gegen in Essigsäure gelöstes Kaliumhydrogenphthalat.

Dazu werden etwa 0,350 g Kaliumhydrogenphthalat RV in 50 ml wasserfreier Essigsäure R, falls erforderlich unter gelindem Erwärmen, gelöst. Die Lösung wird nach dem Abkühlen unter Luftausschluß mit der Perchlorsäure-Lösung unter Zusatz von 0,05 ml Kristallviolett-Lösung R titriert.
1 ml 0,1 N-Perchlorsäure entspricht 20,42 mg Kaliumhydrogenphthalat.

$$F = 48,97 \cdot \frac{e}{a}$$

e = Einwaage Gramm Kaliumhydrogenphthalat RV
a = Verbrauch ml 0,1 N-Perchlorsäure

Perchlorsäure-Lösungen anderer Normalität werden durch entsprechendes Verdünnen der 0,1 N-Lösung mit wasserfreier Essigsäure R hergestellt. Man sollte beachten, daß Eisessig-Lösungen eine große thermische Ausdehnung zeigen und daß deshalb immer mit gleich temperierten Lösungen gearbeitet werden muß.
Erfolgen die Einstellung der Maßlösung und die Durchführung der Titration – bei gleicher Bestimmung des Endpunktes – bei unterschiedlichen Temperaturen, so läßt das Arzneibuch eine Korrektur durchführen nach folgender Gleichung:

$$V_c = V[1 + (t_1 - t_2)\,0,0011]$$

dabei ist t_1 = Temperatur bei der Einstellung
t_2 = Temperatur bei der Titration
V = Verbrauch an Perchlorsäure bei der Titration
V_c = korrigierter Verbrauch

Die Gehaltsberechnung wird dann mit V_c durchgeführt.

Endpunktsbestimmung

a) Indikatormethode

In vielen Fällen wird der Endpunkt der Titration mit Hilfe von Indikatoren bestimmt.
Die verwendeten Indikatoren müssen schwächer basisch sein als die zu titrierende Base und dürfen erst dann protoniert werden, wenn die zu titrierende Base bereits quantitativ Protonen aufgenommen hat. Der Übergang von der nicht protonierten in die protonierte Form muß Anlaß für den Farbwechsel sein.

$$\text{Indikator} + [CH_3COOH_2]^{\oplus} \xrightarrow[\text{Farbwechsel}]{} [\text{Indikator-H}]^{\oplus} + CH_3COOH$$

Es werden vorwiegend verwendet: Naphtholbenzein
Kristallviolett

Naphtholbenzein   Kristallviolett

b) Potentiometrische Methode

Bei zahlreichen Arzneistoffen läßt das Arzneibuch den Endpunkt potentiometrisch bestimmen.

Prinzip: Bei der potentiometrischen Endpunktsbestimmung wird der Äquivalenzpunkt durch eine physikalisch-chemische Größe, den sog. *Potentialsprung*, angezeigt.

Dazu wird die Änderung der Potentialdifferenz zwischen einer Indikatorelektrode (Meßelektrode), die durch eine der reagierenden Ionenarten polarisierbar ist, und einer Bezugselektrode in Abhängigkeit von der hinzugegebenen Menge an Reagenzlösung verfolgt. Am Äquivalenzpunkt tritt ein Potentialsprung auf, der den Endpunkt der Titration anzeigt.

Gemessen wird also die Potentialdifferenz zwischen den Elektroden einer galvanischen Kette aus Meßelektrode und Bezugselektrode.

Die Meßelektrode muß so gewählt sein, daß sie nur auf die Konzentration der Ionenart anspricht, die gemessen werden soll, in diesem Fall Wasserstoff-Ionen. Die Bezugselektrode ist unabhängig von der Zusammensetzung der Elektrolyt-Lösung. Beide Elektroden werden an ein Potentiometer angeschlossen.

Als *Meßelektrode* wird meistens eine *Glaselektrode*, als *Bezugselektrode* meistens eine *Kalomelelektrode* verwendet. Das Spezialglas der Glasmembran ist in Wasser an der Oberfläche quellbar; bei diesem Quellvorgang werden $Na^\oplus$-Ionen des Glases gegen Wasserstoffionen ausgetauscht. Die

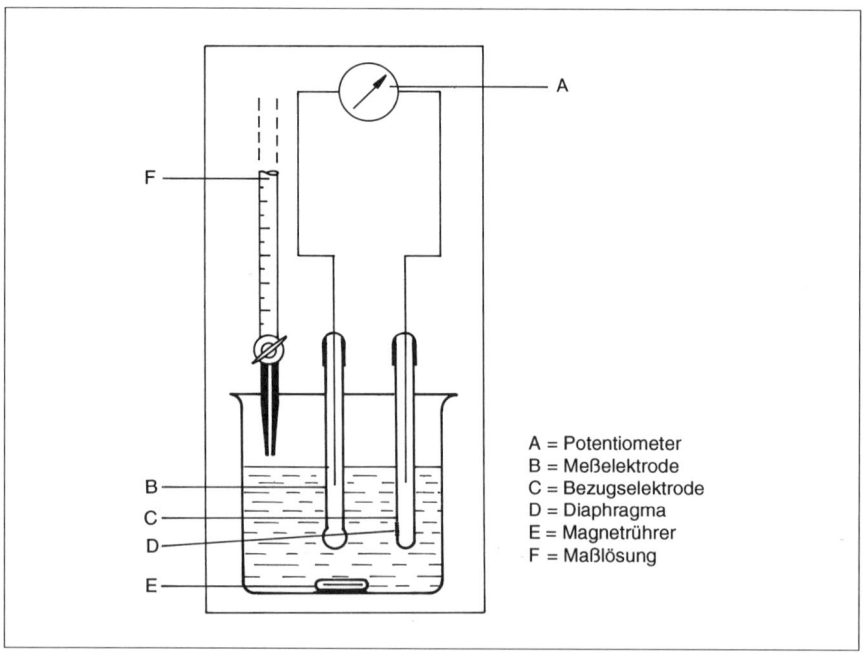

A = Potentiometer
B = Meßelektrode
C = Bezugselektrode
D = Diaphragma
E = Magnetrührer
F = Maßlösung

Potentiometrische Endpunktsbestimmung (Meßanordnung)

Menge der ausgetauschten Ionen hängt von der Wasserstoffionen-Aktivität der Lösung ab. Die unterschiedliche Verteilung der Wasserstoffionen zwischen Glasmembran und Lösung führt zur Ausbildung einer Spannung zwischen Membranoberfläche und Flüssigkeitsgrenzfläche. Diese Spannung bleibt im Inneren der Glaselektrode konstant, da die Wasserstoffionenaktivität der Innenlösung sich nicht ändert.

Jede Änderung der Wasserstoffionenaktivität der Außenlösung, z. B. durch Zugabe von Maßlösung während des Titriervorganges, bewirkt eine Spannungsänderung, die durch die leitende Glasmembran und die Innenlösung von der Elektrode an das Potentiometer abgeleitet wird. Die Spannung der Kalomelelektrode bleibt auch unter dem Einfluß schwacher Stromstöße konstant, so daß sie als Bezugselektrode verwendet werden kann.

Anstelle dieser, im Arzneibuch angegebenen Versuchsanordnung kann auch eine einfacher zu handhabende, sog. *Einstabmeßkette* verwendet werden, bei der sich die Bezugselektrode in der Ummantelung der Meßelektrode befindet und der Stromschlüssel durch ein Diaphragma im Mantel der Einstabmeßkette dargestellt wird (s. Abb.).

Die Einstabmeßkette wird in die Untersuchungslösung eingetaucht und mit einem Potentiometer verbunden (Durchführung s. S. 139)

Beispiele

a) Indikatormethode

Im DAB 1996 findet man sechs unterschiedliche Reaktionstypen, für die die folgenden Beispiele stehen sollen.

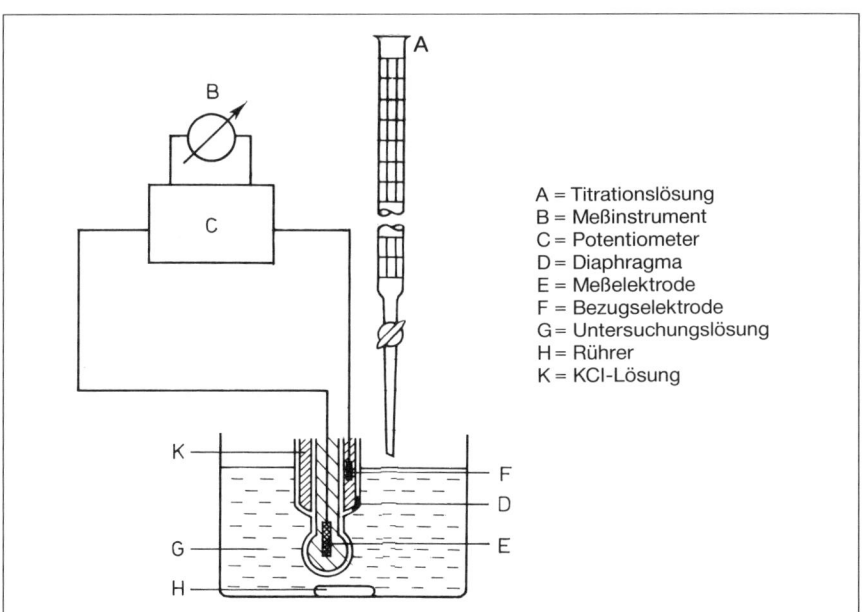

A = Titrationslösung
B = Meßinstrument
C = Potentiometer
D = Diaphragma
E = Meßelektrode
F = Bezugselektrode
G = Untersuchungslösung
H = Rührer
K = KCl-Lösung

Potentiometrische Endpunktsbestimmung mit der Einstabmeßkette

1. Bestimmung freier Amine

Nicotinamid, Gehaltsbestimmung

Etwa 0,250 g Substanz werden genau gewogen und unter schwachem Erwärmen in 20 ml wasserfreier Essigsäure R gelöst. Nach Zusatz von 5 ml Acetanhydrid R und einigen Tropfen Kristallviolett-Lösung R als Indikator wird mit 0,1 N-Perchlorsäure bis zum Umschlag nach Grünlichblau titriert. In gleicher Weise wird ein Blindversuch ohne Substanzeinwaage durchgeführt und das Ergebnis entsprechend berücksichtigt.
1 ml 0,1 N-Perchlorsäure entspricht 12,21 mg Nicotinamid.

Umsetzung

In der Maßlösung: $HClO_4 + CH_3COOH \rightarrow ClO_4^{\ominus} + [CH_3COOH_2]^{\oplus}$
In der Lösung:

Während der Titration reagieren die in der Maßlösung enthaltenen Acetacidium-Ionen mit den in der zu bestimmenden Lösung enthaltenen Acetat-Ionen zu Essigsäure:

$$[CH_3COOH_2]^{\oplus} + CH_3COO^{\ominus} \rightarrow 2\,CH_3COOH$$

2. Bestimmung von Aminen in aprotischen Lösungsmitteln

Aminophenazon R, Gehaltsbestimmung

Etwa 0,200 g Substanz werden genau gewogen und in 20 ml Chloroform R gelöst. Nach Zusatz von 0,05 ml Dimethylgelb-Lösung wird mit 0,1 N-Perchlorsäure bis zum Umschlag nach Rot titriert.
Es wird ein Blindversuch durchgeführt.
1 ml 0,1 N-Perchlorsäure entspricht 23,13 mg Aminophenazon.

Umsetzung

Das Aminophenazon wird durch die Acetacidium-Ionen direkt protoniert.

Indikator$+$ $[CH_3COOH_2]^\oplus$ $\rightarrow$ $[Indikator\text{-}H]^\oplus +$ CH_3COOH

gelb   rot

Diese Bestimmung ist nicht im DAB 1996 enthalten.

3. Titration von carbonsauren Salzen

Natriumbenzoat, Gehaltsbestimmung

Etwa 0,250 g Natriumbenzoat werden genau gewogen und in 20,0 ml wasserfreier Essigsäure R unter Erwärmen auf etwa 50 °C gelöst. Man läßt auf Raumtemperatur abkühlen und titriert nach Zusatz von 0,05 ml Naphtholbenzein-Lösung R mit 0,1 N-Perchlorsäure bis zum Umschlag nach Grün. 1 ml 0,1 N-Perchlorsäure entspricht 14,41 mg Natriumbenzoat.

Umsetzung

In der Lösung:

Während der Titration: $[CH_3COOH_2]^\oplus + CH_3COO^\ominus \rightarrow 2\,CH_3COOH$

4. Titration von Alkaloidsalzen

Sulfate, Phosphate, Nitrate usw.

Sulfationen verhalten sich gegenüber Acetacidiumionen wie einwertige Basen; sie werden bei der Titration mit Perchlorsäure in Hydrogensulfationen übergeführt:

$$SO_4^{2\ominus} + [CH_3COOH_2]^\oplus \rightarrow HSO_4^\ominus + CH_3COOH$$

Beispiel: Atropinsulfat

Phosphationen werden durch Perchlorsäure in Phosphorsäure übergeführt. Auf diese Weise lassen sich auch primäre Phosphate bestimmen. Mit dem Acetacidiumion findet die folgende Umsetzung statt:

$$H_2PO_4^\ominus + [CH_3COOH_2]^\oplus \rightarrow H_3PO_4 + CH_3COOH$$

Beispiel: Codeinphosphat

Nitrationen werden bei der Titration mit Perchlorsäure in Salpetersäure übergeführt:

$$NO_3^\ominus + [CH_3COOH_2]^\oplus \rightarrow HNO_3 + CH_3COOH$$

Beispiel: Pilocarpinnitrat

In allen drei Beispielen wird die Substanz in wasserfreier Essigsäure gelöst; man titriert mit 0,1 N-Perchlorsäure und bestimmt den Endpunkt mit Hilfe eines Indikators (Codeinphosphat) oder potentiometrisch (Atropinsulfat, Pilocarpinnitrat).

5. Titration von Halogensalzen organischer Basen

Morphinhydrochlorid, Gehaltsbestimmung

Etwa 0,350 g Substanz werden genau gewogen und in 30 ml wasserfreier Essigsäure R gelöst. Nach Zusatz von 6 ml Quecksilber(II)-acetat-Lösung R und 0,1 ml Kristallviolett-Lösung R als Indikator wird mit 0,1 N-Perchlorsäure bis zum Farbumschlag titriert.
1 ml 0,1 N-Perchlorsäure entspricht 32,18 mg Morphinhydrochlorid.

Umsetzung

Da Salzsäure in wasserfreier Essigsäure eine erheblich schwächere Säure ist als Perchlorsäure, verhält sich auch das Chlorid-Ion gegenüber dem Acetacidium-Ion wie eine Base, wobei die Umsetzung nicht quantitativ von links nach rechts verläuft:

$$Cl^{\ominus} + [CH_3COOH_2]^{\oplus} \rightleftarrows HCl + CH_3COOH$$

Eine maßanalytische Bestimmung ist aber auf der Grundlage der Gleichung möglich, wenn man die Reaktionslösung erhitzt, wobei HCl entweicht, oder wenn man einen Überschuß an Quecksilberacetat zusetzt, wobei sich in Eisessig undissoziiertes Quecksilber(II)-chlorid bildet, während eine äquivalente Menge Acetat-Ionen frei wird, die man dann bestimmt. Man kann mit einem Überschuß an Quecksilberacetat arbeiten, da dieses praktisch undissoziiert ist. Das Arzneibuch verwendet 6 ml Quecksilber(II)-acetat-Lösung pro Milliäquivalent Halogensalz.

$$2\,Cl^{\ominus} + Hg(CH_3COO)_2 \rightarrow HgCl_2 + 2\,CH_3COO^{\ominus}$$
$$CH_3COO^{\ominus} + [CH_3COOH_2]^{\oplus} \rightarrow 2\,CH_3COOH$$

Die übrigen Halogenid-Ionen verhalten sich analog.

6. Titration von Salzen NH-acider Verbindungen

Saccharin-Natrium, Gehaltsbestimmung

Etwa 0,200 g Substanz, genau gewogen, werden in 5 ml Essigsäure 98 % R unter schwachem Erwärmen gelöst und mit 25 ml Toluol R versetzt. Nach dem Erkalten wird unter Zusatz von 0,75 ml Naphtholbenzein-Lösung R mit 0,1 N-Perchlorsäure bis zum Farbumschlag nach Grün langsam titriert.
1 ml 0,1 N-Perchlorsäure entspricht 20,52 mg Saccharin-Natrium.

Umsetzung

Natriumsalze NH-acider Verbindungen reagieren mit Essigsäure unter Bildung von Acetationen;

$$\text{\textbackslash}N^{\ominus}Na^{\oplus} + H_3C-COOH \longrightarrow \text{\textbackslash}NH + H_3C-COO^{\ominus}Na^{\oplus}$$

diese werden durch Acetacidium-Ionen neutralisiert.

b) Potentiometrische Methode

Chininhydrochlorid, Gehaltsbestimmung

In einem Becherglas werden etwa 0,300 g Substanz genau gewogen und in einer Mischung aus 50 ml wasserfreier Essigsäure R und 20 ml Acetanhydrid R gelöst. Es werden 5 ml Quecksilber(II)-acetat-Lösung R zugesetzt.
Die Elektrode (hier Einstabmeßkette) wird vor der Bestimmung zweckmäßigerweise 2 Stunden in eine Mischung aus 100 Teilen Essigsäure, 10 Teilen Acetanhydrid und 1 Teil 0,1 N-Perchlorsäure getaucht, um sie an das nicht wäßrige Milieu anzupassen.
Anschließend taucht man die Elektrode in die zu titrierende Lösung und verbindet sie mit einem Potentiometer. Der Zeiger des Potentiometers wird auf 0 gestellt.
Bei Potentiometern moderner Bauart mit Digitalanzeige ist eine 0-Einstellung nicht mehr vorgesehen.
Unter ständigem Rühren, am besten mit einem Magnetrührer, gibt man aus einer Bürette 0,1 N-Perchlorsäure zu, und zwar zunächst in Anteilen von 1 ml und notiert die nach jeder Zugabe angezeigte Spannung. Sobald die Änderungen der Spannung größer werden, wird mit kleineren Anteilen von 0,1 bis 0,2 ml titriert. Werden dann die Änderungen wieder kleiner, können die Anteile wieder auf 1 ml erhöht werden.
Die Titration ist beendet, wenn nach mehrmaliger Zugabe von 1 ml jeweils nur kleine Spannungsänderungen auftreten.

V [ml 0,1 N-HClO$_4$]	E [mV]	V [ml 0,1 N-HClO$_4$]	E [mV]
0	0	13	56,0
1	1,5	14	62,0
2	4,0	15	69,0
3	6,5	15,1	99,0
4	10,0	15,2	107,0
5	14,5	15,4	160,0
6	19,0	15,5	175,0
7	23,0	15,7	180,0
8	27,0	16,0	195,0
9	31,5	17,0	220,0
10	37,0	18,0	260,0
11	42,0	19,0	270,0
12	49,0	20,0	280,0

Nun wird aus den notierten Werten für E [mV] und V [ml 0,1 N-HClO$_4$] eine Titrationskurve gezeichnet:

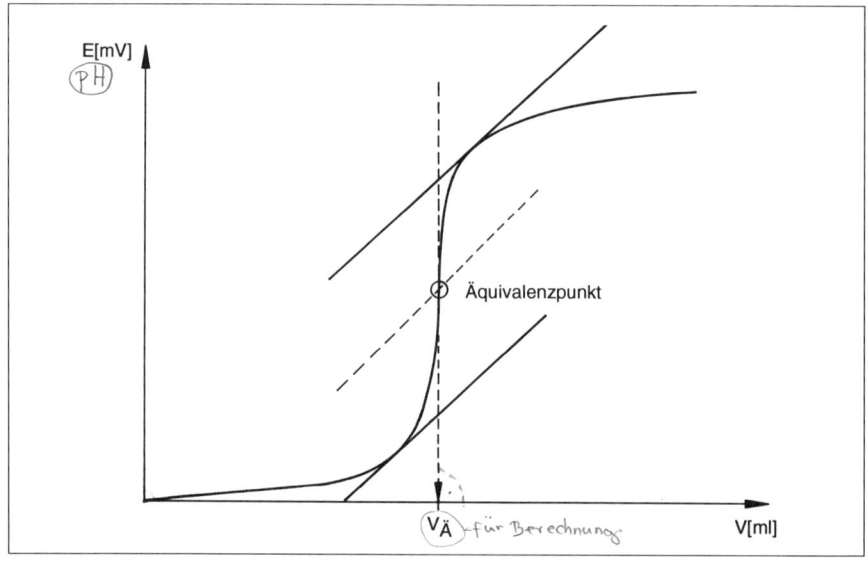

Potentiometrische Äquivalenzpunkt-Bestimmung, Wendepunktmethode

Der *Wendepunkt der Kurve* ist der Äquivalenzpunkt der Titration (Wendepunktmethode). $V_{\ddot{A}}$ ist das Volumen am Äquivalenzpunkt.

Der Äquivalenzpunkt oder Wendepunkt ist am einfachsten mit Hilfe des Tangentenverfahrens zu ermitteln. Dazu legt man an die Titrationskurve zwei parallele Tangenten; die Mittelparallele dazu schneidet die Titrationskurve im gesuchten Äquivalenzpunkt.

Der Äquivalenzpunkt ist dadurch gekennzeichnet, daß hier die pro Volumenschritt beobachtete Spannungsänderung ihren größten Wert hat. Durch Projektion des Wendepunktes auf die Abszisse erhält man das bis zum Endpunkt verbrauchte Volumen Maßlösung.

Läßt sich der Wendepunkt der Kurve schlecht erkennen, kann auch statt der Spannung E die *Spannungsänderung ΔE pro Volumenschritt* $\left(\dfrac{\Delta E}{\Delta V}\right)$ in Abhängigkeit vom Maßlösungszusatz aufgetragen werden. Diese Kurve zeigt im Äquivalenzpunkt ein scharfes Maximum.

Berechnung

Einwaage: 300,6 mg Chininhydrochlorid

Verbrauch: 15,4 ml 0,1 N-HClO$_4$

1 ml 0,1 N-HClO$_4$ $\triangleq$ 18,04 mg Chininhydrochlorid

$$\% \text{ Gehalt} = \frac{18,04 \cdot 15,4 \cdot 100}{300,6} = 92,42$$

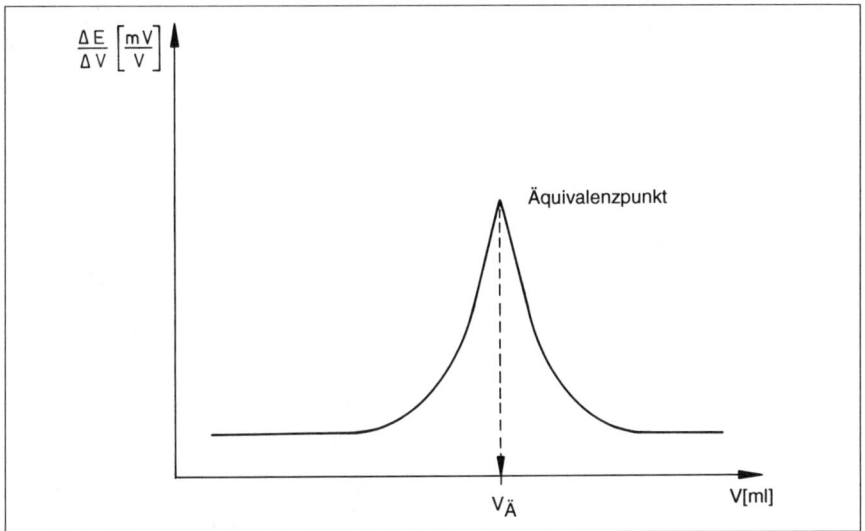

Potentiometrische Äquivalenzpunkt-Bestimmung, Differenzmethode

Die untersuchte Substanz hat einen Gehalt von 92,42 % und entspricht damit nicht dem Arzneibuch.

Titration schwacher Säuren

Schwache Säuren werden nur in Ausnahmefällen im wasserfreien Medium titrimetrisch bestimmt. Als Lösungsmittel werden solche verwendet, die basischer als Wasser sind, wie Dimethylformamid oder Pyridin, oder neutrale aprotische Lösungsmittel, wie Aceton oder Toluol.

Als Maßlösungen dienen vorwiegend Tetrabutylammoniumhydroxid in einem Toluol/Methanol-Gemisch sowie Lithium- und Natriummethanolat-Lösungen.

Der Äquivalenzpunkt kann potentiometrisch oder mit Farbindikatoren angezeigt werden. Als Farbindikator wird vorwiegend Thymolphthalein verwendet.

Wegen der vergleichsweise geringen Anwendungsbreite im Arzneibuch sowie der aufwendigen Handhabung soll hier auf weitere Einzelheiten verzichtet werden.

4.3.3 Oxidations- und Reduktionsanalysen

Schnell und quantitativ verlaufende Oxidations- und Reduktionsreaktionen werden zu maßanalytischen Bestimmungen verwendet. Die zu bestimmende Substanz wird mit einer oxidierend bzw. einer reduzierend wirkenden Maßlösung bekannten Gehaltes umgesetzt. Zur scharfen Erkennung des

Endpunktes dienen „Redoxindikatoren"; in einigen Fällen, wie z. B. in der Manganometrie, reicht die Eigenfarbe eines Reaktionspartners, der Kaliumpermanganat-Maßlösung, aus.

Grundlagen

Oxidation und Reduktion sind stets gekoppelte Vorgänge, bei denen ein Partner eine bestimmte Anzahl Elektronen abgibt und der andere Reaktionspartner diese Elektronen aufnimmt. Unter Oxidation versteht man die Abgabe von Elektronen, unter Reduktion die Aufnahme von Elektronen.

$$\underset{\text{(Oxidationsmittel)}}{\text{Oxidierte Form}} + \text{Elektronen} \underset{\text{Oxidation}}{\overset{\text{Reduktion}}{\rightleftharpoons}} \underset{\text{(Reduktionsmittel)}}{\text{Reduzierte Form}}$$

Oxidations- und Reduktionsvorgänge sind nicht immer reversibel, da es durch Oxidation oder durch Reduktion zu Veränderungen der Substanzen kommen kann.

Je nach Reaktionspartner können Substanzen als Oxidations- oder als Reduktionsmittel auftreten; es gibt also keine absoluten Oxidationsmittel oder Reduktionsmittel.

Oxidations- und Reduktionsmittel reagieren in solchen Mengenverhältnissen, daß die Zahl der aufgenommenen Elektronen der Zahl der abgegebenen entspricht; es handelt sich also um einen Austausch von Elektronen. Oxidierende Substanzen bestimmt man mit Reduktionsmitteln, reduzierende mit Oxidationsmitteln.

Fehlerquellen

Es können unerwünschte Nebenreaktionen mit Luftsauerstoff oder Verunreinigungen eintreten.

Je nach Art der verwendeten Maßlösung unterscheidet man verschiedene Verfahren:

Cerimetrie
Iodometrie
Permanganometrie
(Bromometrie)
Periodatometrie
u. a. spezielle Verfahren

Indikatoren

Der Titrationsendpunkt kann elektrochemisch oder mit Hilfe von Indikatoren angezeigt werden.
Redoxindikatoren sind organische Farbstoffe, die durch Oxidation oder Reduktion reversibel ihre Farbe ändern.
Eine Ausnahme bildet Stärke-Lösung, die mit überschüssigem Iod blaugefärbte Iodstärke bildet.

4.3.3.1 Cerimetrie

Grundlagen

Cer(IV)-Salze sind in saurer Lösung starke Oxidationsmittel. Cer(IV)-Ionen gehen dabei unter Aufnahme eines Elektrons in Cer(III)-Ionen über:

$$Ce^{4\oplus} + e^{\ominus} \rightleftarrows Ce^{3\oplus}$$

Vorteile der Cerimetrie

1. Cer(IV)-Salz-Lösungen sind sehr titerbeständig.
2. Der Redoxvorgang erfolgt nur über *eine* Wertigkeitsstufe; dadurch sind der chemische Ablauf und die Berechnung eindeutig und einfach.
3. Die Titrationen können im Gegensatz zu permanganometrischen Bestimmungen auch in salzsaurer Lösung ausgeführt werden.

Maßlösungen

Als Cer(IV)-Salze werden Ammoniumcer(IV)-nitrat, $(NH_4)_2Ce(NO_3)_6$, und Ammoniumcer(IV)-sulfat, $(NH_4)_4Ce(SO_4)_4 \cdot 2 H_2O$, verwendet.
Die Bereitung einer 0,1 N-Maßlösung erfolgt nach der indirekten Methode (s. S. 116):
Dazu werden z. B. 65,0 g Ammoniumcer(IV)-sulfat R in einer Mischung aus 500 ml Wasser und 30 ml Schwefelsäure 96 % R in einem Meßkolben gelöst; nach dem Abkühlen wird die Lösung mit Wasser zu 1000,0 ml verdünnt.
Der Zusatz von Schwefelsäure erfolgt, um die Bildung schwer löslicher, basischer Cer(IV)-Salze zu verhindern.
Als Urtitersubstanz dient Arsen(III)-oxid, das durch Cer(IV)-Ionen zu Arsensäure oxidiert wird. Da die Reaktion sehr langsam verläuft, wird zur Beschleunigung Osmiumtetroxid (OsO_4) als Katalysator zugesetzt.

Einstellung

Etwa 80,0 mg As_2O_3 RV werden genau gewogen und unter leichtem Erwärmen in 15 ml 0,2 N-Natriumhydroxid-Lösung gelöst. Die klare Lösung wird mit 50 ml Schwefelsäure 10 % R, 0,15 ml einer 0,25 %igen Lösung (m/V) von Osmium(VIII)-oxid R in Schwefelsäure 10 % R und 0,1 ml Ferroin-Lösung R versetzt. Diese Mischung wird mit der Ammoniumcer(IV)-sulfat-Lösung bis zum Verschwinden der Rotfärbung titriert. Gegen Ende der Titration soll langsam titriert werden.

1 ml 0,1 N-Ammoniumcer(IV)-sulfat-Lösung entspricht 4,946 mg As_2O_3.

$$F = 202,2 \cdot \frac{e}{a}$$

e = Einwaage Gramm As_2O_3
a = Verbrauch Milliliter 0,1 N-Ammoniumcer(IV)-sulfat-Lösung

Umsetzung

$$As_2O_3 + 6\,NaOH \rightarrow 2\,Na_3AsO_3 + 3\,H_2O$$
$$AsO_3{}^{3\ominus} + 2\,Ce^{4\oplus} + H_2O \rightarrow AsO_4{}^{3\ominus} + 2\,Ce^{3\oplus} + 2\,H^{\oplus}$$

Schwächere Ammoniumcer(lV)-sulfat-Lösungen werden durch Verdünnen der 0,1 N-Lösung mit Schwefelsäure und Wasser hergestellt.

Indikatoren

Das Arzneibuch verwendet Ferroin-Lösung zur Endpunktsanzeige. Ferroin ist eine komplexe Eisenverbindung, die im reduzierten Zustand Eisen(II) und im oxidierten Zustand Eisen(III) enthält.

Ferroin+ $e^{\ominus}$ $\rightleftarrows$ Ferrein

  rot   blau

Der Farbwechsel erfolgt von rot nach blau.

Beispiel

Eisen(II)-sulfat, Gehaltsbestimmung

2,5 g Natriumhydrogencarbonat R werden in einer Mischung von 150 ml Wasser und 10 ml Schwefelsäure 96 % R gelöst.

Nach Beendiung der Gasentwicklung werden 0,500 g Eisen(II)-sulfat, genau gewogen, hinzugefügt und unter vorsichtigem Schütteln gelöst. Nach Zusatz von 0,1 ml Ferroin-Lösung R wird mit 0,1 N-Ammoniumcer(IV)-nitrat-Lösung bis zum Verschwinden der Rotfärbung titriert.

1 ml 0,1 N-Ammoniumcer(IV)-nitrat-Lösung entspricht 27,80 mg $FeSO_4 \cdot 7\,H_2O$.

Umsetzung: $Fe^{2\oplus} + Ce^{4\oplus} \rightarrow Fe^{3\oplus} + Ce^{3\oplus}$

Einwaage: 0,4850 g $FeSO_4 \cdot 7\,H_2O$

Verbrauch: 17,9 ml 0,1 N-Ammoniumcer(IV)-nitrat-Lösung

Berechnung:
  1 ml 0,1 N-Ammoniumcer(IV)-nitrat-Lösung $\triangleq$ 27,80 mg $FeSO_4 \cdot 7\,H_2O$
17,9 ml 0,1 N-Ammoniumcer(IV)-nitrat-Lösung $\triangleq$ 497,62 mg $FeSO_4 \cdot 7\,H_2O$

Das untersuchte Eisen(II)-sulfat hat einen Gehalt von 102,6 %.

Bemerkung: Der Zusatz von Natriumhydrogencarbonat dient der Verdrängung des Sauerstoffs durch entstehendes Kohlendioxid. Sauerstoff würde andernfalls eine Oxidation der $Fe^{2\oplus}$-Ionen bewirken.

4.3.3.2 Iodometrie

Grundlagen

Grundlagen der Iodometrie sind die oxidierende Wirkung des elementaren

Iods und die reduzierende Wirkung des Iodid-Ions. Beide Reaktionen lassen sich durch folgende Gleichung ausdrücken:

$$I_2 + 2e^\ominus \rightleftarrows 2I^\ominus$$

Analytisch kann man das *auf vier Arten auswerten:*

a) Freies Iod kann mit Natriumthiosulfat in neutraler oder schwach saurer Lösung titriert werden, wobei Iodid und Tetrathionat entstehen:

$$I_2 + 2Na_2S_2O_3 \rightarrow 2NaI + Na_2S_4O_6$$

In alkalischer Lösung läuft die Oxidation der Thiosulfat-Ionen nicht mehr stöchiometrisch ab, da das Tetrathionat partiell zum Sulfat weiter oxidiert werden kann. Ist ein alkalisches Medium notwendig, so muß Iod mit arseniger Säure bestimmt werden.

$$I_2 + AsO_3^{3\ominus} + 2OH^\ominus \rightleftarrows 2I^\ominus + AsO_4^{3\ominus} + H_2O$$

b) Reduktionsmittel können in neutraler Lösung mit einer Iodlösung bekannten Gehaltes titriert werden:

$$H_2 + I_2 \rightarrow 2HI \quad \text{z.B.}$$

c) Oxidationsmittel scheiden aus einer angesäuerten Iodid-Lösung Iod ab:

$$O_2 + 4HI \rightarrow 2I_2 + 2H_2O$$

Abgeschiedenes Iod kann mit Natriumthiosulfat bestimmt werden.

d) Zu den iodometrischen Bestimmungen werden auch diejenigen gerechnet, bei denen das Iod nicht zur Oxidation, sondern zur Addition oder Substitution verbraucht wird. Dabei versetzt man die zu bestimmende Substanz meistens mit einem Überschuß an Iod-Lösung und titriert anschließend das nicht verbrauchte Iod mit Natriumthiosulfat-Lösung zurück.

Maßlösungen

Als Maßlösungen werden in der Iodometrie Iod-Lösungen und Natriumthiosulfat-Lösungen verwendet.
Die Bereitung einer *0,1 N-Iod-Lösung* erfolgt nach der indirekten Methode (s. S. 116):
12,7 g Iod R und 20 g Kaliumiodid R werden in Wasser zu 1000,0 ml gelöst. Dabei ist es zweckmäßig, das Iod in eine konzentrierte KI-Lösung einzubringen, da es sich darin am besten löst, und dann mit Wasser zu verdünnen.
Der KI-Zusatz erhöht nicht nur die Wasserlöslichkeit des Iods unter Bildung von Polyiodid-Anionen,

$$I_2 + I^\ominus \rightarrow I_3^\ominus$$

sondern vermindert auch die Flüchtigkeit des gelösten Iods und trägt so zur Stabilitätserhöhung des Titers bei.
Das Arzneibuch schreibt eine Einstellung gegen die Urtitersubstanz As_2O_3 vor.

Dazu wird As_2O_3 in Natriumhydroxid-Lösung zum Arsenit gelöst; anschließend wird mit Salzsäure neutralisiert und durch Zugabe von $NaHCO_3$ ein für die Titration optimaler pH-Wert eingestellt. Dann wird mit der Iod-Lösung unter Zusatz von Stärke-Lösung titriert.

$$I_2 + AsO_3^{3\ominus} + 2\,HCO_3^{\ominus} \rightarrow 2\,I^{\ominus} + AsO_4^{3\ominus} + H_2O + 2\,CO_2 \uparrow$$

Die Basizität darf nicht zu groß sein, da sonst auch Iod-Lösung unter Bildung von Iodid-, Hypoiodit- oder Iodationen verbraucht würde:

$$I_2 + 2\,OH^{\ominus} \rightarrow IO^{\ominus} + I^{\ominus} + H_2O$$
$$\text{oder} \quad 3\,I_2 + 6\,OH^{\ominus} \rightarrow IO_3^{\ominus} + 5\,I^{\ominus} + 3\,H_2O$$

In neutraler Lösung würde die Reaktion nicht quantitativ von links nach rechts verlaufen:

$$AsO_3^{3\ominus} + I_2 + H_2O \rightleftarrows AsO_4^{3\ominus} + 2\,H^{\oplus} + 2\,I^{\ominus}$$

Hydrogencarbonatalkalische Lösung bietet ein für den Ablauf der Titration günstiges pH-Milieu.

Natriumthiosulfat-Lösung wird ebenfalls nach der indirekten Methode hergestellt.

Zur Bereitung einer 0,1 N-Natriumthiosulfat-Lösung werden $25\text{ g}\left(\dfrac{248,2}{10}\right)$ Natriumthiosulfat R und 0,2 g Natriumcarbonat R in einem Meßkolben in kohlendioxidfreiem Wasser zu 1000,0 ml gelöst.
Natriumcarbonat soll die Haltbarkeit und Titerbeständigkeit der Lösung erhöhen.
Der Faktor wird durch Einstellung gegen Kaliumbromat-Lösung unter Zusatz von Kaliumiodid bestimmt.

$$BrO_3^{\ominus} + 6\,I^{\ominus} + 7\,H^{\oplus} \rightarrow 3\,I_2 + HBr + 3\,H_2O$$
$$I_2 + 2\,S_2O_3^{2\ominus} \rightarrow S_4O_6^{2\ominus} + 2\,I^{\ominus}$$

Dazu werden 10,0 ml 0,2 N-Kaliumbromat-Lösung mit 40 ml Wasser, 10 ml Kaliumiodid-Lösung R sowie 5 ml Salzsäure 25 % R versetzt und mit der hergestellten Natriumthiosulfat-Lösung titriert. Gegen Ende der Titration wird 1 ml Stärke-Lösung R hinzugefügt und bis zur Entfärbung titriert.

$$F = F_{KBrO_3} \cdot \frac{20}{a}$$

a = Verbrauch Milliliter 0,1 N-Natriumthiosulfat-Lösung

Bemerkung: Da Natriumthiosulfat-Lösung nicht sehr beständig ist (Zersetzung durch Luftsauerstoff, CO_2, Schwefelbakterien), ist es ratsam, den Faktor häufiger zu überprüfen.

Indikatoren

Der Endpunkt einer iodometrischen Titration läßt sich durch das Auftreten oder Verschwinden der braunen Iodfarbe erkennen. Vorteilhafter ist es, das

Iod durch Zusatz von Stärke-Lösung kenntlich zu machen; Stärke bildet bereits mit geringsten Iodmengen eine tiefblau gefärbte Einlagerungsverbindung, die Iodstärke. Frisch bereitete Stärke-Lösungen zeigen die größte Empfindlichkeit; durch Zusatz von Quecksilber(II)-iodid wird die Haltbarkeit erhöht.

Empfindlichkeitsprüfung: Eine Mischung von 1 ml Stärke-Lösung, 20 ml Wasser, etwa 50 mg Kaliumiodid R und 0,05 ml Iod-Lösung R_1 muß blau gefärbt sein.

Beispiele

Zu a) Ethanolhaltige-Iod-Lösung, Bestimmung von Iod

Etwa 10,00 g Substanz werden genau gewogen und mit 20 ml Wasser versetzt. Die braunrote Mischung wird mit 0,1 N-Natriumthiosulfat-Lösung bis zur schwachen Gelbfärbung titriert. Dann setzt man einige Tropfen Stärke-Lösung R zu, worauf sich die Mischung tiefblau färbt, und titriert weiter bis zur Entfärbung.

1 ml 0,1 N-Natriumthiosulfat-Lösung entspricht 12,69 mg Iod.

Umsetzung: $I_2 + 2\,Na_2S_2O_3 \rightarrow 2\,NaI + Na_2S_4O_6$

Einwaage: 10,54 g Iod-Lösung

Verbrauch: 20,8 ml 0,1 N-Natriumthiosulfat-Lösung

Berechnung: 1 ml 0,1 N-$Na_2S_2O_3$-Lösung $\triangleq$ 12,69 mg I_2
20,8 ml 0,1 N-$Na_2S_2O_3$-Lösung $\triangleq$ 264 mg I_2

In 10,54 g Iod-Lösung – 264 mg I_2
In 100 g Iod-Lösung – 2505 mg I_2 = 2,51 g I_2

Die untersuchte Iod-Lösung enthält 2,51 % freies Iod.

Zu b) Natriumthiosulfat, Gehaltsbestimmung

Etwa 0,500 g Substanz werden genau gewogen und in 20 ml Wasser gelöst. Man titriert mit 0,1 N-Iod-Lösung, wobei gegen Ende der Titration 1 ml Stärke-Lösung R zugefügt wird.

1 ml 0,1 N-Iod-Lösung entspricht 24,82 mg $Na_2S_2O_3 \cdot 5\,H_2O$.

Umsetzung: $2\,Na_2S_2O_3 + I_2 \rightarrow 2\,NaI + Na_2S_4O_6$

Einwaage: 0,4825 g Natriumthiosulfat (getrocknet)

Verbrauch: 29,0 ml 0,1 N-Iod-Lösung

Berechnung: 1 ml 0,1 N-Iod-Lösung $\triangleq$ 15,81 mg Natriumthiosulfat
29 ml 0,1 N-Iod-Lösung $\triangleq$ 458,5 mg Natriumthiosulfat

In 0,4825 g Substanz – 0,4585 g $Na_2S_2O_3$
In 100 g Substanz – 95,03 g $Na_2S_2O_3$

Das untersuchte, getrocknete Natriumthiosulfat ist 95,03%ig; das entspricht nicht den Anforderungen des Arzneibuches.

Zu c) Kaliumpermanganat, Gehaltsbestimmung

Etwa 0,300 g Substanz werden genau gewogen und in Wasser zu 100,0 ml gelöst. 20,0 ml dieser Lösung werden mit 20 ml Wasser, 1 g Kaliumiodid R und 10 ml Salzsäure 7% R versetzt. Das ausgeschiedene Iod wird in Gegenwart von 1 ml Stärke-Lösung R mit 0,1 N-Natriumthiosulfat-Lösung bestimmt.
1 ml 0,1 N-Natriumthiosulfat-Lösung entspricht 3,160 mg $KMnO_4$.

Umsetzung: $2\,MnO_4^{\ominus} + 10\,I^{\ominus} + 16\,H^{\oplus} \rightarrow 2\,Mn^{2\oplus} + 5\,I_2 + 8\,H_2O$

Einwaage: 0,2857 g Kaliumpermanganat

Verbrauch: 18 ml 0,1 N-$Na_2S_2O_3$-Lösung

Berechnung: 1 ml 0,1 N-$Na_2S_2O_3$-Lösung $\triangleq$ 3,160 mg $KMnO_4$
18 ml 0,1 N-$Na_2S_2O_3$-Lösung $\triangleq$ 56,880 mg $KMnO_4$

In 0,2857 g Substanz – (0,0569·5) g $KMnO_4$
– 0,2845 g $KMnO_4$
In 100 g Substanz   – 99,6 g $KMnO_4$

Das untersuchte Kaliumpermanganat hat einen Gehalt von 99,6% und genügt damit den Anforderungen des Arzneibuches.

Zu d) Phenazon, Gehaltsbestimmung

Etwa 0,150 g Substanz werden genau gewogen und in einem 500-ml-Iodzahlkolben in 20 ml Wasser gelöst. Die Lösung wird mit 2 g Natriumacetat R versetzt (zur Pufferung, da die Reaktion nur in schwach alkalischer Lösung quantitativ abläuft). Dann gibt man 25,0 ml 0,1 N-Iod-Lösung zu. Der verschlossene Kolben wird unter häufigem Umschwenken 30 min lang unter Lichtausschluß stehengelassen. Es entsteht ein farbloser, kristalliner Niederschlag von 4-Iod-phenazon, der an seiner Oberfläche Iod adsorbiert hat und daher dunkel erscheint. Um bei der Rücktitration das gesamte Iod erfassen zu können, werden der Reaktionslösung 25 ml Ethanol 96% R zugefügt und bis zur vollständigen Lösung des Niederschlags kräftig geschüttelt. Das überschüssige Iod wird mit 0,1 N-Natriumthiosulfat-Lösung titriert, wobei gegen Ende der Titration 1 ml Stärke-Lösung R zugesetzt wird.
Gleichzeitig wird ein Blindversuch durchgeführt.
1 ml 0,1 N-Iod-Lösung entspricht 9,41 mg Phenazon.

Umsetzung:

Phenazon   4-Iod-Phenazon

Einwaage: 0,2017 g Phenazon

Verbrauch: 17,4 ml 0,1 N-Iod-Lösung

Berechnung: 1 ml 0,1 N-Iod-Lösung ≙   9,41 mg Phenazon
17,4 ml 0,1 N-Iod-Lösung ≙ 163,7 mg Phenazon

In   0,2017 g Substanz – 0,1637 g Phenazon
In 100   g Substanz – 81,16   g Phenazon

Das untersuchte Phenazon ist 81,16%ig und entspricht somit nicht den Anforderungen des Arzneibuches.

4.3.3.3 Permanganometrie

Grundlagen

In der Permanganometrie wird zur Oxidation des zu bestimmenden Stoffes eine wäßrige Lösung von Kaliumpermanganat eingesetzt.
In stark saurer Lösung ist die Oxidationskraft des Kaliumpermanganats größer als in neutraler oder alkalischer Lösung, deshalb finden Titrationen mit Kaliumpermanganat in den meisten Fällen im stark sauren Bereich statt.

Stark saures Milieu: $MnO_4^{\ominus} + 8\,H^{\oplus} + 5\,e^{\ominus} \rightarrow Mn^{2\oplus} + 4\,H_2O$

Permanganat wird zum farblosen Mangan(II)-salz reduziert.

$\Big($ Alkalisches bis neutrales Milieu: $MnO_4^{\ominus} + 4\,H^{\oplus} + 3\,e^{\ominus} \rightarrow MnO_2 + 2\,H_2O$ $\Big)$

$\Big($Permanganat wird nur bis zum Mangan(IV)-oxid reduziert.$\Big)$

Vor und Nachteile

1. Es ist vorteilhaft, daß man in der Permanganometrie im allgemeinen *ohne Indikator* auskommt; man titriert, bis die Flüssigkeit durch einen geringen Permanganatüberschuß eine schwach rötlichviolette Färbung erhält.
2. Nachteilig ist die geringe Titerbeständigkeit der Kaliumpermanganat-Lösungen.
3. Eine quantitative Bestimmung salzsaurer Lösungen ist ohne weitere Vorsichtsmaßregeln nicht durchführbar, da Salzsäure z. T. von Kaliumpermanganat angegriffen und zu Chlor oxidiert werden kann, was einen Mehrverbrauch an Maßlösung zur Folge hätte.
→ keine Salzsäure !!!

Maßlösung

Zur Bereitung einer *0,1 N-Kaliumpermanganat-Lösung*, die im sauren Milieu wirken soll, werden ⅕ Mol KMnO₄ eingesetzt. Die Herstellung erfolgt nach der indirekten Methode (s. S. 116):
3,2 g Kaliumpermanganat R werden in einem sorgfältig gereinigten Meßkolben zu 1000,0 ml in Wasser gelöst.
Die Lösung wird 1 Stunde lang auf dem Wasserbad erwärmt und nach dem Abkühlen durch einen Glassintertiegel filtriert, um evtl. in der Maßlösung vorhandenes Mangandioxid zu entfernen.

nicht so gut, da die Lös. sowiso nur 1 Woche hält; ohne Kochen
2-3 Tage, danach muss neu bestimmt werden

Die Einstellung erfolgt iodometrisch in der Weise, daß Kaliumiodid zu Iod oxidiert und dieses mit Natriumthiosulfat bestimmt wird.

Dazu werden 20,0 ml der Kaliumpermanganat-Lösung mit 2 g Kaliumiodid R und 10 ml Schwefelsäure 10 % R versetzt. Die Mischung wird mit 0,1 N-Natriumthiosulfat-Lösung titriert. Gegen Ende der Titration wird 1 ml Stärke-Lösung R hinzugefügt.

$$2 MnO_4^{\ominus} + 10 I^{\ominus} + 16 H^{\oplus} \rightarrow 2 Mn^{2\oplus} + 5 I_2 + 8 H_2O$$
$$I_2 + 2 Na_2S_2O_3 \rightarrow 2 NaI + Na_2S_4O_6$$

$$F = F_{Na_2S_2O_3} \cdot \frac{a}{20}$$

a = Verbrauch Milliliter 0,1 N-Natriumthiosulfat-Lösung

Bemerkung: Da der Titer der KMnO$_4$-Maßlösung bereits durch Staubteilchen im Wasser verändert werden kann, ist es ratsam, Lösungen, die bereits längere Zeit aufbewahrt wurden, vor der Verwendung neu einzustellen.

→ kann auch mit Urtiter (Natriumoxalat) bestimmt werden

Beispiel

Wasserstoffperoxid-Lösung 3 %, Gehaltsbestimmung

10,0 g Substanz, genau gewogen, werden mit Wasser zu 100,0 ml verdünnt. 10,0 ml dieser Lösung werden mit 20 ml Schwefelsäure 10 % R versetzt und mit 0,1 N-Kaliumpermanganat-Lösung bis zur Rosafärbung titriert.

1 ml 0,1 N-Kaliumpermanganat-Lösung entspricht 1,701 mg Wasserstoffperoxid.

Umsetzung: $2 MnO_4^{\ominus} + 5 H_2O_2 + 6 H^{\oplus} \rightarrow 2 Mn^{2\oplus} + 5 O_2 + H_2O$

In saurer Lösung reduziert Wasserstoffperoxid Kaliumpermanganat zu Mn$^{2\oplus}$ und wird dabei selbst zu O$_2$ oxidiert.

Einwaage: 9,8240 g H$_2$O$_2$

Verbrauch: 19,2 ml 0,1 N-Kaliumpermanganat-Lösung

Berechnung: 1 ml 0,1 N-KMnO$_4$-Lösung ≙ 1,701 mg H$_2$O$_2$
19,2 ml 0,1 N-KMnO$_4$-Lösung ≙ 32,659 mg H$_2$O$_2$

Da nur ¹/₁₀ der Lösung verwandt wurde:

32,659 mg · 10 = 326,59 mg = 0,3266 g H$_2$O$_2$
9,8240 g H$_2$O$_2$ ≙ 100 %
0,3266 g H$_2$O$_2$ ≙   3,3%

Damit entspricht die untersuchte Wasserstoffperoxid-Lösung 3 % den Anforderungen des Arzneibuches.

4.3.3.4 Bromometrie

Grundlagen

Die Bromometrie beruht auf der Oxidation der zu bestimmenden Substanzen durch Brom in saurer Lösung.
Aber auch Verfahren, bei denen Brom zu Additions- und Substitutionsreaktionen eingesetzt wird, zählen zur Bromometrie.
Da Brom-Lösungen im Gegensatz zu Iod-Lösungen sehr wenig titerbeständig sind, werden bromometrische Bestimmungen im allgemeinen so durchgeführt, daß das zur Umsetzung notwendige Brom erst in der sauren Titrationslösung aus Kaliumbromat und Kaliumbromid entwickelt wird:

$$BrO_3^{\ominus} + 5\,Br^{\ominus} + 6\,H^{\oplus} \rightleftarrows 3\,Br_2 + 3\,H_2O$$

Man kann nach *zwei Methoden* arbeiten

a) Der angesäuerten Titrationslösung wird Kaliumbromid zugesetzt, es wird mit einer eingestellten Kaliumbromat-Lösung gegen einen Redoxindikator titriert.
b) Die Titrationslösung wird mit einem abgemessenen Volumen Kaliumbromat-Lösung, Kaliumbromid und Säure versetzt. Das überschüssige, nicht zur Umsetzung verbrauchte Brom wird iodometrisch zurückgemessen, wobei Iodid zu Iod oxidiert wird, das mit Natriumthiosulfat-Lösung erfaßt werden kann.

$$Br_2 + 2\,I^{\ominus} \rightarrow 2\,Br^{\ominus} + I_2$$
$$I_2 + 2\,S_2O_3^{2\ominus} \rightarrow 2\,I^{\ominus} + S_4O_6^{2\ominus}$$

Endpunktserkennung

1. Als Indikatoren werden Farbstoffe wie Methylrot, Methylorange, u. a. verwendet, die schon durch Spuren überschüssigen Broms oxidativ und irreversibel bzw. reversibel zerstört werden, so daß die zunächst gefärbte Lösung entfärbt wird.
Dieser Abbau des Indikators erfordert eine gewisse Zeit, deshalb muß man die Bromat-Lösung gegen Ende der Titration langsam und tropfenweise zugeben. Zweckmäßig ist es, der Titrationslösung kurz vor dem Endpunkt noch einmal einen Tropfen Indikator-Lösung zuzusetzen.

2. Bei der iodometrischen Rücktitration wird Stärke-Lösung als Indikator benutzt (s. Iodometrie).

Bemerkung

1. Es ist vorteilhaft, daß Kaliumbromat-Lösungen nahezu unbegrenzt haltbar und titerbeständig sind.
2. Bei den bromometrischen Bestimmungen des Arzneibuches handelt es sich um Substitutions- bzw. Additionsreaktionen (siehe Beispiele).

Maßlösung

Die Bereitung von Kaliumbromat-Maßlösungen erfolgt nach der direkten Methode (s. S. 114, unter „Bereitung von Normallösungen").

Beispiele

Zu a) Isoniazid, Gehaltsbestimmung

Etwa 0,250 g Substanz werden genau gewogen und in Wasser zu 100,0 ml gelöst.
20,0 ml dieser Lösung werden nach Zusatz von 100 ml Wasser, 20 ml Salzsäure 36 % R, 0,2 g Kaliumbromid R und 0,05 ml Methylrot-Lösung R langsam unter stetem Umschütteln mit 0,1 N-Kaliumbromat-Lösung bis zum Verschwinden der roten Färbung titriert.
1 ml 0,1 N-Kaliumbromat-Lösung entspricht 3,429 mg Isoniazid.

Umsetzung: Bei der Einwirkung von Brom entstehen aus Isoniazid Isonicotinsäure und Stickstoff:

Isoniazid   Isonicotinsäure

Der erste Bromüberschuß bewirkt eine oxidative, reversible Zerstörung des Indikators.

Einwaage: 0,2421 g Isoniazid

Verbrauch: 14,1 ml 0,1 N-KBrO$_3$-Lösung

Berechnung: 1   ml 0,1 N-KBrO$_3$-Lösung $\hat{=}$ 3,429 mg Substanz
                14,1 ml 0,1 N-KBrO$_3$-Lösung $\hat{=}$ 48,350 mg Substanz

Da nur $^1/_5$ der angesetzten Lösung verwendet wurde:

     48,35 mg $\cdot$ 5 = 0,2418 g Isoniazid

Bezogen auf die Einwaage entspricht das einem Gehalt von 99,9 %; das genügt den Anforderungen des Arzneibuches.

Zu b) Resorcin, Gehaltsbestimmung

0,500 g Substanz, genau gewogen, werden in Wasser zu 250,0 ml gelöst.
25,0 ml dieser Lösung werden in einem Erlenmeyerkolben mit Schliffstopfen mit 1,0 g Kaliumbromid R, 50,0 ml 0,1-N-Kaliumbromat-Lösung, 15 ml Chloroform R und 15,0 ml Salzsäure 25 % R versetzt.
Der Kolben wird verschlossen, geschüttelt und 15 Minuten lang im Dunkeln unter gelegentlichem Umschütteln stehengelassen.Nach Zusatz von 10 ml einer 10%igen Lösung (m/V) von Kaliumiodid R wird kräftig umgeschüttelt und 5 Minuten lang stehengelassen. Unter Zusatz von 1 ml Stärke-Lösung R wird mit 0,1 N-Natriumthiosulfat-Lösung titriert.

1 ml 0,1 N-Kaliumbromat-Lösung entspricht 1,835 mg Resorcin.

Umsetzung: Resorcin ist ein zweiwertiges Phenol, das dreifach bromiert wird zu 2,4,6-Tribromresorcin.

Resorcin

Überschüssiges Brom wird iodometrisch zurückgemessen. Der Zusatz von Chloroform erfolgt, um ausgefallenes 2,4,6-Tribromresorcin zu lösen; dadurch wird der Titrationsendpunkt besser sichtbar.

Einwaage: 0,487 g Resorcin

Verbrauch: 26,5 ml 0,1 N-KBrO$_3$-Lösung

Berechnung: 1 ml   0,1 N-KBrO$_3$-Lösung $\triangleq$ 1,835 mg Resorcin
             26,5 ml 0,1 N-KBrO$_3$-Lösung $\triangleq$ 48,628 mg Resorcin

Da nur $^1/_{10}$ der angesetzten Lösung verwendet wurde:

48,628 mg · 10 = 486,28 mg = 0,486 g Resorcin

Bezogen auf die Einwaage entspricht das einem Gehalt von 99,8 %; das genügt den Anforderungen des Arzneibuches.

4.3.3.5 Titrationen mit Periodsäure

Grundlagen

Organische Verbindungen mit Hydroxylgruppen an benachbarten Kohlen-stoff-Atomen, wie z. B. Glycerol, können mit bestimmten Oxidationsmitteln, wie Bleitetraacetat oder Periodsäure, gespalten werden. Periodsäure hat gegenüber Bleitetraacetat den Vorteil, daß in wäßriger Lösung gearbeitet werden kann; das Arzneibuch verwendet Natriumperiodat-Lösung *(Glykol-spaltung nach Malaprade)*. Die Art der Spaltprodukte wird durch den chemischen Aufbau der organischen Substanz bestimmt: Aus einer

−CH$_2$OH-Gruppe entsteht 1 Mol HCHO (Formaldehyd)
>CHOH-Gruppe entsteht 1 Mol HCOOH (Ameisensäure)

Periodat wird dabei zu Iodat reduziert.

Die Methode läßt sich *auf 3 Arten auswerten:*
a) Man bestimmt die Menge an entstandener Ameisensäure durch Titration mit einer Base gegen Phenolphthalein.

b) Man bestimmt spektralphotometrisch die Menge an entstandenem Form-aldehyd mit Hilfe der Chromotropsäure-Reaktion (s. S. 230).

c) Man ermittelt den Verbrauch an Natriumperiodat, indem man das im Überschuß zugesetzte und nicht verbrauchte Periodat erfaßt. Periodat reagiert in hydrogencarbonathaltiger Lösung mit Iodid unter Bildung von Iod nach folgender Gleichung:

$$IO_4^\ominus + 2\,I^\ominus + H_2O \rightarrow IO_3^\ominus + I_2 + 2\,OH^\ominus$$

(Das entstehende Iodat würde nur in saurer Lösung mit Iodid reagieren.)

Das ausgeschiedene Iod wird mit überschüssiger Arsenit-Lösung wieder reduziert:

$$I_2 + AsO_3^{3\ominus} + 2\,OH^\ominus \rightarrow 2\,I^\ominus + AsO_4^{3\ominus} + H_2O$$

Das nicht verbrauchte Arsenit wird mit eingestellter Iod-Lösung zurücktitriert. In gleicher Weise muß ein Blindversuch durchgeführt werden. Die Differenz an ml 0,1 N-Iod-Lösung zwischen Haupt- und Blindversuch bei der Rücktitration des überschüssigen Arsenits ist dem verbrauchten Periodat äquivalent. Soll das ausgeschiedene Iod mit Natriumthiosulfat-Lösung bestimmt werden, so muß in saurer Lösung gearbeitet werden. Dazu wird das saure Reaktionsgemisch mit überschüssigem Kaliumiodid versetzt. Sowohl überschüssige Periodat-Ionen als auch die entstehenden Iodat-Ionen oxidieren Iodid-Ionen zu Iod.

$$IO_4^\ominus + 7\,I^\ominus + 8\,H^\oplus \rightarrow 4\,I_2 + 4\,H_2O$$
$$IO_3^\ominus + 5\,I^\ominus + 6\,H^\oplus \rightarrow 3\,I_2 + 3\,H_2O$$

In einem Blindversuch muß der Wirkungswert der verwendeten Natriumperiodat-Lösung ermittelt werden. Aus der Differenz der beiden Titrationen läßt sich der Verbrauch an Periodat errechnen.

Diese letztgenannte Methode ist unvorteilhaft, weil die Genauigkeit nicht sehr hoch ist.

Arzneibuchbeispiel: Glycerolmonostearat 40–50 %, Gehaltsbestimmung.

Maßlösung

Die Bereitung der 0,2 N-Natriumarsenit-Lösung erfolgt nach der direkten Methode, da As_2O_3-Urtitersubstanz verwendet werden kann.

Dazu wird eine 4,946 g As_2O_3 entsprechende Menge Arsen(III)oxid RV, genau gewogen, in einer Mischung von 20 ml Natriumhydroxid-Lösung 40 % R und 20 ml Wasser gelöst und mit Wasser zu 400 ml verdünnt. Mit Salzsäure 7 % R wird gegen Lackmuspapier R neutralisiert. Dann werden der Lösung 2 g Natriumhydrogencarbonat R hinzugefügt; mit Wasser wird zu 500,0 ml verdünnt.

Da Arsentrioxid sich nur sehr langsam in Wasser löst, schneller jedoch in Alkalilaugen, erfolgt der Zusatz von Natriumhydroxid-Lösung. Nach dem Neutralisieren wird Natriumhydrogencarbonat zugesetzt, um die Haltbarkeit der Maßlösung zu erhöhen.

Der Faktor wird aus der Einwaage berechnet.

$$F = 0,2022 \cdot e$$

e = Einwaage Gramm Arsen(III)-oxid RV

Endpunktserkennung

Für Arzneibuch-Bestimmungen kommen nur die Methoden a und c in Frage. Dabei handelt es sich um acidimetrische bzw. iodometrische Titrationen, bei denen die gebräuchlichen Indikatoren Phenolphthalein bzw. Stärke-Lösung eingesetzt werden.

Beispiele

Zu a) Glycerol, Gehaltsbestimmung

Etwa 0,1000 g Substanz, genau gewogen, werden sorgfältig mit 45 ml Wasser gemischt und mit 25,0 ml einer 2,14%igen Lösung (m/V) von Natriumperiodat R versetzt.
Man läßt 15 Minuten lang unter Lichtschutz stehen. Nach Zusatz von 5,0 ml einer 50%igen Lösung (m/V) von Ethylenglykol R wird 20 Minuten lang unter Lichtschutz stehengelassen. Sodann titriert man mit 0,1 N-Natriumhydroxid-Lösung unter Zusatz von 0,5 ml Phenolphthalein-Lösung R.
Unter gleichen Bedingungen wird ein Blindversuch angesetzt. Die Differenz an ml 0,1 N-Natriumhydroxid-Lösung zwischen Haupt- und Blindversuch dient zur Gehaltsberechnung.
1 ml 0,1 N-Natriumhydroxid-Lösung entspricht 9,21 mg Glycerol.

Umsetzung:

$$\begin{array}{l} CH_2-OH \\ | \\ CH-OH \\ | \\ CH_2-OH \end{array} + 2\,IO_4^{\ominus} \longrightarrow \begin{array}{l} HCHO \\ + \\ HCOOH \\ + \\ HCHO \end{array} + 2\,IO_3^{\ominus} + H_2O$$

Überschüssiges Periodat wird durch Ethylenglykol reduziert:

$$\begin{array}{l} CH_2-OH \\ | \\ CH_2-OH \end{array} + IO_4^{\ominus} \longrightarrow 2\,HCHO + IO_3^{\ominus} + H_2O$$

Der dabei entstehende Formaldehyd stört nicht. Die aus dem Glycerol entstandene Ameisensäure wird mit Natriumhydroxid-Lösung bestimmt:

$$HCOOH + NaOH \rightarrow HCOO^{\ominus}Na^{\oplus} + H_2O$$

Einwaage: 0,1052 g Glycerol

Verbrauch: Hauptversuch: 11,6 ml 0,1 N-NaOH
               Blindversuch: 0,4 ml 0,1 N-NaOH

               Differenz: 11,2 ml 0,1 N-NaOH

Berechnung: 1 ml   0,1 N-NaOH ≙   9,21 mg Glycerol
                11,2 ml 0,1 N-NaOH ≙ 103,15 mg Glycerol

Das entspricht, bezogen auf die Einwaage, einem Gehalt von 98,05 Prozent. Die Substanz genügt damit den Anforderungen des Arzneibuches.

Zu c) Sorbitol, Gehaltsbestimmung

Etwa 0,400 g Substanz, genau gewogen, werden in Wasser zu 100,0 ml gelöst.
10,0 ml dieser Lösung werden mit 20,0 ml einer 2,14%igen Lösung (m/V) von Natriumperiodat R und 2 ml Schwefelsäure 10 % R versetzt und genau 15 Minuten lang auf dem Wasserbad erhitzt. Nach dem Abkühlen werden 3 g Natriumhydrogencarbonat R in kleinen Anteilen und 25,0 ml 0,2 N-Natriumarsenit-Lösung zugesetzt. Nach dem Mischen werden 5 ml einer 20%igen Lösung (m/V) von Kaliumiodid R zugesetzt. Nach 15 Minuten langem Stehenlassen wird mit 0,1 N-Iod-Lösung bis zur beginnenden Gelbfärbung titriert.
In gleicher Weise wird ein Blindversuch angesetzt. Die Differenz an ml 0,1 N-Iod-Lösung zwischen Haupt- und Blindversuch dient zur Gehaltsberechnung.

1 ml 0,1 N-Iod-Lösung entspricht 1,822 mg Sorbitol.

Umsetzung:

$$
\begin{array}{l}
CH_2OH \\
|\\
H-C-OH \\
|\\
HO-C-H \\
|\\
H-C-OH \\
|\\
H-C-OH \\
|\\
CH_2OH
\end{array}
\;+\; 5\,NaIO_4 \;\longrightarrow\; 2\,HCHO \;+\; 4\,HCOOH \;+\; 5\,NaIO_3 \;+\; H_2O
$$

Sorbitol   Formaldehyd   Ameisensäure

$$IO_4^{\ominus} + 2\,I^{\ominus} + H_2O \;\rightarrow\; IO_3^{\ominus} + 2\,OH^{\ominus} + I_2$$
$$I_2 + AsO_3^{3\ominus} + 2\,OH^{\ominus} \;\rightarrow\; 2\,I^{\ominus} + AsO_4^{3\ominus} + H_2O$$

Bemerkung: Der Zusatz von Natriumarsenit soll vor der Zugabe von Kaliumiodid erfolgen, damit das entstehende Iod abgefangen wird.

Einwaage: 0,3082 g Sorbitol

Verbrauch: Hauptversuch: 22,0 ml 0,1 N-Iod-Lösung
               Blindversuch: 5,3 ml 0,1 N-Iod-Lösung

               Differenz: 16,7 ml 0,1 N-Iod-Lösung

Berechnung: 1   ml 0,1 N-Iod-Lösung $\triangleq$ 1,822 mg Sorbitol
16,7 ml 0,1 N-Iod-Lösung $\triangleq$ 30,4274 mg Sorbitol

Da nur $^1/_{10}$ der angesetzten Lösung verwendet wurde:

30,4274 mg · 10 = 0,3042 g Sorbitol

Bezogen auf die Einwaage entspricht das einem Gehalt von 98,7 %. Damit genügt die Substanz den Anforderungen des Arzneibuches.

4.3.4 Komplexometrie

Grundlagen

Die Komplexometrie oder Komplexbildungstitration dient hauptsächlich zur maßanalytischen Bestimmung mehrwertiger Metall-Ionen mit Hilfe von geeigneten Komplexbildnern in wäßriger Lösung. Als Komplexbildner werden organische Anionen verwendet, die zwei oder mehrere funktionelle Gruppen tragen, die als Elektronendonatoren fungieren. Die entstehenden Komplexe werden wegen des scherenförmigen Einschlusses des Zentralatoms als *Chelate* (griechisch chelé = Schere) bezeichnet.

z. B.

$$Me^{2\oplus} + 2\left[\underline{\bar{x}}^{\ominus}{-}y\right] \longrightarrow$$

Metallion   Komplexbildner   Chelat

Im Arzneibuch wird als Komplexbildner Natriumedetat, das Dinatriumsalz der Ethylendiamintetraessigsäure (= Natrium-EDTA, Titriplex III, Komplexon III), verwendet.

(handschriftlich: nur)

Natriumedetat   *Kurzformel* $[H_2Y]^{2-}$

Natriumedetat reagiert in neutralem oder alkalischem Milieu schnell und quantitativ im Verhältnis 1:1 mit 2-wertigen Metallionen zu 5-gliedrigen, stabilen Chelaten.

Diese Chelate sind farblose, wasserlösliche und in Bezug auf das Zentralatom undissoziierte Komplexe.

(handschriftlich: x auch bei 3-wertigen Metallionen)

(handschriftlich: Beispiele für mehrwertige Metallionen:
Magnesium (Mg^{2+}); Calcium (Ca^{2+}); Aluminium (Al^{3+}); Bismut (Bi^{3+}); Zink (Zn^{2+})

Bezeichnet man das Natriumedetat mit $Na_2[H_2Y]$, das Ethylendiamintetra-acetation mit $[H_2Y]^{2\ominus}$ und das zu titrierende Metallion mit $Me^{2\oplus}$, so verläuft die Umsetzung nach folgender Gleichung:

$$[H_2Y]^{2\ominus} + Me^{2\oplus} \rightleftarrows [MeY]^{2\ominus} + 2\,H^{\oplus}$$

1 Mol Natriumedetat entspricht also 1 Mol des Metalls. Bei der Titration werden Protonen frei; damit sich das Gleichgewicht nicht nach links verschiebt, wird die zu titrierende Lösung gepuffert.

Maßlösungen

Für die komplexometrische Titration verwendet das Arzneibuch Natriume-detat-Lösung.
Die Herstellung einer 0,1 M-Natriumedetat-Lösung erfolgt nach der indirek-ten Methode. Dazu werden 37,5 g Natriumedetat R in 500 ml Wasser gelöst; nach Zusatz von 100 ml 1 N-Natriumhydroxid-Lösung wird mit Wasser zu 1000,0 ml verdünnt.
Durch Zusatz von 1 Äquivalent Natriumhydroxid liegt in der Lösung das neutral bis schwach alkalisch reagierende Trinatrium-EDTA vor. Diese Lösung soll stabiler sein als eine Dinatrium-EDTA-Lösung, die einen pH-Wert von 4–5 hätte.
Der Faktor wird durch Titration von metallischem Zink ermittelt.
Dazu wird das Zink in Salzsäure gelöst unter Zusatz von Bromwasser zur schnelleren Lösung; der Bromüberschuß wird durch Kochen entfernt. Die Lösung wird neutralisiert und mit der einzustellenden Natriumedetat-Lösung gegen Xylenolorange-Verreibung als Indikator titriert.

$$F = 153,0 \cdot \frac{e}{a}$$

e = Einwaage Gramm Zink RV
a = Verbrauch ml 0,1 M-Natriumedetat-Lösung

In der gleichen Weise werden 0,02 M- und 0,00167 M-Natriumedetat-Lösung hergestellt. Die Einstellung erfolgt analog.
Zur Aufbewahrung von Natriumedetat-Lösungen werden Polyethylen-Gefä-ße empfohlen, weil Glasflaschen Metallkationen abgeben können.
Die komplexometrische Rücktitration verwendet das Arzneibuch zur Bestim-mung von Aluminiumsalzen; dabei wird mit 0,1 M-Zinksulfat-Lösung gear-beitet.
0,1 M-Zinksulfat-Lösung wird ebenfalls nach der indirekten Methode herge-stellt.
Dazu werden 29 g Zinksulfat R in Wasser zu 1000,0 ml gelöst. Der Faktor wird durch Titration mit eingestellter 0,1 M-Natriumedetat-Lösung gegen Xylenolorange-Verreibung als Indikator ermittelt.

$$F = F_{NaEDTA} \cdot \frac{a}{20}$$

a = Verbrauch ml 0,1 M-Natriumedetat-Lösung

Indikatoren

Der Titrationsendpunkt wird mit Hilfe von Metallindikatoren ermittelt. Der aus Indikator und Metall-Ion entstehende Komplex muß instabiler sein als das Metall-Ion-EDTA-Chelat. Der Indikator reagiert erst dann mit den Metall-ionen, wenn alles zugesetzte Natrium-EDTA verbraucht ist, bzw. er gibt das Metallion frei, wenn EDTA zugesetzt wird. Indikator und Metall-Indikator-Komplex sind unterschiedlich gefärbt.

Beispiel:

$$\text{Indikator} + \text{Me}^{2\oplus} \rightarrow \underset{\text{rot}}{[\text{Me-Indikator}]^{2\oplus}}$$

$$[\text{Me-Indikator}]^{2\oplus} + [\text{H}_2\text{Y}]^{2\ominus} \rightarrow \underset{\text{blau}}{[\text{MeY}]^{2\ominus}} + \text{Indikator} + 2\,\text{H}^{\oplus}$$

Da Metallindikatoren gleichzeitig acidobasische Indikatoren sind, ist ihre Farbe abhängig vom pH-Wert der Lösung.

Beispiel: Eriochromschwarz T: unter pH 6,3 – farblos
pH 6,3–11,5 – blau
über pH 11,5 – rot / violett

Man muß also in einem festgelegten pH-Bereich arbeiten; durch Zusatz von Ammoniumchlorid-Pufferlösung erhält man einen pH-Wert von 10, bei dem auch die EDTA-Komplexe stabil sind, d. h. die Umsetzung verläuft quantitativ von links nach rechts.

Es werden folgende Metallindikatoren verwendet: Eriochromschwarz T
Calconcarbonsäure
Xylenolorange
Dithizon

Eriochromschwarz T NO₂ weinrot

Eriochromschwarz T-Mischindikator

1 g Eriochromschwarz T und 0,4 g Methylorange werden mit 100 g Natrium-chlorid fein verrieben.

Eriochromschwarz T hat einen Farbumschlag von Weinrot nach Blau; durch Zusatz des im alkalischen Medium gelben Farbstoffs Methylorange erfolgt der Umschlag von Rot nach Grün und ist damit besser sichtbar.

Calconcarbonsäure

Xylenolorange

Dithizon

Titrationsverfahren

Die Art des jeweiligen Titrationsverfahrens richtet sich nach der Stabilität der entstehenden Komplexe und danach, ob ein geeigneter Indikator zur Verfügung steht.

1. Direkte Titration

Prinzip: Die Metallionen werden direkt mit Natriumedetat-Lösung unter Verwendung eines Indikators titriert.
Zunächst reagieren die Metallionen mit dem Indikator zum Metall-Indikator-Komplex:

$$Me^{2\oplus} + Indikator \rightarrow [Me\text{-}Indikator]^{2\oplus}$$

Bei Zugabe von EDTA-Lösung findet folgende Reaktion statt:

$$Me^{2\oplus} + [H_2Y]^{2\ominus} \rightarrow [MeY]^{2\ominus} + 2\,H^{\oplus}$$

Die frei werdenden Protonen müssen, wenn sie den Metall-EDTA-Komplex stören, durch Zusatz von Pufferlösung abgefangen werden.

In der Nähe des Titrationsendpunktes wird auch dem Indikator das Metall entrissen; die Farbe des freien Indikators zeigt den Endpunkt an:

$$[\text{Me-Indikator}]^{2\oplus} + [H_2Y]^{2\ominus} \rightarrow [MeY]^{2\ominus} + \text{Indikator} + 2\,H^{\oplus}$$

Dieses direkte Verfahren läßt sich bei der Bestimmung von Blei-, Calcium-, Magnesium-, Wismut- und Zinksalzen anwenden.

Abhängig von der Stabilität der entstehenden Metall-EDTA-Komplexe wird auch der pH-Wert für die Titration gewählt. So werden Metallionen, die sehr stabile Komplexe bilden, wie Bismut, in saurer Lösung titriert, Blei in schwach saurer, Zink, das einen mittelstarken Komplex bildet, entweder in schwach saurer oder in schwach alkalischer, mit Ammoniumchlorid-Pufferlösung gepufferter Lösung, Magnesium und Calcium, die relativ schwache Komplexe bilden, in schwach alkalischer, mit Ammoniumchlorid-Pufferlösung gepufferter Lösung bzw. in alkalischer Lösung.

Der pH-Wert der Lösungen bestimmt auch die Auswahl der Indikatoren.

Beispiel:

Magnesiumsulfat, Gehaltsbestimmung

Etwa 0,450 g Substanz werden genau gewogen und in 100 ml Wasser gelöst.

Diese Lösung wird in einem 500 ml Erlenmeyerkolben mit Wasser zu 300 ml verdünnt. Die Lösung wird mit 10 ml Ammoniumchlorid-Pufferlösung pH 10,0 R und etwa 50 mg Eriochromschwarz-T-Verreibung R versetzt. Man erwärmt auf etwa 40 °C und titriert bei dieser Temperatur mit 0,1 M-Natriumedetat-Lösung bis zum Farbumschlag von Violett nach Tiefblau.

1 ml 0,1 M-Natriumedetat-Lösung entspricht 12,04 mg $MgSO_4$.

Zu Beginn: $\qquad Mg^{2\oplus} + \text{Indikator} \rightarrow [\text{Mg-Indikator}]^{2\oplus}$

Titration: $\qquad Mg^{2\oplus} + [H_2Y]^{2\ominus} \rightarrow [\text{Mg-Y}]^{2\ominus} + 2\,H^{\oplus}$

Endpunkt: $[\text{Mg-Indikator}]^{2\oplus} + [H_2Y]^{2\ominus} \rightarrow [MgY]^{2\ominus} + \text{Indikator} + 2\,H^{\oplus}$
$\qquad\quad$ violett $\qquad\qquad\qquad\qquad\qquad\qquad\qquad\qquad\qquad$ tiefblau

2. Rücktitration

Prinzip: Eine Rücktitration wird dann durchgeführt, wenn das zu bestimmende Metall-Ion zwar einen stabilen EDTA-Komplex bildet, aber kein geeigneter Indikator zur Verfügung steht, oder wenn andere chemische Schwierigkeiten, wie z. B. Metallhydroxid-Bildung auftreten. Das Verfahren wird auch angewendet, wenn, wie z. B. bei Quecksilbersalzen, die Bindung zwischen Indikator und Metall-Ion so stabil ist, daß am Titrationsendpunkt dem Indikator das Metallion nicht mehr entrissen werden kann. Außerdem ist ein durch Ammonium-Pufferlösung hergestelltes ammoniakalisches Milieu für Umsetzungen mit Quecksilber(II)-Ionen ungeeignet, weil sich unlösliches Quecksilber(II)-amidochlorid bilden kann.

Um alle diese Schwierigkeiten zu umgehen, wird die zu bestimmende Lösung mit einem Überschuß an Natriumedetat-Lösung versetzt, durch den die

gesamte Menge Metallionen gebunden wird. Der überschüssige Komplexbildner wird anschließend mit Zinksulfat-, Zinkchlorid-, Magnesiumsulfat-
oder Blei(II)-nitrat-Lösung in der bei der direkten Titration beschriebenen
Weise bestimmt, wobei der Endpunkt durch die Farbe des z.B. Zink-Indika-
tor-Komplexes angezeigt wird.

$$Me^{2\oplus} + [H_2Y]^{2\ominus} \rightarrow [MeY]^{2\ominus} + 2\,H^{\oplus}$$
$$Zn^{2\oplus} + [H_2Y]^{2\ominus} \rightarrow [ZnY]^{2\ominus} + 2\,H^{\oplus}$$
$$Zn^{2\oplus} + Indikator \rightarrow [Zn\text{-}Indikator]^{2\oplus}$$

Farbumschlag

Solche Rücktitrationen werden bei Aluminium-, Kobalt-, Nickel- und Quecksilbersalzen angewendet und können nach zwei Methoden durchgeführt
werden:

a) Einfache Titration

Beispiel

Aluminiumsulfat, Gehaltsbestimmung

0,500 g Substanz werden in 20 ml Wasser gelöst und in einen 500 ml-
Erlenmeyerkolben gebracht.
Man versetzt mit 25,0 ml 0,1 M-Natriumedetat-Lösung und 10 ml einer
Mischung von gleichen Volumenteilen einer 15,5%igen Lösung (m/V) von
Ammoniumacetat R und Essigsäure 12 % R und erhitzt 2 Minuten lang zum
Sieden. Nach dem Abkühlen werden 50 ml wasserfreies Ethanol R und 3 ml
einer frisch hergestellten 0,025%igen Lösung (m/V) von Dithizon R in
wasserfreiem Ethanol R zugefügt.
Der Überschuß an 0,1 M-Natriumedetat-Lösung wird mit 0,1 M-Zinksulfat-
Lösung bis zum Farbumschlag von Grünlichblau nach Rötlichviolett ti-
triert.

1 ml 0,1 M-Natriumedetat-Lösung entspricht 17,11 mg $Al_2(SO_4)_3$.

Zu Beginn: $Al^{3\oplus} + [H_2Y]^{2\ominus} \rightarrow [AlY]^{\ominus} + 2\,H^{\oplus}$

Titration: $[H_2Y]^{2\ominus} + Zn^{2\oplus} \rightarrow [ZnY]^{2\ominus} + 2\,H^{\oplus}$

Endpunkt: Indikator + $Zn^{2\oplus} \rightarrow [Zn\text{-}Indikator]^{2\oplus}$

grünlichblau   rötlichviolett

Umsetzung: Aluminium-Ionen bilden sehr leicht sog. Hydroxokomplexe, die
im Gegensatz zu freien Aluminium-Ionen mit Na-EDTA nur langsam
reagieren. Man arbeitet in schwach saurer Lösung, weil dann die Konzentration der Hydroxokomplexe relativ gering ist. Durch Erhitzen zum Sieden wird
die Umsetzung quantitativ vollzogen. Der Al-EDTA-Komplex ist in schwach
saurem Milieu noch stabil.

b) Doppelte Titration

Beispiel

Quecksilber(II)-chlorid, Gehaltsbestimmung

0,500 g Substanz werden in 100 ml Wasser gelöst. Nach Zugabe von 20,0 ml 0,1 N-Natriumedetat-Lösung und 5 ml Pufferlösung pH 10,9 R wird 15 Minuten lang stehengelassen und unter Zufügen von 0,1 g Eriochromschwarz-T-Verreibung R mit 0,1 M-Zinksulfat-Lösung bis zum Farbumschlag nach Purpur titriert.

Nach Zusatz von 3 g Kaliumiodid R wird die Lösung 2 Minuten lang stehen gelassen und nach erneutem Zusatz von 0,1 g Eriochromschwarz-T-Verreibung R wieder mit 0,1 M-Zinksulfat-Lösung titriert.

1 ml 0,1 M-Zinksulfat-Lösung bei der zweiten Titration entspricht 27,15 mg $HgCl_2$.

Umsetzung: Quecksilber(II)-Ionen bilden mit EDTA einen stabilen Chelatkomplex; da es an einem geeigneten Indikator fehlt, muß mit einem EDTA-Überschuß gearbeitet werden, den man mit einer Zinksalz-Lösung zurücktitriert.

Um sicher zu sein, daß keine anderen, zweiwertigen Metallionen, die evtl. als Verunreinigung vorliegen, bei der Bestimmung mit erfaßt werden, werden anschließend die im Chelat gebundenen Quecksilberionen durch Zusatz eines Maskierungsmittels, hier Kaliumiodid, aus dem Komplex verdrängt. Es entsteht der Tetraiodomercurat(II)-Komplex.

$$[HgY]^{2\ominus} + 4\,I^{\ominus} \rightarrow [HgI_4]^{2\ominus} + Y^{4\ominus}$$

der noch stabiler ist als der Quecksilber-EDTA-Komplex. Die der Quecksilbermenge äquivalent frei werdende Menge EDTA wird in einer zweiten Titration mit Zinksalz-Lösung bestimmt.

Der Verbrauch an EDTA-Lösung bei der ersten Titration und der Verbrauch an Zinksalz-Lösung bei der zweiten Titration müssen theoretisch gleich sein, wenn die untersuchte Substanz frei von Verunreinigungen ist.

3. Substitutionstitration

Substitutionstitrationen werden dann angewandt, wenn entweder kein geeigneter Indikator für das zu bestimmende Metallion vorhanden ist oder wenn bei einem pH-Wert gearbeitet werden muß, bei dem das Metallion als Hydroxid ausfällt.

In solchen Fällen wird die zu bestimmende Lösung mit eingestellter Zinksulfat-Lösung, Pufferlösung und Indikator versetzt.

Dabei reagiert die Zinksulfat-Lösung mit dem Indikator zu einem Komplex mit bestimmter Färbung. Anschließend wird mit Natriumedetat-Lösung titriert, wobei zuerst die zu bestimmenden Metallionen und dann die überschüssigen Zinkionen reagieren. Am Ende der Titration wird der Zink-Indikator-Komplex zerstört, was mit dem Auftreten der Farbe des freien Indikators verbunden ist. Die vorgelegte Menge Zinksulfat-Lösung muß bei der Berechnung berücksichtigt werden.

4.3.5 Fällungstitrationen

Grundlagen

Voraussetzung für eine Fällungstitration ist, daß die zu bestimmende, gelöste Substanz mit der Maßlösung eine praktisch quantitative Fällung bekannter, konstanter Zusammensetzung bildet. Der entstandene Niederschlag wird nicht, wie in der Gravimetrie, abfiltriert, sondern verbleibt in der Lösung. Das Fällungsmittel wird nicht, wie in der Gravimetrie, im Überschuß zugegeben, sondern, wie bei allen Titrationen, nur bis zum Äquivalenzpunkt. Das erfordert geeignete Indikatoren zur Kennzeichnung des Äquivalenzpunktes. Da fast jede Fällungstitration einen besonderen Indikator erfordert, ist die Zahl der anwendbaren Fällungsreaktionen in der Maßanalyse sehr beschränkt.

Wesentliche theoretische Grundlagen der Fällungsanalysen sind Kenntnisse über das *Löslichkeitsprodukt:*

Aus einer Lösung von Natriumchlorid fällt auf Zusatz von Silbernitrat-Lösung ein Niederschlag von Silberchlorid aus:

$$NaCl + AgNO_3 \rightleftarrows AgCl \downarrow + NaNO_3$$

Die Reaktion ist theoretisch auch umkehrbar, denn Silberchlorid ist in sehr geringer Menge in Wasser löslich; dabei steht der Silberchlorid-Niederschlag im Gleichgewicht mit der an $Ag^{\oplus}$- und $Cl^{\ominus}$-Ionen gesättigten Lösung:

$$AgCl \rightleftarrows Ag^{\oplus} + Cl^{\ominus}$$

Die Konzentration an $Ag^{\oplus}$- und $Cl^{\ominus}$-Ionen in gesättigten Lösungen ist, unabhängig von der Menge des Bodenkörpers, konstant:

$$[Ag^{\oplus}] \cdot [Cl^{\ominus}] = \text{const.} = L$$

Das Produkt der Konzentrationen der einzelnen Ionen, das Ionenprodukt $[Ag^{\oplus}] \cdot [Cl^{\ominus}]$, wird auch als Löslichkeitsprodukt L bezeichnet, da es ein Maß für die Löslichkeit eines Salzes ist. Wird die Silber- oder die Chlorid-Ionen-Konzentration, und damit das Ionenprodukt erhöht, dann ist die Lösung übersättigt, und es fällt so lange Silberchlorid aus, bis das Ionenprodukt seinen ursprünglichen Wert wieder erreicht hat.

Versetzt man also eine Lösung, die Chloridionen enthält, mit einer Silbersalz-Lösung, so überschreitet das Ionenprodukt den Wert des Löslichkeitsproduktes und der größte Teil der Chloridionen fällt als Silberchlorid aus. Je größer die Konzentration an Silberionen beim Fällen des AgCl-Niederschlags ist, um so kleiner ist die Konzentration der nicht ausfällbaren, in Lösung bleibenden Chloridionen.

Der Äquivalenzpunkt der Titration ist nicht durch vollständiges Verschwinden der Chloridionen aus der Lösung gekennzeichnet, sondern dadurch, daß sie die gleiche Konzentration erreichen, die in einer gesättigten Silberchlorid-Lösung besteht.

Entsprechend sind bei der Titration einer starken Säure mit einer starken Base am Äquivalenzpunkt die Wasserstoffionen nicht verschwunden, sondern sie haben die gleiche Konzentration wie in reinem Wasser. Bei der Fällungs-

titration hat demnach das Löslichkeitsprodukt die gleiche Bedeutung wie in der Acidimetrie das Ionenprodukt des Wassers.
Für die Fällungstitrationen lassen sich daraus folgende *Regeln* ableiten:
1. Es wird immer dann ein schwerlöslicher Niederschlag abgeschieden, wenn das Löslichkeitsprodukt der beteiligten Ionenarten überschritten wird.
2. Durch einen Überschuß an Fällungsmittel läßt sich die Löslichkeit des schwerlöslichen Niederschlags noch weiter herabdrücken. Das Maximum der Löslichkeit liegt im Bereich des Äquivalenzpunktes.
Hieraus läßt sich aber auch eine *Fehlerquelle*, die bei allen direkten Fällungsanalysen besteht, erkennen, nämlich die Tatsache, daß es keine absolut unlöslichen Niederschläge gibt und daß die Fällung am Äquivalenzpunkt, den es ja genau zu ermitteln gilt, relativ am unvollständigsten ist.

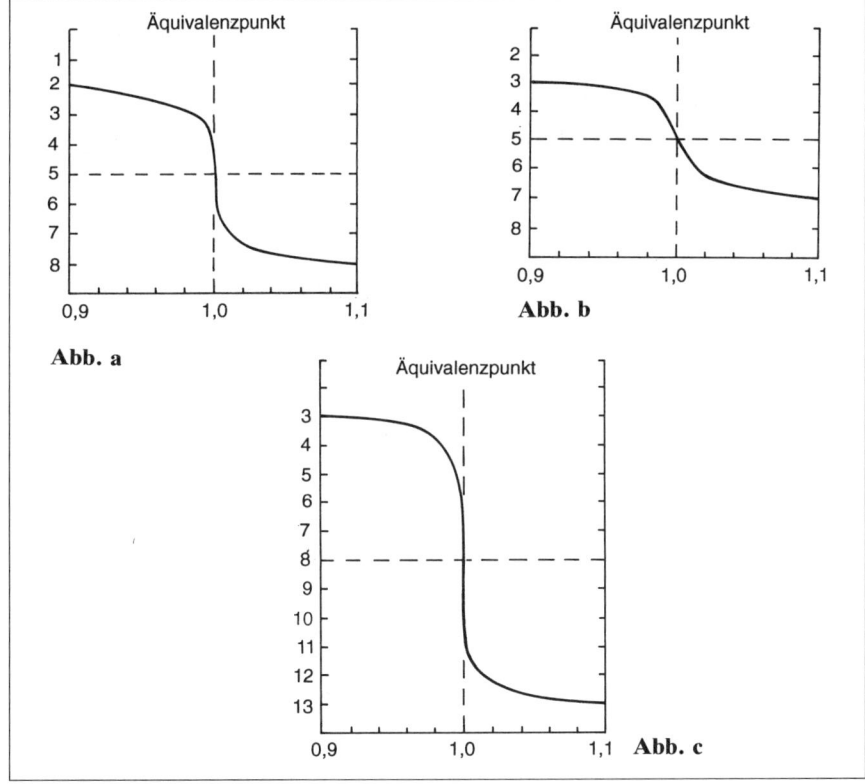

Abb. a: Titration einer 0,1 N-AgNO$_3$-Lösung mit einer konzentrierten NaCl-Lösung
Abb. b: Titration einer 0,01 N-AgNO$_3$-Lösung mit einer konzentrierten NaCl-Lösung
Abb. c: Titration einer 0,01 N-AgNO$_3$-Lösung mit einer konzentrierten NaI-Lösung
Ordinate: Negative Logarithmen der Silberionenkonzentrationen
Abszisse: Zugehörige Äquivalente Natriumchlorid- bzw. Natriumiodidlösung
(Nach Jander-Jahr, Maßanalyse)

Betrachtet man den Verlauf verschiedener *Titrationskurven* (s. S. 165), so macht man folgende Beobachtung: Der Aquivalenzpunkt bei der Titration in Abb. a ist mit dem Wendepunkt der Titrationskurve identisch; verwendet man für die Titration eine um eine Zehnerpotenz verdünntere Silbernitrat-Lösung (Abb. b), so ist der Sprung in der Kurve wesentlich kleiner; der Sprung ist sehr groß, wenn die gleiche Silbernitrat-Lösung statt mit Natriumchlorid mit einer Natriumiodid-Lösung titriert wird (Abb. c), weil das Löslichkeitsprodukt des Silberiodids erheblich kleiner ist als das des Silberchlorids.

Bei der Durchführung einer Fällungstitration sollten demnach folgende Punkte erfüllt sein:
1. Das Löslichkeitsprodukt des entstehenden Niederschlags sollte möglichst klein sein; je kleiner das Löslichkeitsprodukt ist, desto schärfer ist der Umschlag und desto exakter ist die Titration.
2. Die zu titrierende Lösung sollte möglichst konzentriert sein.

Die in unseren Arzneibüchern angewandten Fällungstitrationen lassen sich in *drei Gruppen* einteilen:

1. Halogenid-Bestimmung nach Mohr
2. Silber-Bestimmung nach Volhard
3. Halogenid-Bestimmung nach Volhard

Endpunktserkennung

Bei der Halogenid-Bestimmung nach Mohr wird 5%ige Kaliumchromat-Lösung als Indikator verwendet; Chromationen bilden mit Silberionen in neutraler oder sehr schwach alkalischer Lösung einen rotbraunen Niederschlag von Silberchromat:

$$CrO_4^{2\ominus} + 2\,Ag^{\oplus} \rightarrow Ag_2CrO_4 \downarrow$$

In saurer Lösung würde die Silberchromat-Fällung am Äquivalenzpunkt ausbleiben, da das Chromat sich gemäß der Gleichung

$$2\,CrO_4^{2\ominus} + 2\,H^{\oplus} \rightleftharpoons Cr_2O_7^{2\ominus} + 2\,H_2O$$

vorwiegend zu Dichromat umlagert, das mit Silber-Ionen keinen Niederschlag bildet; in stark alkalischer Lösung würde Silber als Silberhydroxid ausfallen.

Das Löslichkeitsprodukt von Silberchromat ist größer als das des entstehenden Silberhalogenids; Silberchromat ist demnach leichter löslich als Silberhalogenid, deshalb kann der Indikator gleich zu Beginn der Titration zugesetzt werden; im Verlauf der Titration fällt zunächst Silberhalogenid aus; wenn alle Halogenid-Ionen gebunden sind und die Konzentration an überschüssigen Silber-Ionen einen gewissen Wert erreicht hat, bildet sich Silberchromat, das den Äquivalenzpunkt anzeigt.

Bei der Titration nach Volhard wird ein Indikator, nämlich Ammoniumeisen-(III)-sulfat-Lösung, verwendet, der mit dem Reagenz eine farbige, lösliche Verbindung bildet.

Wird eine Silbersalz-Lösung in Gegenwart dieses Indikators mit Ammonium-thiocyanat-Lösung titriert, so fällt zunächst Silberthiocyanat aus, da es schwerer löslich ist als Eisenthiocyanat; erst nach quantitativer Ausfällung des Silbers bildet sich der Eisen(III)-hexaisothiocyanato-Komplex, der eine Rotfärbung verursacht:

$$Fe^{3\oplus} + 6\,SCN^{\ominus} \rightarrow [Fe(SCN)_6]^{3\ominus}$$
$$\text{rot}$$

Maßlösungen

Als Maßlösungen werden Silbernitrat- und Ammoniumthiocyanat-Lösungen gebraucht.
Zur Herstellung einer *0,1 N-Silbernitrat-Lösung* werden 17,0 g Silbernitrat R zu 1000,0 ml in Wasser gelöst.
Obwohl Silbernitrat zu den Urtitersubstanzen zählt, läßt das Arzneibuch eine Einstellung gegen Natriumchlorid RV vornehmen, weil der ermittelte Faktor dann gleichzeitig den mit der Methode verbundenen Titrationsfehler korrigiert.
Dazu wird eine genau gewogene Menge Natriumchlorid RV in Wasser gelöst und mit der einzustellenden Silbernitrat-Lösung titriert.
Der Endpunkt wird mit Hilfe der Potentiometrie (s. S. 139) bestimmt.

$$F = 171,1 \cdot \frac{e}{a}$$

a = Verbrauch ml 0,1 N-AgNO$_3$-Lösung
e = Einwaage g NaCl RV

Eine 0,1 N Ammoniumthiocyanat-Lösung erhält man durch Lösen von 7,612 g Ammoniumthiocyanat R in Wasser zu 1000,0 ml. Die Einstellung erfolgt mit 0,1 N-Silbernitrat-Lösung und Ammoniumeisen(III)-sulfat-Lösung R 2 als Indikator.

1. Halogenid-Bestimmung nach Mohr

Beispiel

Ammoniumbromid, Gehaltsbestimmung

Etwa 0,25 g Ammoniumbromid werden genau gewogen, in 50 ml Wasser gelöst und mit 0,1 N-Silbernitrat-Lösung unter Zusatz von 0,30 ml Kaliumchromat-Lösung R bis zur Rotbraunfärbung titriert.
1 ml 0,1 N-Silbernitrat-Lösung entspricht 7,991 mg Br$^{\ominus}$ oder 9,795 mg Ammoniumbromid.

Umsetzung:

$$NH_4Br + AgNO_3 \rightarrow AgBr \downarrow + NH_4NO_3$$
$$K_2CrO_4 + 2\,AgNO_3 \rightarrow Ag_2CrO_4 \downarrow + 2\,KNO_3$$
$$\text{rotbraun}$$

Hier handelt es sich nicht um ein Beispiel aus dem DAB 1996. Das DAB 1996 läßt auf diese Weise z.B. Cholinchlorid bestimmen.

2. Silber-Bestimmung nach Volhard

Beispiel

Silbernitrat, Gehaltsbestimmung

Etwa 0,300 g Silbernitrat werden genau gewogen, in 50 ml Wasser gelöst, mit 2 ml Salpetersäure 12,5 % R versetzt und mit 0,1 N-Ammoniumthiocyanat-Lösung unter Zusatz von 2 ml Ammoniumeisen(III)-sulfat-Lösung R 2 bis zur Orangefärbung titriert.
1 ml 0,1 N-Ammoniumthiocyanat-Lösung entspricht 16,99 mg Silbernitrat.

Umsetzung:

$$AgNO_3 + NH_4SCN \rightarrow AgSCN \downarrow + NH_4NO_3$$

Die Salpetersäure muß frei sein von Stickoxiden und salpetriger Säure, da diese mit Thiocyanat-Ionen eine rote Färbung geben würden.

3. Halogenid-Bestimmung nach Volhard

Beispiel

Natriumchlorid, Gehaltsbestimmung

Etwa 1,000 g Natriumchlorid wird genau gewogen und in Wasser zu 100,0 ml gelöst. 10,0 ml dieser Lösung werden mit 50 ml Wasser, 5 ml Salpetersäure 12,5 % R, 25,0 ml 0,1 N-Silbernitrat-Lösung und 2 ml Dibutylphthalat R versetzt und umgeschüttelt. Nach Zusatz von 2 ml Ammoniumeisen(III)-sulfat-Lösung R 2 wird mit 0,1 N-Ammoniumthiocyanat-Lösung bis zur rötlichgelben Färbung titriert.
1 ml 0,1 N-Silbernitrat-Lösung entspricht 5,844 mg NaCl.

Umsetzung:

$$NaCl + AgNO_3 \rightarrow AgCl \downarrow + NaNO_3$$

Man versetzt mit überschüssiger Silbernitrat-Lösung und titriert den Überschuß mit Ammoniumthiocyanat-Lösung zurück. Damit sich Ammoniumthiocyanat nicht auch teilweise mit dem gebildeten Silberchlorid umsetzt

$$AgCl + SCN^{\ominus} \rightleftarrows AgSCN + Cl^{\ominus}$$

(Silberthiocyanat ist schwerer löslich als Silberchlorid), wird der Niederschlag durch Zusatz von Dibutylphthalat der Einwirkung der Thiocyanat-Ionen entzogen; Dibutylphthalat ist mit Wasser nicht mischbar und sorgt für eine physikalische Abdeckung.

4.3.6 Besondere Titrationsverfahren

Außer den bisher beschriebenen großen Gruppen von maßanalytischen Bestimmungsmethoden gibt es noch eine Reihe von Titrationsverfahren, die zur quantitativen Erfassung bestimmter chemischer Verbindungen dienen.

Folgende sollen hier beschrieben werden:

Oxim-Titration
Acidimetrische Titration nach Silberionen-Zusatz
Reaktionstitrationen
Wasserbestimmung nach Karl-Fischer
Bestimmung von primären, aromatischen Aminen
Ionenaustauscher Methode
Spektralphotometrische Verfahren
Elektroanalytische Verfahren
Schöniger-Methode
Kjeldahl-Methode

4.3.6.1 Oxim-Titration

Grundlagen

Aldehyde und Ketone lassen sich mit Hydroxylaminhydrochlorid zu Oximen,
nämlich zu Aldoximen und Ketoximen umsetzen:

Pro Mol Carbonylverbindung entsteht 1 Mol Salzsäure, die in einer anschließenden Titration acidimetrisch erfaßt werden kann.
Die Oximbildung verläuft in neutraler Lösung nicht immer quantitativ;
deshalb arbeitet man entweder in natriumhydrogencarbonathaltigem Milieu
oder man setzt dem Reaktionsgemisch schon zu Beginn einen Teil der zur
Neutralisation erforderlichen Base zu und berücksichtigt diese Menge beim
anschließenden Austitrieren.
Das Arzneibuch wendet die Oxim-Titration bei der Bestimmung der Haupt-
bestandteile von Kümmelöl, Pfefferminzöl und Citronenöl an.
Maßlösungen und Indikatoren sind die gleichen wie im Kapitel „Neutralisationsanalysen" beschrieben.

Beispiel

Kümmelöl, Bestimmung des Carvon-Gehaltes

Etwa 1,000 g Kümmelöl wird genau gewogen, in einem 100-ml-Kolben mit
20,0 ml Hydroxylaminhydrochlorid-Lösung R 2 unter Zusatz von 0,7 ml
Bromphenolblau-Lösung R 2 mit 0,5 N-ethanolischer Kaliumhydroxid-

Lösung 15 Minuten lang im Wasserbad unter Rückfluß erhitzt. Man läßt erkalten, titriert mit 0,5 N-ethanolischer Kaliumhydroxid-Lösung bis zum Umschlag nach Olivgrün, erwärmt das Gemisch erneut 15 Minuten lang unter Rückfluß und titriert nach dem Abkühlen wiederum bis zum Umschlag nach Olivgrün (Feinbürette).

Der Gesamtverbrauch an 0,5 N-ethanolischer Kaliumhydroxid-Lösung dient zur Berechnung.

1 ml 0,5 N-ethanolische Kaliumhydroxid-Lösung entspricht 75,1 mg Carvon.

Umsetzung

Carvon   Carvon-Oxim

Die Geschwindigkeit der Oximbildung bei Ketonen ist geringer als die bei Aldehyden; es muß deshalb etwa 30 min erhitzt werden. Das Erkennen des Titrationsendpunktes bedarf einiger Übung.

4.3.6.2 Acidimetrische Titration nach Silberionen-Zusatz

Grundlagen

Bei organischen Säuren, deren Acidität für eine quantitative Dissoziation nicht ausreicht, kann eine quantitative Verschiebung des Dissoziationsgleichgewichtes erreicht werden, wenn man die Lösung der Säure mit überschüssigen Silberionen versetzt. Es entsteht das schwerlösliche Silbersalz der betreffenden Säure, die frei werdenden Protonen können titrimetrisch erfaßt werden.

z. B.

Theophyllin

oder allgemein: $R\text{--}H + Ag^{\oplus} \rightarrow R\text{--}Ag \downarrow + H^{\oplus}$

Der Verbrauch an Base dient zur Gehaltsberechnung.

Auf diese Weise werden z. B. folgende Verbindungen bestimmt: Theophyllin, Theobromin, Propylthiouracil, Phenytoin-Natrium, 5,5-disubstituierte Barbitursäure-Derivate usw.

Maßlösungen und Indikatoren sind die gleichen wie in der Neutralisationsanalyse.

Beispiel

Barbital, Gehaltsbestimmung

Etwa 85,0 mg Barbital, genau gewogen, werden in 5 ml Pyridin R gelöst. Die Lösung versetzt man mit 0,5 ml Thymolphthalein-Lösung R und 10 ml Silbernitrat-Pyridin R; dann wird mit 0,1 N-ethanolischer-Natriumhydroxid-Lösung bis zur reinen Blaufärbung titriert.
1 ml 0,1 N-ethanolische Natriumhydroxid-Lösung entspricht 9,21 mg Barbital.

Umsetzung: Bei der Bestimmung von 5,5-disubstituierten Barbitursäurederivaten sowie Phenytoin-Natrium werden der Titrationslösung Silberionen und Pyridin zugesetzt, wobei sich dann z. B. ein Disilberbarbiturat-Pyridin-Komplex bildet. Die frei werdenden Protonen überführen das Pyridin in Pyridinium-Ionen, die anschließend als Säure titriert werden.

$$H_2Barb + 2\,Ag^{\oplus} + 4\;\bigcirc\!\!\!\!\!\!_{N} \longrightarrow Ag_2 \cdot Barb \cdot \left(N\bigcirc\right)_2 + 2\;\bigcirc\!\!\!\!\!\!_{N^{\oplus}H}$$

4.3.6.3 Reaktionstitrationen

Grundlagen

Derivate von Carbonsäuren, wie z. B. Ester und Säureanhydride können acidimetrisch bestimmt werden, indem sie mit überschüssiger Base verseift werden und der Basenüberschuß mit Säure zurücktitriert wird.

$$R_1-CH_2-O-C\!\!\begin{array}{c}{\scriptstyle O}\\{\scriptstyle R_2}\end{array} + OH^{\ominus} \longrightarrow R_1-CH_2-OH + R_2-C\!\!\begin{array}{c}{\scriptstyle O}\\{\scriptstyle O^{\ominus}}\end{array}$$

Ester   Alkohol   Säure

$$R-C\!\!\begin{array}{c}{\scriptstyle O}\\{\scriptstyle O}\end{array}\!\!\!\!R-C\!\!\begin{array}{c}{\scriptstyle O}\\{\scriptstyle O}\end{array} + H_2O \longrightarrow 2\,R-C\!\!\begin{array}{c}{\scriptstyle O}\\{\scriptstyle OH}\end{array}$$

Säure

$$R-C\!\!\begin{array}{c}{\scriptstyle O}\\{\scriptstyle OH}\end{array} + OH^{\ominus} \longrightarrow R-C\!\!\begin{array}{c}{\scriptstyle O}\\{\scriptstyle O^{\ominus}}\end{array} + H_2O$$

Für eine Estergruppierung wird ein Mol Base, für ein Mol Säureanhydrid werden zwei Mol Base verbraucht.

Beispiel

Methylsalicylat, Gehaltsbestimmung

Etwa 0,500 g Methylsalicylat werden genau gewogen und in 25 ml Ethanol 96 % R gelöst. Nach Zusatz von 0,05 ml Phenolrot-Lösung R wird mit

0,1 N-Natriumhydroxid-Lösung neutralisiert. Diese neutrale Lösung wird mit 50,0 ml 0,1 N-Natriumhydroxid-Lösung versetzt und 30 Minuten lang unter Rückfluß auf dem Wasserbad erhitzt. Die Lösung wird abgekühlt und mit 0,1 N-Salzsäure titriert.

Die zur Verseifung benötigte Menge 0,1 N-Natriumhydroxid-Lösung ergibt sich aus der Differenz zwischen vorgelegter Menge 0,1 N-Natriumhydroxid-Lösung und zur Rücktitration verbrauchter Menge 0,1 N-Salzsäure.

Es wird ein Blindversuch durchgeführt.

1 ml 0,1 N-Natriumhydroxid-Lösung entspricht 15,21 mg Methylsalicylat.

Umsetzung: Durch Kochen mit Natriumhydroxid-Lösung wird der Ester verseift:

Methylsalicylat   Salicylsäure   Methanol

Der Überschuß an Base wird mit Salzsäure bestimmt.

Der Blindversuch ist besonders dann wichtig, wenn die Natriumhydroxid-Lösung carbonathaltig ist.

4.3.6.4 Wasserbestimmung nach Karl-Fischer

Exakte Kenntnisse über den Wassergehalt einer Substanz sind häufig von Bedeutung; ein Verfahren, auch geringe Mengen an Wasser quantitativ zu ermitteln, ist die Karl-Fischer-Methode.

Grundlagen

Das Verfahren beruht darauf, daß Iod und Schwefeldioxid nur in Gegenwart von Wasser miteinander reagieren:

$$I_2 + SO_2 + 2\,H_2O \rightleftharpoons SO_4{}^{2\ominus} + 2\,I^{\ominus} + 4\,H^{\oplus}$$

Damit die Umsetzung quantitativ nach rechts verläuft, müssen die entstehenden Protonen abgefangen werden; das geschieht durch Zugabe von Pyridin, das gleichzeitig Schwefeldioxid in ausreichender Konzentration aufnimmt. Als Lösungsmittel dient wasserfreies Methanol, das alle Komponenten löst, sich aber auch an der Reaktion beteiligt:

$$I_2 + SO_2 + CH_3OH + H_2O \rightarrow 2\,HI + (CH_3)HSO_4$$

Da Pyridin ebenfalls an der Umsetzung beteiligt ist, ist der Reaktionsablauf in Wirklichkeit komplizierter als hier formuliert wurde.

Die Reagenzien können in getrennten Lösungen von Schwefeldioxid in Pyridin und Iod in Methanol oder in einer Lösung vereint aufbewahrt werden.

Eine exakte Bestimmung gelingt dann, wenn unter völligem Feuchtigkeitsausschluß gearbeitet wird; deshalb verwendet das Arzneibuch eine in sich geschlossene Apparatur mit magnetischer Rührvorrichtung.

Reagenzlösung

In einer vom Arzneibuch speziell vorgeschriebenen Apparatur werden 700 ml wasserfreies Pyridin R mit 700 ml Ethylenglycolmonomethylether R gemischt und unter stetem Rühren mit 220 g feinpulverisiertem Iod R versetzt, das zuvor über Phosphor(V)-oxid R getrocknet wird. Das Rühren wird so lange fortgesetzt, bis alles Iod gelöst ist (etwa 30 Minuten). Die Lösung wird auf $-10\,°C$ abgekühlt und schnell und unter Rühren mit 190 g flüssigem Schwefeldioxid R versetzt. Dabei darf die Temperatur $30\,°C$ nicht überschreiten. Die Lösung wird abgekühlt.

Einstellung

Etwa 20 ml wasserfreies Methanol R werden in einem Iodzahlkolben bis zum Äquivalenzpunkt mit der hergestellten Lösung titriert; dann wird der austitrierten Lösung eine definierte Menge Wasser zugesetzt; das kann auf zwei Arten erfolgen: Entweder man setzt etwa 100 mg Wasser, genau gewogen, zu oder man verwendet Verbindungen mit definiertem Kristallwassergehalt, z. B. Dinatriumtartrat·$2\,H_2O$, wobei man etwa 100 mg dieser Eichsubstanz, genau gewogen, in 20 ml wasserfreiem Methanol löst. Anschließend wird wiederum bis zum Äquivalenzpunkt titriert.
Der Wirkungswert wird in mg Wasser pro ml Lösung berechnet.
1 ml Karl-Fischer-Lösung (KF-Lösung) muß mindestens 3,5 mg Wasser entsprechen.
Der Wirkungswert ist unmittelbar vor Gebrauch zu ermitteln.

Berechnung

Beispiel: 20,0 ml Methanol verbrauchen 2,25 ml KF-Lösung.

20,0 ml Methanol + 132,6 mg Eichsubstanz verbrauchen zusammen 7,00 ml KF-Lösung; also verbrauchen 132,6 mg Eichsubstanz 4,75 ml KF-Lösung.

$$100 \quad \text{mg Dinatriumtartrat} \cdot 2\,H_2O \ \triangleq\ 15,66\ \text{mg } H_2O$$
$$132,6 \ \text{mg Dinatriumtartrat} \cdot 2\,H_2O \ \triangleq\ 20,76\ \text{mg } H_2O$$

$$4,75 \ \text{ml KF-Lösung} \ \triangleq\ 20,76\ \text{mg } H_2O$$
$$1 \quad \text{ml KF-Lösung} \ \triangleq\ \ 4,37\ \text{mg } H_2O$$

d. h. die hergestellte Karl-Fischer-Lösung hat einen *Wirkungswert* von 4,37.

Endpunktserkennung

Der Titrationsendpunkt wird elektrometrisch mit Hilfe der Dead-stop-Methode ermittelt.
Die Apparatur besteht aus einem Titrationskolben von etwa 60 ml Inhalt mit zwei Platinelektroden, einem Gaseinleitungsrohr für trockenen Stickstoff zum Verdrängen der Luft, einem Stopfen, durch den die Spitze der automa-

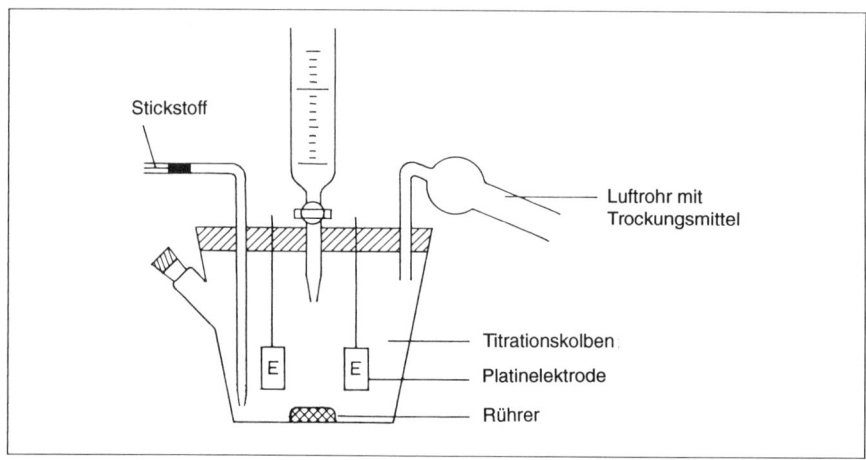

Titrationsgefäß für die Karl-Fischer-Titration

tischen Bürette reicht, und einem Luftrohr, das durch ein Trocknungsmittel geschützt ist. Während der Titration wird mit einem Magnetrührer gemischt. Die Platinelektroden werden nach dem auf S. 177 angegebenen Schema angeschlossen.

Die Batterie liefert durch die vorgeschriebene Schaltung an die Elektroden eine Spannung von etwa 1,5 V. Auf dem Amperemeter wird die jeweilige Stromstärke abgelesen.

Während der Titration reagieren Iod und Schwefeldioxid in Gegenwart des zu bestimmenden Wassers nach der auf S. 172 angegebenen Gleichung. Infolge Anwesenheit von Pyridin und Methanol verläuft die Reaktion irreversibel von links nach rechts. Durch die an die zwei Elektroden angelegte Spannung fließt nur ein sehr schwacher Strom. Nach jedem Reagenzzusatz zeigt das Mikroamperemeter einen Ausschlag; der Zeiger geht aber sofort wieder in seine Ausgangsstellung zurück, da das Iod sofort durch Schwefeldioxid reduziert wird. Ein Stromanstieg erfolgt dann, wenn an der Kathode eine reduzierbare und an der Anode eine oxidierbare Substanz vorliegen; das ist am Äquivalenzpunkt der Fall, wo das erste überschüssige Iod an der Kathode zu Iodid reduziert und an der Anode entsprechend Iodid zu Iod oxidiert werden. Ein sprunghafter Anstieg der Stromstärke, der mindestens eine halbe Minute anhalten soll, ist am Ausschlag des Amperemeters abzulesen.

Trägt man die abgelesene Stromstärke in Abhängigkeit von der Menge der zugesetzten Maßlösung graphisch auf, so erhält man eine Titrationskurve, die eine noch genauere Bestimmung des Äquivalenzpunktes erlaubt (s. S. 175).

Das Arzneibuch unterscheidet zwischen *zwei Bestimmungsmethoden A und B.*

Bei Methode A wird nach Austitrieren des Lösungsmittels die zu bestimmende Substanz direkt titriert, bei Methode B versetzt man nach Austitrieren des Lösungsmittels die zu bestimmende Substanz mit einem Überschuß an

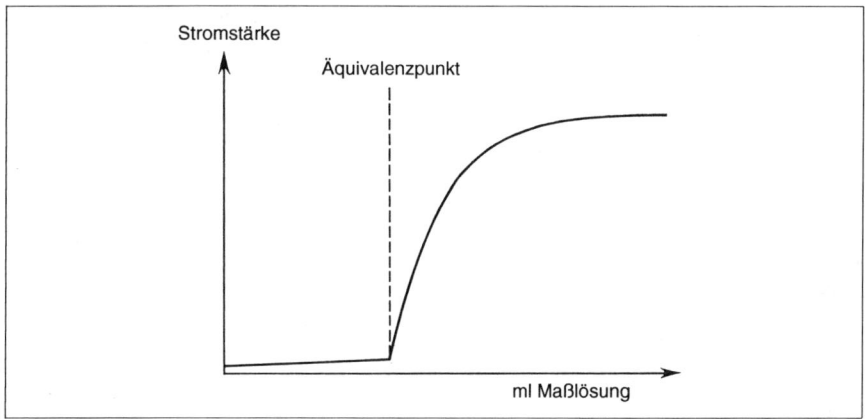

Stromstärke

Äquivalenzpunkt

ml Maßlösung

Titrationskurve einer direkten Karl-Fischer-Titration

Karl-Fischer-Lösung und titriert anschließend mit Methanol, das eine bekannte Menge Wasser enthält, etwa 0,25 Prozent, zurück.

Beispiel

Wasserfreie Citronensäure, Wassergehalt-Bestimmung

Etwa 20 ml wasserfreies Methanol R werden in den Titrierkolben gegeben und die Karl-Fischer-Lösung R bis zum elektrometrisch ermittelten Endpunkt zugesetzt. Dann werden etwa 2,00 g Citronensäure, genau gewogen, schnell hinzugefügt, 1 min lang gemischt und erneut mit der Karl-Fischer-Lösung R bis zum elektrometrisch ermittelten Endpunkt titriert.

Berechnung: Wirkungswert der KF-Lösung: 4,37

Einwaage: 1,9738 g Citronensäure

Verbrauch an KF-Lösung für Methanol: 2,25 ml

Verbrauch an KF-Lösung für die Substanz: 3,61 ml

$$\% \ H_2O = \frac{\text{Wirkungswert} \cdot \text{Verbrauch} \cdot 100}{\text{Einwaage}}$$

$$\% \ H_2O = \frac{4,37 \cdot 3,61 \cdot 100}{1973,8}$$

$$\% \ H_2O = 0,80$$

Mit einem Gehalt von 0,80 % Wasser entspricht die wasserfreie Citronensäure den Anforderungen des Arzneibuches.

Bemerkung: Neben der Karl-Fischer-Methode gibt es andere titrimetrische Wasserbestimmungs-Methoden, die gegenüber dem Arzneibuch-Verfahren eine Reihe von Vorteilen bieten, wie verkürzte Reaktionszeit, konstanter Titer, visuelle Endpunktsbestimmung, keine Geruchsbelästigung durch Pyridin und Schwefeldioxid und einen erweiterten Anwendungsbereich.

4.3.6.5 Bestimmung von Stickstoff in primären, aromatischen Aminen

Grundlagen

Primäre, aromatische Amine lassen sich in salzsaurer Lösung mit salpetriger Säure diazotieren; die Reaktion verläuft quantitativ und kann deshalb zur maßanalytischen Bestimmung herangezogen werden.

Dazu wird die zu bestimmende Substanz in Salzsäure oder in einem anderen Lösungsmittel unter Zusatz von Salzsäure gelöst.

Bei der Titration mit Natriumnitrit-Lösung entsteht zunächst salpetrige Säure,

$$NaNO_2 + HCl \rightarrow HNO_2 + NaCl$$

die sofort mit der primären, aromatischen Aminogruppe zum Diazoniumsalz reagiert:

Die Reaktion muß in Gegenwart überschüssiger Säure durchgeführt werden, da das Amin nur in der Salzform reagiert.

Bromidionen katalysieren die Umsetzung. Die Titration sollte unter Kühlung in einer Eis-Wasser-Mischung durchgeführt werden.

Maßlösung

0,1 M-Natriumnitrit-Lösung

Endpunktserkennung

Der Endpunkt der Titration wird mit Hilfe eines geeigneten Indikators oder elektrometrisch nach dem Schema auf S. 177 ermittelt.

Beim Auftreten der ersten überschüssigen Nitritionen, also am Äquivalenzpunkt, wird an der Kathode $NO_2^{\ominus}$ zu NO reduziert und an der Anode $NO_2^{\ominus}$ zu NO_2 oxidiert. Das bewirkt einen sprunghaften, bleibenden Anstieg der Stromstärke, die auf dem Amperemeter registriert wird. Diskutiert wird auch die Oxidation von Bromid zu Brom durch überschüssiges Nitrit, wobei die kathodische Reduktion des Broms durch einen sprunghaften Stromanstieg angezeigt wird.

Die bis zu diesem Punkt verbrauchte Menge 0,1 M-Natriumnitrit-Lösung dient zur Gehaltsberechnung.

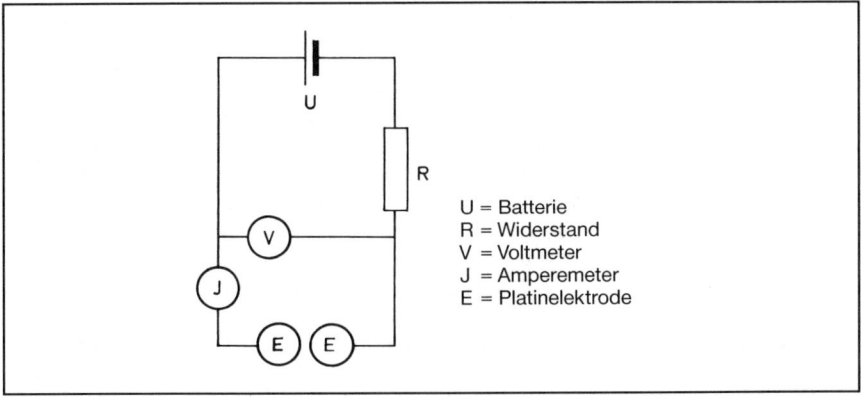

U = Batterie
R = Widerstand
V = Voltmeter
J = Amperemeter
E = Platinelektrode

Schaltbild für die Bestimmung von Stickstoff in primären, aromatischen Aminen

Beispiel

Benzocain, Gehaltsbestimmung

Etwa 0,400 g Benzocain werden genau gewogen und in einer Mischung aus 25 ml Salzsäure 36 % R und 50 ml Wasser gelöst. Nach Zusatz von 3 g Kaliumbromid R wird die Lösung in einer Eis-Wasser-Mischung gekühlt. Nach Einbringen der beiden, an den Stromkreis angeschlossenen Platinelektroden wird langsam, unter Rühren mit einem Magnetrührer mit 0,1 M-Natriumnitrit-Lösung bis zum ersten anhaltenden Anstieg der Stromstärke titriert.

1 ml 0,1 M-Natriumnitrit-Lösung entspricht 16,52 mg Benzocain.

Umsetzung

$$H_5C_2\!-\!O\!-\!\underset{\underset{O}{\|}}{C}\!-\!\langle\bigcirc\rangle\!-\!NH_2 \; + \; HNO_2 \; + \; HCl \quad\xrightarrow{\;Br^{\ominus}\;}$$

$$\left[H_5C_2\!-\!O\!-\!\underset{\underset{O}{\|}}{C}\!-\!\langle\bigcirc\rangle\!-\!\overset{\oplus}{N}\!\equiv\!N\right] Cl^{\ominus} \; + \; 2\,H_2O$$

Bemerkung

Der Endpunkt der Titration kann auch visuell durch Zusatz eines geeigneten Indikators bestimmt werden. Verwendet werden Tropaeolin 00 bzw. Ferrocyphen; letzteres bei der Bestimmung von Phenacetin und Sulfaguanidin. Ferrocyphen, ein reversibler Redoxindikator, wird durch überschüssige HNO_2 oxidiert zu Ferricyphen; dabei wechselt die Farbe von Orangegelb nach Violett.

4.3.6.6 Ionenaustauscher-Methode

Ionenaustauscher sind Stoffe, die mit Elektrolyt-Lösungen Kationen oder Anionen austauschen, d. h. sie nehmen aus den Lösungen Ionen auf und geben dafür eine äquivalente Menge gleichgeladener Ionen an die Lösung ab. Werden positiv geladene Ionen ausgetauscht, spricht man von Kationenaustauschern, beim Austausch negativer Ionen von Anionenaustauschern.

Das Grundgerüst der Ionenaustauscher besteht aus Kondensations- oder Polymerisationsharzen, in die austauschfähige Gruppen eingebaut sind. Stark saure Kationenaustauscher tragen Sulfonsäure-Gruppen, schwach saure Carboxyl-Gruppen; stark basische Anionenaustauscher tragen quartäre Ammoniumgruppen, schwach basische dagegen Aminogruppen.

Ionenaustauscher müssen in allen gebräuchlichen Lösungsmitteln unlöslich sein, sie dürfen keine Adsorptionswirkung ausüben, die jeweiligen Ionen müssen sich quantitativ austauschen lassen und nach dem Austausch muß sich der Ionenaustauscher durch Beschicken mit einer Lösung der zum Austausch gebrachten Ionen wieder regulieren und erneut verwenden lassen.

Ein Maß für die Gesamtzahl der am Austauschprozeß beteiligten Gruppen pro Gramm Austauscher ist die *Austauschkapazität.*

Der Anteil an austauschaktiven Gruppen, die in der austauschfähigen Form vorliegen, wird als *Austauschaktivität* bezeichnet.

Das DAB 1996 verwendet:

Anionenaustauscher mit quartären Ammoniumgruppen, der in der Chloridform vorliegt.

Vor der Gehaltsbestimmung wird das Austauscherharz auf einem Glassintertiegel so lange mit 1 N-Natriumhydroxid-Lösung gewaschen, bis das Eluat frei von Chlorid ist. Dabei werden die Chlorid-Ionen gegen Hydroxid-Ionen ausgetauscht. Während der Gehaltsbestimmung werden die Hydroxid-Ionen gegen die Anionen des zu bestimmenden Arzneistoffes ausgetauscht und im Eluat mit Mineralsäure titriert.

Kationenaustauscher, schwach sauer und
Kationenaustauscher, stark sauer.

Stark saurer Kationenaustauscher wird z. B. zur Gehaltsbestimmung von Natriumsulfat verwendet.

Herstellung der Säule

In eine Säule von 400 mm Länge und 20 mm innerem Durchmesser mit Glasfritte am unteren Ende und mit einer Füllhöhe von etwa 200 mm gibt man eine Anschlämmung des stark sauren Kationenaustauschers in Wasser. Dabei ist darauf zu achten, daß keine Luftblasen eingeschlossen sind. Während der Verwendung muß die Oberfläche des Harzes immer mit Flüssigkeit bedeckt sein. Liegt das Austauscherharz in protonierter Form vor, wird so lange mit Wasser gewaschen, bis 50 ml Eluat nach Zusatz von 0,1 ml Methylorange-Lösung R höchstens 0,05 ml 0,1 N-Natriumhydroxid-Lösung bis zur Neutralisation verbrauchen.
Liegt das Austauscherharz in der $Na^{\oplus}$-Form vor oder muß es regeneriert werden, werden 100 ml einer Mischung von gleichen Volumenteilen Salzsäure 25 % R und Wasser langsam durch die Säule laufen gelassen; diese wird anschließend mit Wasser, wie oben angegeben, gewaschen.

Beispiel: Natriumsulfat-Decahydrat, Gehaltsbestimmung

Etwa 3,00 g Substanz, genau gewogen, werden in 50 ml Wasser gelöst. Die Lösung wird auf die oben beschriebene Säule mit stark saurem Kationenaustauscher gegeben mit einer Geschwindigkeit von etwa 4 ml je Minute. Anschließend wird mit etwa 300 ml Wasser gewaschen, bis für die Neutralisation von 50 ml Wasser höchstens 0,05 ml 0,1 N-Natriumhydroxid-Lösung erforderlich sind.
Das Eluat wird mit 1 N-Natriumhydroxid-Lösung in Gegenwart von 0,1 ml Methylorange-Lösung R titriert.
1 ml 1 N-Natriumhydroxid-Lösung entspricht 71,0 mg Natriumsulfat.

Umsetzung

Die Natrium-Ionen werden gegen Wasserstoff-Ionen des Ionenaustauschers ausgetauscht. Im Eluat werden die den $Na^{\oplus}$-Ionen äquivalenten $H^{\oplus}$-Ionen acidimetrisch bestimmt.

$$R-SO_3^{\ominus}H^{\oplus} + Na^{\oplus} \rightarrow R-SO_3^{\ominus}Na^{\oplus} + H^{\oplus}$$
$$H^{\oplus} + OH^{\ominus} \rightarrow H_2O$$

4.3.6.7 Spektralphotometrische Verfahren

Quantitative Bestimmungen von gelösten Substanzen mit Hilfe von optischen Geräten sind schnell und einfach durchzuführen; es werden nur geringe Substanzmengen gebraucht; der apparative Aufwand ist vielleicht ein gewisser Nachteil, wobei es jedoch für die Durchführung einer Messung nicht unbedingt notwendig ist, alle Funktionen des verwendeten Meßgerätes genau zu kennen bzw. zu verstehen.

Prinzip

Die Spektralphotometrie gehört zur sog. Elektronenspektroskopie und diese wiederum zur Absorptionsspektroskopie. Grundlage dieser Methoden ist, daß bei Einwirkung von Licht (elektromagnetische Strahlung) auf zu vermessende Substanzen die Lichtabsorption beobachtet wird.

Die *elektromagnetische* Strahlung kann man auf Grund ihrer unterschiedlichen Wellenlängen in verschiedene Bereiche einteilen:

Ultraviolettbereich (UV) – Wellenlänge 180 bis   400 nm
sichtbarer Bereich   – Wellenlänge 400 bis   750 nm
Infrarotbereich (IR)   – Wellenlänge 750 bis 50 000 nm

In der Praxis läßt sich Strahlung aller Spektralbereiche erzeugen und daraus dann noch Licht einzelner Wellenlängen aussortieren.

Lichtstrahlen einer einzigen Wellenlänge oder eines sehr schmalen Wellenlängenausschnittes bezeichnet man als *„monochromatisches Licht".*

Schickt man nun Licht einer bestimmten Wellenlänge, also monochromatisches Licht, durch die Lösung einer Substanz in bestimmter Konzentration, so hält diese Lösung einen Teil des Lichtes zurück, d. h. sie absorbiert Licht, so daß die Intensität des wieder austretenden Lichtes (I) kleiner ist als die des eingestrahlten Lichtes (I_0).

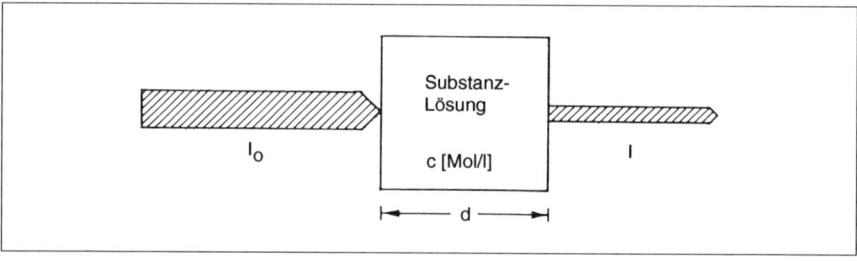

Lichtabsorption

Die verbrauchte Lichtenergie läßt sich für quantitative Messungen heranziehen, wenn die Restintensität I mit einem Spektrophotometer gemessen wird. Je nach Wellenlänge des eingestrahlten Lichtes spricht man von Messungen im UV-Bereich oder, bei farbigen Lösungen, im sichtbaren Bereich. Substanzen, die im sichtbaren Bereich nicht absorbieren, die also farblos sind, lassen sich oft durch chemische Reaktionen in charakteristisch gefärbte Verbindungen überführen und dann quantitativ bestimmen; wichtig ist allerdings, daß diese Reaktionen quantitativ verlaufen.

Das Verhältnis von geschwächtem, austretendem Licht zu eingestrahltem Licht wird als optische Durchlässigkeit oder *Transmission* (T) bezeichnet:

$$T = \frac{I}{I_0} \cdot 100 \quad [\%]$$

Die für quantitative Bestimmungen am häufigsten verwendete Meßgröße ist die Absorption (A), der dekadische Logarithmus der reziproken Transmission:

$$A = \log \frac{100}{T} \qquad \text{bzw.} \qquad A = \log \frac{I_0}{I}$$

Absorbiert die Untersuchungsprobe kein Licht, dann ist $I = I_0$ und $A = \log 1 = 0$, d.h. die Absorption ist Null. Die Größe der Absorption ist abhängig von der Art und Zahl der absorbierenden Teilchen (Moleküle) im Lichtweg.

Bei Lösungen ist sie proportional der Schichtdicke b (cm) der Lösung, durch die das Licht geschickt wird, und der Konzentration c (Mol/Liter) der absorbierenden Substanz:

$$A \sim b \cdot c$$

Da die Absorption auch abhängig ist von der Art der absorbierenden Moleküle, wird diese Abhängigkeit durch den Proportionalitätsfaktor ε ausgedrückt. ε entspricht der Absorption einer 1-molaren Lösung in einer Schichtdicke von 1 cm, wird als *molarer Absorptionskoeffizient* bezeichnet und ist eine Stoffkonstante, die für jeden Stoff einen anderen charakteristischen Zahlenwert hat. Ein großer ε-Wert deutet auf eine starke Absorption des Lichtes hin:

Es ergibt sich:

$$A = \varepsilon \cdot b \cdot c$$

Diese Beziehung ist das *Lambert-Beer'sche Gesetz*. Mißt man nun bei verschiedenen Wellenlängen die Absorption einer Substanz-Lösung und trägt diese graphisch gegen die Wellenlängen auf, so erhält man die Absorptionskurve der Substanz, die gewöhnlich verschiedene Maxima und Minima aufweist.

Für quantitative Messungen ist es ausreichend, bei einer charakteristischen Wellenlänge, am besten in einem Absorptionsmaximum, die Absorption zu messen und dann nach

$$c = \frac{A}{\varepsilon \cdot b} \qquad \left[\frac{\text{Mol}}{l} \right]$$

die Konzentration zu berechnen. Dazu muß ε bekannt sein.

Das Arzneibuch arbeitet anstelle des molaren Absorptionskoeffizienten mit der *spezifischen Absorption* $A_{1\,cm}^{1\%}$; das ist die Absorption einer Lösung von 1 g Substanz in 100 ml Lösungsmittel, also einer 1%igen Lösung in einer Schichtdicke von 1 cm bei einer bestimmten Wellenlänge:

$$A = A_{1\,cm}^{1\%} \cdot c \cdot b \qquad c = \frac{A}{A_{1\,cm}^{1\%} \cdot b} \qquad [\%]$$

Beide Koeffizienten lassen sich ineinander umrechnen:

$$A_{1\,cm}^{1\%} = \frac{10 \cdot \varepsilon}{M_r}$$

M_r = Relative Molekülmasse

Wenn weder ε noch $A_{1\,cm}^{1\%}$ bekannt sind, kann man auch mit einer sog. Eichkurve (s. S. 183) arbeiten.

Meßgerät: Spektrophotometer

Das von der Lichtquelle ausgehende Licht wird durch ein Prisma oder Gitter in seine Spektralfarben zerlegt und auf einen Austrittsspalt geworfen; der Spalt ist so eng, daß er nur ein Strahlenbündel von einem engen Wellenlängenbereich (monochromatisches Licht) mit der Intensität I_o hindurch läßt.

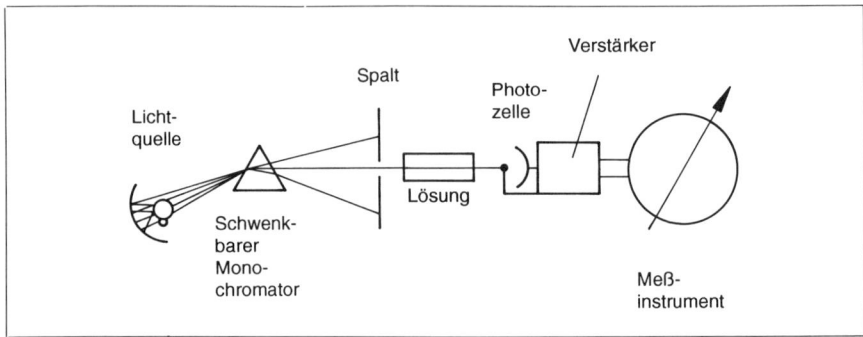

Schematischer Aufbau eines Spektrophotometers

Der Strahl durchsetzt die Küvette mit der Probe. Der in der Photozelle entstehende Strom I wird verstärkt und auf einem Meßinstrument angezeigt. Da das verwendete Lösungsmittel ebenfalls Licht absorbiert, muß auch eine Messung mit dem reinen Lösungsmittel erfolgen; dieser Wert muß jeweils in Abzug gebracht werden.

Man kann sich die Subtraktion ersparen, wenn man die Absorption des Lösungsmittels gleich 0 setzt. Das erreicht man, wenn man die mit reinem Lösungsmittel gefüllte Küvette in das Spektrophotometer bringt und das Gerät so einstellt, daß der Zeiger auf dem Wert A = 0 steht. Wenn man anschließend die gelöste Substanz vermißt, zeigt das Gerät direkt die Absorption der Substanz an.

Darüber hinaus gibt es Doppelstrahlgeräte, bei denen der Strahlengang in zwei Hälften zerlegt wird, und die Küvette mit der Substanz-Lösung in den einen und die Lösungsmittelküvette in den anderen Strahlengang gebracht werden; die Absorptionen werden dann gleichzeitig und nicht nacheinander bestimmt.

Bei spektralphotometrischen Gehaltsbestimmungen lassen sich die jeweils gemessenen Absorptionen nach verschiedenen Methoden auswerten:

1. Durch Angabe der spezifischen Absorption $A_{1\,cm}^{1\%}$.

Beispiel

Riboflavin, Gehaltsbestimmung

Die Bestimmung muß unter Ausschluß direkter Lichteinwirkung durchgeführt werden.

Etwa 65,0 mg Substanz werden genau gewogen und in einem 500-ml-Meßkolben in 5 ml Wasser suspendiert; dabei sollte die Substanz vollkommen befeuchtet sein. Die Lösung erfolgt mit Hilfe von 5 ml Natriumhydroxid-Lösung 8,5 % R. Sobald die Substanz vollständig gelöst ist, wird die Lösung mit 100 ml Wasser und 2,5 ml Essigsäure 98 % R versetzt und mit Wasser zu 500,0 ml verdünnt.

In einem 200-ml-Meßkolben aus braunem Glas werden 20,0 ml dieser Lösung mit 3,5 ml einer 1,4%igen Lösung (m/V) von Natriumacetat R versetzt und mit Wasser zu 200,0 ml verdünnt. Die Absorption wird im Maximum bei 444 nm gemessen.

Der Gehalt an Riboflavin wird mit Hilfe der spezifischen Absorption $A_{1\ cm}^{1\%}$ = 328 berechnet.

Die gemessene Absorption beträgt A = 0,42.

Berechnung: Eine 1%ige Lösung zeigt eine Absorption von A = 328; eine x%ige Lösung zeigt eine Absorption von A = 0,42.

Unter Einbeziehung des Verdünnungsfaktors läßt sich der Prozentgehalt des geprüften Riboflavins errechnen:

$$\% \text{ Riboflavin} = \frac{A \cdot 5000}{0,328 \cdot m \cdot d}$$

A = gemessene Absorption
m = Einwaage in mg
d = Schichtdicke in cm

$$\% \text{ Riboflavin} = \frac{0,42 \cdot 5000}{0,328 \cdot 65 \cdot 1} = 98,5$$

Das untersuchte Riboflavin hat einen Gehalt von 98,5 %

2. Durch Vergleich mit der Absorption einer Chemischen Referenzsubstanz (CRS), die in analoger Weise vermessen wurde.

So wird z. B. bei der Bestimmung von Hydrocortisonacetat eine Lösung bestimmten Gehaltes einer Farbreaktion unterworfen und die Absorption der farbigen Lösung gemessen.

In gleicher Weise wird eine Lösung von Hydrocortisonacetat CRS bekannten Gehaltes behandelt und vermessen.

Aus den beiden Absorptionen und dem Gehalt der Vergleichslösung läßt sich der Gehalt der Untersuchungssubstanz berechnen.

3. Mit Hilfe einer Eichkurve

Dazu werden mit Vergleichssubstanz bekannten Gehaltes Lösungen unterschiedlicher Konzentrationen hergestellt und deren Absorptionen bei der Wellenlänge maximaler Absorption gemessen.

Die Absorptionen trägt man gegen die Konzentrationen graphisch auf und erhält auf diese Weise eine sog. Eichkurve:

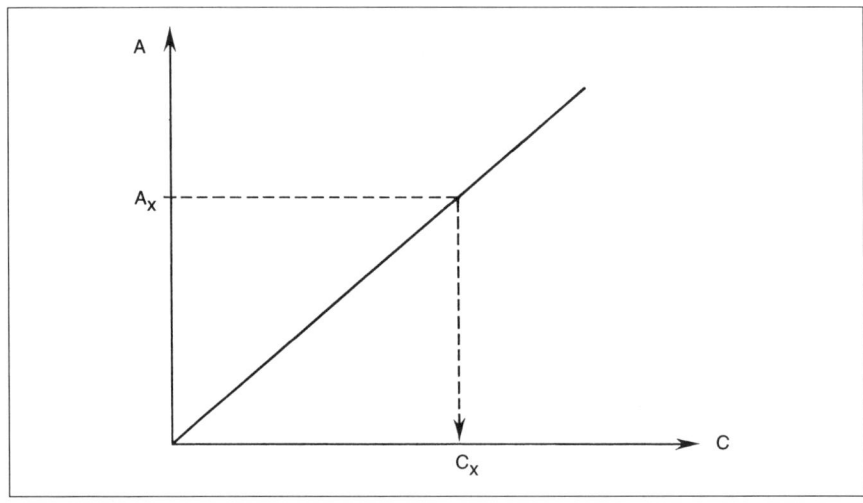

Eichkurve

Da die Absorption linear von der Konzentration abhängt, muß die erhaltene Eichkurve eine Gerade sein. Mißt man nun die Absorption einer Lösung unbekannten Gehaltes (A_x), so kann man aus der Eichkurve die entsprechende Konzentration (c_x) ablesen.

Diese Methode wird vom DAB 1996 nicht angewendet.

Die Spektralphotometrie wird außer zur Bestimmung des Gehaltes auch für Identitäts- und Reinheitsprüfungen herangezogen.

Spektralphotometrische Identitätsprüfung

Prinzip: Es werden die Wellenlänge maximaler Absorption, also das Absorptionsmaxinten oder die spezifische Absorption ($A_{1\,cm}^{1\,\%}$) oder auch beides gemessen und mit den Werten authentischer Substanz verglichen.

Beispiel

Ascorbinsäure, Identitätsprüfung

0,10 g Substanz, genau gewogen, wird in einem Meßkolben mit Wasser zu 100,0 ml gelöst. 1,0 ml dieser Lösung wird in einen Meßkolben, der 10 ml 0,1 N-Salzsäure enthält, eingefüllt und mit Wasser zu 100,0 ml verdünnt. Diese Lösung wird in einem Spektrophotometer gegen das reine Lösungsmittelgemisch vermessen.

Im Maximum bei 243 nm liegt die spezifische Absorption zwischen 545 und 585.

Spektralphotometrische Reinheitsprüfung

Prinzip: Bestimmte Verunreinigungen in Arzneistoffen verändern die Absorption, die Lage des Absorptionsmaximums oder auch das Verhältnis der

Absorptionen bei verschiedenen Wellenlängen. Alle drei Erscheinungen können zu Reinheitsprüfungen herangezogen werden.

Beispiele

1. So läßt das Arzneibuch *Fructose* spektralphotometrisch auf das Zersetzungsprodukt 5-Hydroxymethylfurfural und verwandte Substanzen prüfen. Dazu werden 5 ml einer Prüflösung (10,0 g Substanz/100 ml Wasser) mit 5 ml Wasser verdünnt und bei 284 nm in einer Schichtdicke von 1 cm gegen Wasser vermessen. Die Absorption darf höchstens 0,32 betragen.

2. 0,10 g *Ethinylestradiol* werden in Ethanol 96 % R zu 100,0 ml gelöst. 10,0 ml dieser Lösung werden mit Ethanol 96 % R zu 100,0 ml verdünnt. Diese Lösung zeigt ein Absorptionsmaximum bei 281 nm. Die spezifische Absorption, im Maximum gemessen, muß zwischen 69 und 73 liegen.

3. Bei der Reinheitsprüfung von *Riboflavin* wird die Lösung der Substanz spektralphotometrisch vermessen. Es müssen 4 Absorptionsmaxima auftreten, bei 223 nm, 267 nm, 373 nm und 444 nm. Das Verhältnis der Absorptionen bei 373 nm und 267 nm muß zwischen 0,31 und 0,33 und das Verhältnis der Absorptionen der Maxima bei 444 nm und 267 nm muß zwischen 0,36 und 0,39 liegen. Evtl. vorhandene Verunreinigungen, die im gleichen Bereich absorbieren, aber andere Absorptionen zeigen, würden das Verhältnis verändern.

4.3.6.8 Elektroanalytische Verfahren

Bei den elektroanalytischen Verfahren unterscheidet man zwischen sog. Bestimmungsverfahren und Indikationsverfahren, also zwischen Verfahren, die direkt zur quantitativen Bestimmung einer Substanz verwendet werden und solchen, die zur Charakterisierung des Äquivalenzpunktes dienen.

Zu den *elektroanalytischen Bestimmungsverfahren* werden solche Analysenverfahren gezählt, bei denen der elektrische Strom entweder direkt als Reagenz fungiert oder solche, bei denen aus der Messung einer elektrischen Größe unmittelbar eine quantitative Aussage über die in einer Untersuchungslösung vorliegende Stoffmenge gemacht werden kann. Dazu gehören:

1. Elektrogravimetrie (= Elektrolyse): Metallsalze zerfallen in wäßriger Lösung in Metallionen und Säurerestionen. Taucht man in eine solche Lösung zwei metallische Elektroden (Platinelektroden) und legt eine Spannung an, so wandern die Metallionen zum negativen Pol, der Kathode, und werden dort zum Metall reduziert, die Säurerestionen zum positiven Pol, zur Anode. Bei genügend langer Einwirkung des elektrischen Stromes scheiden sich z. B. bei Salzen von Metallen, wie Kupfer, Nickel, Cobalt, Silber, Cadmium etc. die Metalle quantitativ an der Kathode ab in Form eines gut haftenden Überzugs. Wird die Elektrode vor und nach dem Versuch gewogen, so läßt sich die anwesende Metallmenge aus der Gewichtszunahme exakt bestimmen.

Der elektrische Strom fungiert als das im Überschuß angewendete Reagenz.

Die Elektrogravimetrie ist keine Arzneibuchmethode.

2. Coulometrie: Nach den Faradayschen Gesetzen ist die Gewichtsmenge eines elektrolytisch umgesetzten Stoffes der Strommenge, die durch den Elektrolyten geflossen ist, direkt proportional und gleiche Strommengen scheiden verschiedene chemische Stoffe immer im Verhältnis ihrer Äquivalentgewichte ab.

Läuft die Elektrolyse quantitativ ab, so kann man durch Messung der durch den Stromkreis geflossenen Elektrizitätsmenge auf die Stoffmenge schließen. Solcher Methoden bedient sich die Coulometrie. Der elektrische Strom wird nicht, wie bei der Elektrogravimetrie, im Überschuß angewendet, sondern, wie ein Reagenz in der Maßanalyse, in äquivalenter Menge.

Wird die Strommenge bei konstanter Stromstärke durch Messung der Zeit ermittelt, so spricht man von coulometrischer Titration; bei einer coulometrischen Analyse hingegen wird die Strommenge bei konstanter Spannung gemessen.

Den Endpunkt der Bestimmung erkennt man durch Indikatoren oder elektrometrisch. Mit Hilfe der Coulometrie lassen sich Säure-Basen-Titrationen, Redoxtitrationen, Fällungstitrationen etc. durchführen.

Die Coulometrie ist keine Arzneibuch-Methode.

3. Polarographie: Elektrochemisch reduzierbare Substanzen werden an einer Kathode bei einer für die Substanz charakteristischen Mindestspannung reduziert. Unterhalb dieser Spannung fließt nur ein sehr geringer Strom, der bei allmählicher Steigerung der Spannung beim Erreichen der Mindestspannung momentan ansteigt. Da dieser Sprung eine für jeden Stoff kennzeichnende Größe ist, lassen sich Art und Menge des Stoffes aus der Stromstärke-Spannungskurve bestimmen.

Als Kathode dient eine Quecksilber-Tropfelektrode, als Anode das in der Untersuchungslösung befindliche Boden-Quecksilber oder eine geeignete Bezugselektrode. Polarographisch lassen sich die meisten Kationen sowie organische Verbindungen, die reduzierbare Gruppen tragen, qualitativ und quantitativ bestimmen.

Die Polarographie ist keine Arzneibuch-Methode.

Die *elektrochemischen Indikationsverfahren* dienen der Endpunktsanzeige einer chemischen Umsetzung. Bei vielen Oxidations- oder Reduktionsreaktionen, Fällungs- oder Komplexbildungsreaktionen oder bei Titrationen in stark getrübten oder gefärbten Lösungen bereitet es Schwierigkeiten, den Endpunkt eindeutig festzustellen, weil es an geeigneten Indikatoren fehlt. Elektrische Indikationsverfahren bieten sich zur Lösung solcher Probleme an. Ihre gemeinsame Grundlage ist es, den Endpunkt einer Titration an der sprunghaften Änderung einer elektrischen Größe zu erkennen. Abhängig von der Art der elektrischen Größe, die gemessen wird, unterscheidet man:

1. Potentiometrie: Es wird die Spannungsänderung gemessen, die eine Indikatorelektrode gegen eine Lösung während einer Titration, also bei Konzentrationsänderungen, unter Vermeidung eines Stromflusses zeigt.

Die Methode eignet sich zur Messung des pH-Wertes (s. S. 99) sowie zur Endpunktsanzeige bei Neutralisations-Titrationen (s. S. 134), bei Fällungs-bzw. Komplexbildungs-Titrationen und bei Redoxtitrationen.

2. *Konduktometrie:* Die elektrische Leitfähigkeit einer Elektrolytlösung ist u. a. abhängig von der Konzentration an freien Ionen in dieser Lösung. Bei einer konduktometrischen Titration wird die Änderung der Leitfähigkeit einer Lösung in Abhängigkeit vom Volumen einer in kleinen Mengen zugesetzten Reagenz-Lösung gemessen. Der Äquivalenzpunkt wird durch eine sprunghafte Änderung der Leitfähigkeit angezeigt.

Die Hauptanwendungsgebiete sind Neutralisations-, Fällungs- und Verdrängungstitrationen.

Die Konduktometrie ist keine Arzneibuch-Methode.

3. *Voltametrie:* Bei konstanter Stromstärke wird die Änderung der Spannung in einer Elektrolytlösung, ähnlich wie bei der Potentiometrie, in Abhängigkeit vom Volumen einer zugesetzten Reagenzlösung gemessen.

Das Verfahren ist anwendbar bei Redoxtitrationen, komplexometrischen Titrationen und Fällungstitrationen.

Die Voltametrie ist keine Arzneibuch-Methode.

4. *Amperometrie:* Bei konstanter Spannung wird die Änderung der Stromstärke in einer Elektrolytlösung in Abhängigkeit von der Zugabe einer Maßlösung gemessen. Die Stromstärke ist proportional der Konzentration des umgesetzten Stoffes. Im Äquivalenzpunkt ändert sich die Stromstärke sprunghaft.

Es gibt zwei Arbeitsmöglichkeiten:

a) Verwendet man eine polarisierte und eine unpolarisierte Elektrode, so spricht man von der Amperometrie im engeren Sinne.

Die Methode ist zwar im Arzneibuch aufgeführt, wird aber bisher nicht verwendet.

b) Arbeitet man mit zwei polarisierten Elektroden, so spricht man vom sog. Dead-stop-Verfahren oder der *Biamperometrie*, die im Arzneibuch bei der Wasserbestimmung nach Karl-Fischer (s. S. 172) und bei der Bestimmung von primären, aromatischen Aminen (s. S. 176) verwendet wird.

4.3.6.9 Bestimmung von Elementen nach der Schöniger-Methode

Halogen- bzw. schwefelhaltige Arzneistoffe können, wenn kein einfacher durchzuführendes Verfahren zur Verfügung steht, nach der Schöniger-Methode quantitativ bestimmt werden.

Dazu wird die zu untersuchende Substanz in einer besonderen Apparatur in einer Sauerstoff-Atmosphäre verbrannt. Die Verbrennungsprodukte werden in bestimmten Reagenzien gelöst und die dabei entstandenen Halogenid- bzw. Sulfationen maßanalytisch bestimmt.

1. Bei der Verbrennung entstandenes *Brom* wird in verdünnter Schwefelsäure, die Wasserstoffperoxid enthält, aufgefangen.

$$Br_2 + H_2O_2 \rightleftarrows 2\,Br^{\ominus} + 2\,H^{\oplus} + O_2$$

Die gebildeten Bromidionen werden argentometrisch nach Volhard bestimmt.

2. Bei der Verbrennung entstandener *Chlorwasserstoff* wird in 1 N-Natronlauge aufgefangen. Die Chloridionen werden, nach dem Ansäuern mit Salpetersäure, argentometrisch nach Volhard bestimmt.

3. Bei der Verbrennung entstandener *Fluorwasserstoff* wird in 1 N-Natronlauge aufgefangen. Die Fluoridionen werden mit Thoriumnitrat-Lösung gegen Alizarin als Indikator bestimmt.

$$Th^{4\oplus} + 4\,F^{\ominus} \rightarrow ThF_4$$

4. Aus iodhaltigen organischen Verbindungen entsteht elementares *Iod,* das in 1 N-Natronlauge aufgefangen wird und dabei zu Iodid und Hypoiodit disproportioniert.

$$I_2 + 2\,OH^{\ominus} \rightleftarrows I^{\ominus} + IO^{\ominus} + H_2O$$

Durch Zusatz von Natriumhypobromit-Lösung wird beides zu Iodat oxidiert.

$$I^{\ominus} + IO^{\ominus} + 5\,BrO^{\ominus} \rightleftarrows 2\,IO_3^{\ominus} + 5\,Br^{\ominus}$$

Nach Pufferung mit Kaliumhydrogenphthalat reagiert überschüssiges Hypobromit mit Bromid zu Brom, das verkocht wird.

$$BrO^{\ominus} + Br^{\ominus} + 2\,H^{\oplus} \rightleftarrows Br_2 \uparrow + H_2O$$

Auf Zusatz von Kaliumiodid synproportionieren Iodat und Iodid zu Iod.

$$IO_3^{\ominus} + 5\,I^{\ominus} + 6\,H^{\oplus} \rightleftarrows 3\,I_2 + 3\,H_2O$$

Das Iod wird mit Natriumthiosulfat-Lösung in bekannter Weise bestimmt.

5. Bei der Verbrennung entstandene *Schwefeloxide* werden in Wasser, das Wasserstoffperoxid enthält, aufgefangen.

$$SO_2 + H_2O_2 \rightarrow SO_4^{2\ominus} + 2\,H^{\oplus}$$
$$SO_3 + H_2O \rightarrow SO_4^{2\ominus} + 2\,H^{\oplus}$$

Die gebildeten Sulfationen werden mit Bariumperchlorat-Lösung gegen Alizarin als Indikator bestimmt.

4.3.6.10 Bestimmung von Stickstoff nach der Kjeldahl-Methode

Stickstoffhaltige organische Arzneistoffe lassen sich, wenn keine einfachere Methode zur Verfügung steht, nach Kjeldahl quantitativ bestimmen.

Dazu wird die Substanz in einem Kjeldahl-Kolben in einer Mischung mit Kaliumsulfat, das zur Erhöhung der Siedetemperatur der Reaktionslösung dient, Kupfersulfat und Selen als Katalysator durch Schwefelsäure oxidativ abgebaut. Dabei wird der Stickstoff quantitativ in Ammoniumsulfat übergeführt, aus welchem durch Zusatz von konzentrierter Natronlauge Ammoniak in Freiheit gesetzt wird.

$$(NH_4)_2SO_4 + 2\,NaOH \rightarrow Na_2SO_4 + 2\,NH_3 + 2\,H_2O$$

Ammoniak destilliert man mit Wasserdampf in eine Vorlage, die Salzsäure im

Überschuß enthält; die überschüssige, nicht zur Neutralisation des Ammoniaks verbrauchte Salzsäure wird mit Natronlauge zurücktitriert. Aus dem Verbrauch wird der Stickstoffgehalt berechnet.

Das DAB 1996 schreibt eine Halbmikro-Methode vor.

5 Nachweise organischer Arzneistoffe

Organische Arzneistoffe werden durch die Bestimmung *physikalischer* bzw. *physikalisch-chemischer Merkmale* und mit Hilfe *chemischer Reaktionen* charakterisiert.

So werden im folgenden Kapitel zunächst die Bestimmungen der physikalischen und physikalisch-chemischen Daten, wie z. B. die vom Arzneibuch vorgeschriebenen Fixpunkte, besprochen, anschließend die chromatographischen Verfahren und dann die chemischen Nachweisreaktionen ausgewählter organischer Arzneistoffe.

Die Einteilung der Arzneistoffe erfolgt nach chemischen Gesichtspunkten, um deutlich zu machen, daß strukturell ähnliche Substanzen oder solche mit gleichen funktionellen Gruppen durch ähnliche bzw. gleiche Nachweisreaktionen erfaßt werden können.

Bei einzelnen Arzneistoffen werden auch didaktisch interessante Reinheitsprüfungen beschrieben.

Gehaltsbestimmungen werden an dieser Stelle nur dann behandelt, wenn sie im Kapitel „Quantitative Analyse" nicht erfaßt wurden.

5.1 Prüfung der physikalischen Kennzahlen

5.1.1 Schmelztemperatur

Zur Überprüfung von Identität und Reinheit von Substanzen ist die Schmelztemperatur ein unentbehrliches Kriterium. Man versteht darunter die Temperatur, bei der die Substanz vom festen in den flüssigen Aggregatzustand übergeht.

Da sich der Vorgang des Schmelzens oft über ein Temperaturintervall erstreckt, spricht man auch von einem Schmelzbereich bzw. einem Schmelzintervall, das je nach Art der angewandten Methode mehr oder weniger groß sein kann.

Das Arzneibuch gibt drei unterschiedliche Schmelztemperaturmethoden an, die Kapillar-Methode, die offene Kapillar-Methode (Steigschmelzpunkt) und die Sofortschmelzpunkt-Methode.

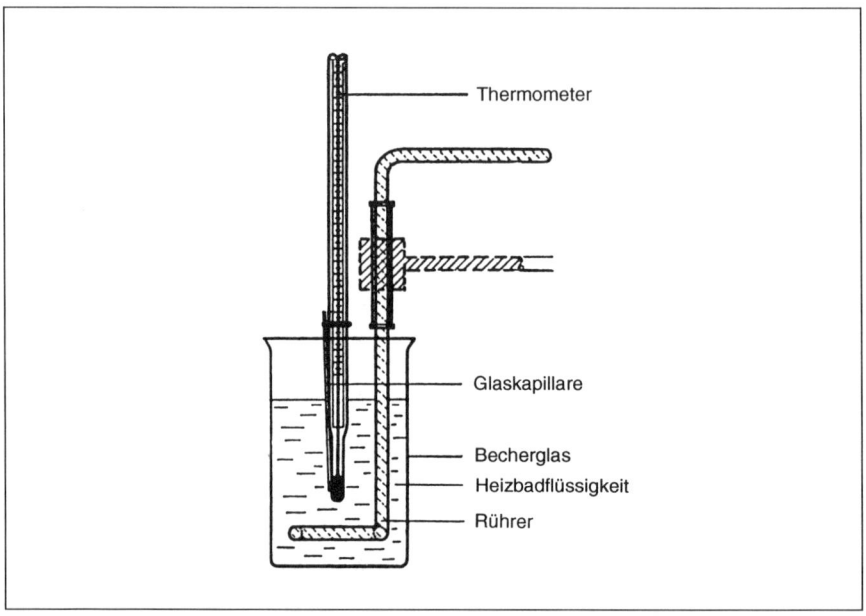

Thermometer

Glaskapillare

Becherglas
Heizbadflüssigkeit
Rührer

Apparatur zur Bestimmung der Schmelztemperatur (Kapillarmethode)

a) Kapillar-Methode

Die Schmelztemperatur nach der Kapillar-Methode ist die Temperatur, bei der das letzte feste Teilchen einer kompakten Substanzsäule im Schmelzpunktröhrchen in die flüssige Phase übergeht.

Die vom Arzneibuch vorgeschlagene Apparatur besteht aus einem Thermometer, einer Glaskapillare (Schmelzpunktröhrchen), einem Becherglas mit geeigneter Badflüssigkeit (z. B. Silikonöl) und einem Rührer.

In die Glaskapillare wird die gepulverte und zuvor im Vakuum über Silicagel 24 Stunden lang getrocknete Untersuchungssubstanz als 4 bis 6 mm hohe, kompakte Säule eingefüllt. Die Heizbadflüssigkeit wird auf eine Temperatur gebracht, die etwa 10 °C unterhalb der zu erwartenden Schmelztemperatur liegt; mit Hilfe des Rührers wird eine gleichmäßige Erwärmung der gesamten Flüssigkeit erreicht. Jetzt wird die Aufheizgeschwindigkeit auf etwa 1 °C pro Minute eingestellt. Etwa 5 °C unterhalb der zu erwartenden Schmelztemperatur wird die Kapillare, die so am Thermometer befestigt ist, daß ihr unteres Ende das Thermometer berührt und die Untersuchungssubstanz sich etwa auf der Höhe des Quecksilbergefäßes befindet, in die Heizbadflüssigkeit eingetaucht.

Die Temperatur, bei der das letzte Substanzteilchen schmilzt, wird abgelesen.

Die Apparatur kann mit Hilfe von Schmelzpunkt-Referenzsubstanzen oder anderen geeigneten Substanzen geeicht werden.

b) Offene Kapillarmethode (Steigschmelzpunkt)

s. S. 296.

c) Sofortschmelzpunkt

Der Sofortschmelzpunkt einer Substanz ist die Temperatur t, die sich als Mittelwert aus zwei Temperaturen t_1 und t_2 ergibt, die nach dem Verfahren des Arzneibuches erhalten werden.

$$t = \frac{t_1 + t_2}{2}$$

Die zu verwendende Apparatur besteht aus einem Metallblock (Messing), der mit einem Gasbrenner gleichmäßig aufgeheizt wird. In den Block wird ein Thermometer so eingeführt, daß die gesamte Quecksilbersäule die gleiche Temperatur wie der Schmelzpunktblock hat.
Der Block wird auf etwa 10 °C unterhalb der zu erwartenden Schmelztemperatur erhitzt und die Aufheizgeschwindigkeit dann auf etwa 1 °C pro Minute eingestellt. Nun wird das Thermometer eingeführt. In regelmäßigen Abständen wird etwas gepulverte Substanz in Höhe des Quecksilbergefäßes des Thermometers auf den Block gestreut. Die Oberfläche muß nach jedem Aufstreuen gereinigt werden. t_1 ist die Temperatur, bei der die Substanz zum ersten Mal sofort schmilzt, sobald sie das Metall berührt. Das Aufheizen wird beendet. Während des langsamen Abkühlens wird wieder in regelmäßigen Abständen Substanz auf den Block gestreut; wiederum muß die Oberfläche nach jedem Aufstreuen gereinigt werden.
t_2 ist die Temperatur, bei der die Substanz aufhört, sofort zu schmelzen, sobald sie das Metall berührt.

5.1.2 Erstarrungstemperatur

Wenn ein Stoff vom flüssigen in den festen Zustand übergeht, so sagt man, er erstarrt oder er gefriert.
Substanzen, die unter Normalbedingungen flüssig sind oder niedrige Schmelzpunkte aufweisen, können durch ihre Erstarrungstemperatur charakterisiert werden.

Die Erstarrungstemperatur ist die höchste während der Erstarrrung einer unterkühlten Flüssigkeit auftretende Temperatur.

Die vom Arzneibuch vorgeschriebene Apparatur (s. S. 194) besteht aus zwei koaxial miteinander verbundenen Glasrohren, Thermometer und Rührstab.

Beispiel: Essigsäure 99 %

Das Arzneibuch fordert für Essigsäure 99 % eine Erstarrungstemperatur von mindestens 14,8 °C.

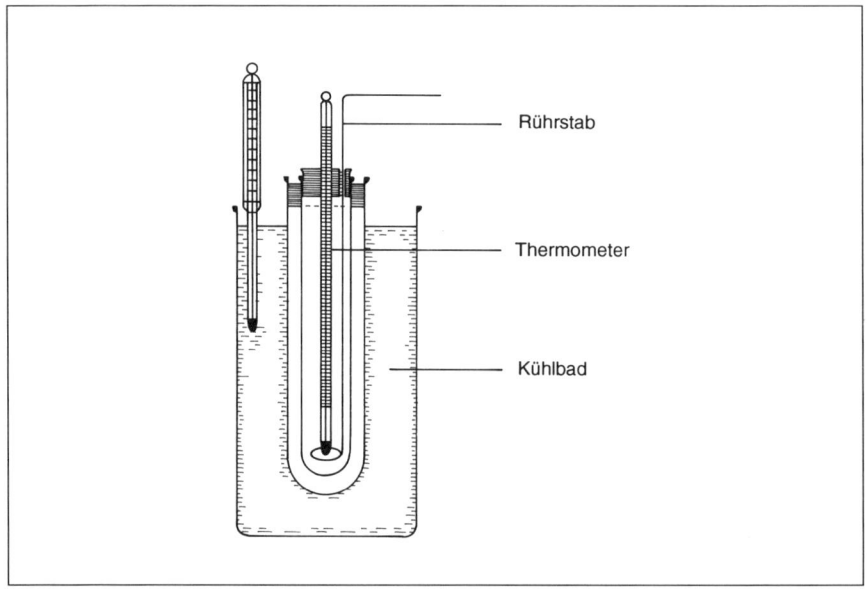

Rührstab

Thermometer

Kühlbad

Apparatur zur Bestimmung der Erstarrungstemperatur

Etwa 8 g Essigsäure werden in die Apparatur eingefüllt. Nach Einbringen des Rührstabes wird das Gerät verschlossen. Das Thermometer wird so tief eingeführt, daß die Flüssigkeit das Quecksilbergefäß bedeckt. Durch rasches Abkühlen wird die Erstarrungstemperatur ungefähr bestimmt. Danach wird das innere Reagenzglas in ein Bad, dessen Temperatur etwa 5 °C höher als die ungefähre Erstarrungstemperatur ist, getaucht, bis eben die letzten Kristalle verschwunden sind. Das Becherglas wird mit Wasser oder einer gesättigten Natriumchlorid-Lösung, deren Temperatur etwa 5 °C tiefer als die zu erwartende Erstarrungstemperatur ist, gefüllt. Das innere Reagenzglas wird in das äußere Reagenzglas eingesetzt, wobei darauf geachtet wird, daß Impfkristalle vorhanden sind. Die Apparatur wird in das Bad getaucht. Bis zur Erstarrung wird kräftig gerührt. Die höchste während der Erstarrung erreichte Temperatur wird abgelesen.

5.1.3 Erstarrungstemperatur am rotierenden Thermometer

(s. S. 220)

5.1.4 Siedetemperatur

Der Dampfdruck einer Flüssigkeit bei einer bestimmten Temperatur ist eine charakteristische, konstante Größe. Erwärmen erhöht den Dampfdruck. Ist der Dampfdruck so groß wie der Luftdruck, dann sagt man, die Flüssigkeit siedet. Der sich ständig ändernde Luftdruck wird auf 101,3 kPa (Kilopascal) (Normaldruck) festgelegt.

> Die Siedetemperatur ist die korrigierte Temperatur, bei der der Dampfdruck einer Flüssigkeit 101,3 kPa erreicht.

Die Korrektur der Temperatur erfolgt nach der Formel:

$$t_1 = t_2 + k (101,3 - b)$$

t_1 = korrigierte Temperatur
t_2 = abgelesene Temperatur
k = Korrekturfaktor (s. Tab. DAB 1996) *↗EUAB s. 21*
b = Luftdruck in Kilopascal während der Bestimmung *→ Destillationsbereich*

Die Bestimmung wird entweder mit der für die Bestimmung des Destillationsbereiches beschriebenen Apparatur unter Verwendung von 20 ml Untersuchungssubstanz durchgeführt oder besser mit folgendem Gerät (s. Abb. S. 196):

Die Apparatur zur Bestimmung der Siedetemperatur besteht aus zwei koaxial miteinander verbundenen Glasrohren, deren inneres Rohr zur Aufnahme von Substanz und Thermometer dient.
Das auf einem Drahtnetz stehende Gerät wird von einem weiteren Glasrohr umgeben.
Die Bestimmung wird mit 0,5 ml Untersuchungssubstanz unter Zusatz einiger Siedesteinchen durchgeführt. Die Flüssigkeit wird mit kleiner Flamme zum *— Kondensat* Sieden erhitzt. Die Temperatur, bei der die zurückfließende Flüssigkeit die Spitze der Quecksilbersäule erreicht, wird abgelesen und mit Hilfe oben angegebener Formel korrigiert.

Beispiel: Ethanol 96 %

Vorgeschriebene Siedetemperatur: 78,0 bis 79,0 °C

Gemessen: t_2 = 78,2 °C
b = 100,1 kPa
k = 0,30

Korrektur: t_1 = 78,2 + 0,30 (101,3 − 100,1)
t_1 = 78,2 + 0,36
t_1 = 78,56 °C

Damit entspricht das untersuchte Ethanol den Anforderungen des Arzneibuches.

→ Beim aufschreiben:
gemmerren bei 101,3 kPa

bei Besonderheit
Gleichung eintrage

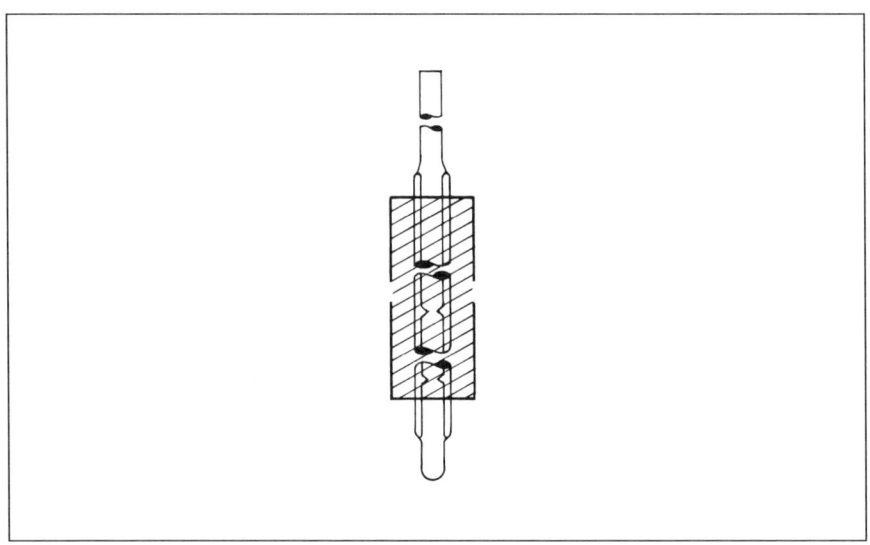

Apparatur zur Bestimmung der Siedetemperatur

5.1.5 Destillationsbereich

Oftmals erstreckt sich der Vorgang des Siedens einer Flüssigkeit über ein Temperaturintervall von mehreren Graden, so daß es sinnvoll ist, in solchen Fällen nicht die Siedetemperatur, sondern den Destillationsbereich dieser Stoffe für Identitäts- und Reinheitsprüfungen heranzuziehen.

> Der Destillationsbereich ist der auf 101,3 kPa korrigierte Temperaturbereich, innerhalb dessen die Substanz oder ein bestimmter Anteil davon unter den im Arzeibuch beschriebenen Bedingungen destilliert.

Die Korrektur der Temperatur erfolgt, wie bei der Bestimmung der Siedetemperatur (s. S. 195) angegeben.
Die vom Arzneibuch vorgeschlagene Apparatur ist in der Abbildung auf S. 197 dargestellt.
Zur Bestimmung werden 50,0 ml Untersuchungsflüssigkeit mit einigen Siedesteinchen schnell zum Sieden erhitzt und so destilliert, daß 2 bis 3 ml pro Minute überdestillieren. Sobald das in der Prüfvorschrift geforderte Volumen in dem Meßzylinder aufgefangen wurde, wird die Destillation beendet. Es wird die Temperatur abgelesen, bei der der erste Tropfen in den Meßzylinder fällt, und die Temperatur, bei der der Rest der Flüssigkeit destilliert; die erhaltenen Werte werden nach der bekannten Formel korrigiert.

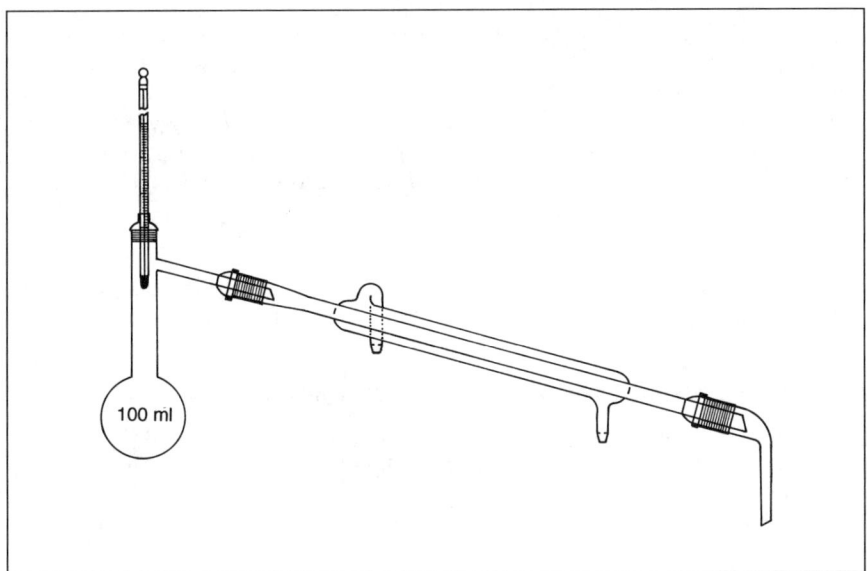

Apparatur zur Bestimmung des Destillationsbereiches

Beispiel: Dichlorethan
Mindestens 95 % der Substanz müssen zwischen 82 und 84 °C destillieren.

5.1.6 Tropfpunkt

(s. S. 296)

5.1.7 Relative Dichte

Die Dichte einer Substanz kann als charakteristische Größe bei Identitäts-, Reinheits- und Konzentrationsprüfungen verwendet werden.
Als Dichte wird das Verhältnis der Masse eines Stoffes zu seinem Volumen bei einer bestimmten Temperatur definiert.

$$\varrho_t = \frac{m}{V} \left[\frac{g}{ml} \right]$$

Abweichend von dieser *„absoluten Dichte"* arbeitet man heute mit der *„relativen Dichte"*.
Unter relativer Dichte versteht man ein Massenverhältnis gleicher Volumenteile von Untersuchungssubstanz und Wasser. Als Bezugstemperatur für Wasser können 20 °C und 4 °C gelten. Daraus ergeben sich zwei Definitionen:

Die relative Dichte d_{20}^{20} einer Substanz ist das Verhältnis zwischen der Masse eines bestimmten Volumens dieser Substanz bei 20 °C und der Masse eines gleichen Volumens Wasser bei derselben Temperatur.
Die relative Dichte d_4^{20} einer Substanz ist das Verhältnis zwischen der Masse eines bestimmten Volumens dieser Substanz bei 20 °C und der Masse eines gleichen Volumens Wasser bei 4 °C. Die relative Dichte läßt sich umrechnen in die Dichte.

Die Bestimmung erfolgt mit dem Pyknometer, der Mohr-Westphalschen Waage (hydrostatische Waage) oder mit einer Spindel (Aräometer).

Beispiel: Bestimmung der relativen Dichte d_{20}^{20} von Ethanol 96 %

Das geeichte Pyknometer wird leer gewogen; dann wird das Gewicht Pyknometer mit Wasser von 20 °C und anschließend das Gewicht Pyknometer mit Ethanol 96 % festgestellt.
Die relative Dichte errechnet sich aus dem Gewichtsverhältnis Ethanol und Wasser.
Das DAB 1996 enthält eine sogenannte Ethanoltabelle, aus der mit Hilfe der ermittelten relativen Dichte der Ethanolgehalt von Ethanol-Wasser-Gemischen abgelesen werden kann.

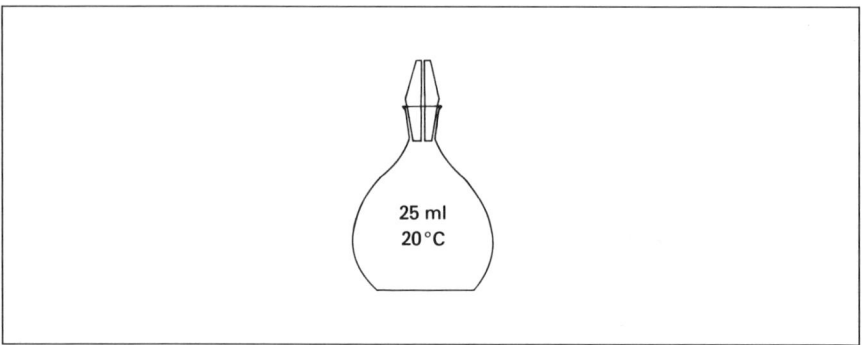

Pyknometer

Bestimmung der *relativen Dichte von Wachs* nach dem Schwebeverfahren s. S. 297.

5.1.8 Viskosität

(s. S. 218)

5.1.9 Bestimmung des Ethanolgehaltes

Bei Tinkturen, Lösungen und anderen flüssigen Arzneizubereitungen, die Ethanol enthalten, muß der *prozentuale Gehalt an Ethanol* ermittelt werden.
Dazu wird die ethanolhaltige Flüssigkeit mit Wasser verdünnt und destilliert; das gesamte Ethanol destilliert mit Wasser als azeotropes Gemisch ab. Das erhaltene Destillat wird mit Wasser auf ein bestimmtes Volumen verdünnt; von dieser Ethanol-Wasser-Mischung wird dann die relative Dichte bestimmt, entweder mit einem Pyknometer oder mit einem Aräometer nach den Vorschriften des Arzneibuches. Je größer der Ethanolgehalt ist, desto geringer ist die Dichte. Aus einer Tabelle kann dann der der relativen Dichte entsprechende prozentuale Ethanolgehalt der Untersuchungsflüssigkeit abgelesen werden. Bei Verwendung einer normalen Ethanoltabelle (s. DAB 1996) muß die Verdünnung berücksichtigt werden.

Der Ethanolgehalt einer Flüssigkeit wird in Volumprozent bei $20 \pm 0{,}1\,°C$ angegeben.
Dieser Wert ergibt den „Ethanolgehalt in Prozent (V/V)". Der Gehalt kann auch in Gramm Ethanol je 100 g Flüssigkeit ausgedrückt werden und gibt dann den „Ethanolgehalt in Prozent (m/m)" an.

Bestimmung mit einem Pyknometer

Die Destillationsapparatur (s. Abb. S. 200) wird mit 25,0 ml Substanz, 100 bis 150 ml Wasser und einigen Siedesteinchen beschickt. Es werden mindestens 90 ml Ethanol-Wasser-Gemisch in den eisgekühlten 100-ml-Meßkolben destilliert, auf 20 °C gebracht und mit Wasser auf 100,0 ml aufgefüllt. Die relative Dichte wird bei 20 °C mit einem Pyknometer bestimmt und in die Dichte umgerechnet. Die der Tabelle des DAB 1996 entnehmbaren Werte müssen mit 4 multipliziert werden.

Bestimmung mit einem Aräometer

Hier werden 50,0 ml Substanz mit 200 bis 300 ml Wasser destilliert, bis mindestens 180 ml in einen 200-ml-Meßkolben übergegangen sind. Die auf 20 °C gebrachte Mischung wird mit Wasser auf 250,0 ml aufgefüllt. Die relative Dichte wird mit einem Aräometer bestimmt und in die Dichte umgerechnet. Durch Multiplikation des der Tabelle entnommenen Wertes mit 5 erhält man den Ethanolgehalt der Untersuchungsflüssigkeit.

Beispiel: Arnikatinktur

Das Arzneibuch schreibt einen Ethanolgehalt von 63,5 bis 69 % (V/V) vor.

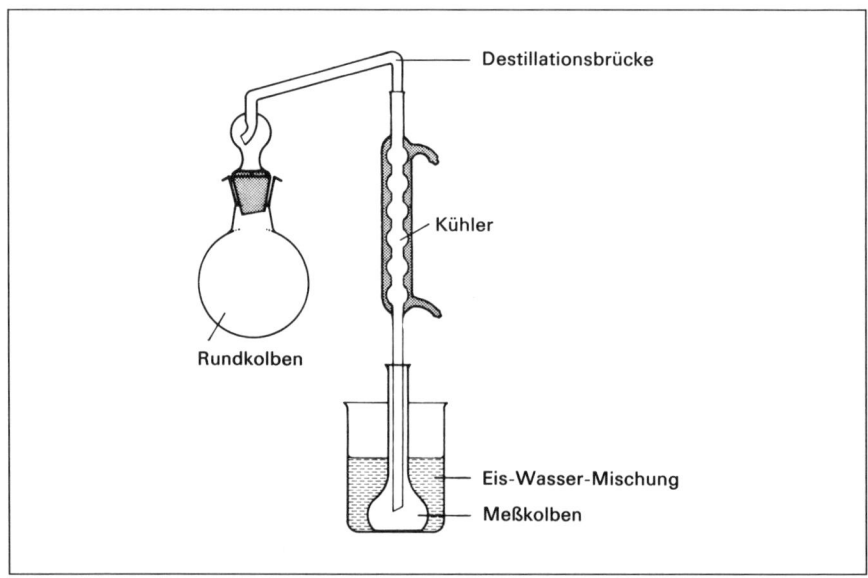

Apparatur zur Bestimmung des Ethanolgehaltes

5.1.10 Bestimmung von Wasser durch Destillation

Der Wassergehalt wasserhaltiger Salben und einiger Drogen wird im Arzneibuch durch azeotrope Destillation bestimmt.

Azeotrope Flüssigkeitsgemische verhalten sich bei der Destillation wie eine
einheitliche Flüssigkeit, d. h. sie haben eine konstante Siedetemperatur und
lassen sich durch Destillation unter Normalbedingungen nicht in die einzelnen
Komponenten auftrennen.

Wasser bildet z. B. mit Toluol ein solches azeotropes Gemisch mit einer
Siedetemperatur von 84,1 °C und einer Zusammensetzung von 20:80 (Ge-
wichtsprozent) Wasser:Toluol. Destilliert man nun eine wasserhaltige Salbe
unter Zusatz von viel Toluol in der vorgeschriebenen Apparatur (s. Abb.), so
destilliert das gesamte Wasser in Form der azeotropen Mischung mit Toluol ab.
Das im Kühler kondensierte Azeotrop läuft in das Auffangrohr zurück. Da
Wasser schwerer ist als Toluol, sammelt es sich unten im Auffangrohr an, das
Toluol fließt aus dem gefüllten Auffangrohr in den Destillationskolben
zurück.

Beispiel: Kühlsalbe

Es werden zunächst 200 ml Toluol und 2 ml Wasser 2 Stunden lang destilliert.
Nach dem Abkühlen wird das Volumen des Wassers im graduierten Auffangrohr abgelesen. Dann bringt man 10,00 g Kühlsalbe in den Kolben und
destilliert erneut in der vorgeschriebenen Weise. Nach dem Abkühlen wird
wieder die Wassermenge abgelesen.

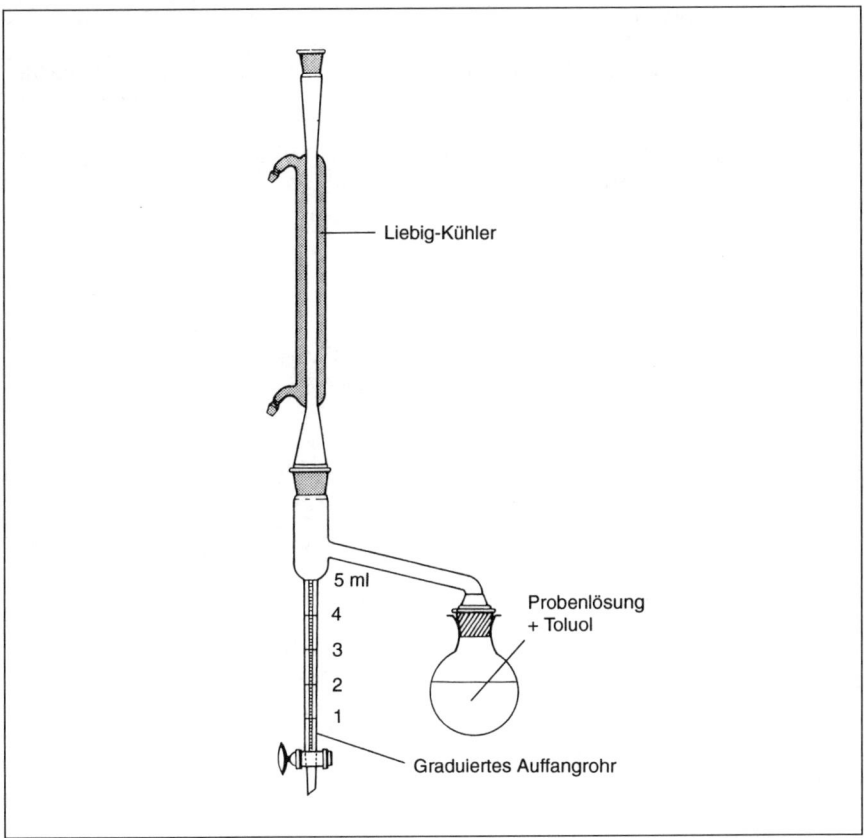

Liebig-Kühler

5 ml
4
3
2
1

Probenlösung
+ Toluol

Graduiertes Auffangrohr

Apparatur zur Bestimmung von Wasser durch Destillation

Der Wassergehalt der Salbe in Prozent (V/m) wird nach der folgenden Formel berechnet:

$$\frac{100 \ (n_2 - n_1)}{m}$$

m = Einwaage der Substanz in Gramm
n_1 = ml Wasser nach der ersten Destillation
n_2 = ml Wasser nach beiden Destillationen

Das Arzneibuch schreibt für Kühlsalbe einen Wassergehalt von mindestens 20,0 und höchstens 26,0 Prozent (m/V) vor.

5.1.11 Brechungsindex

Der Brechungsindex ist eine Stoffeigenschaft, die zur raschen Identifizierung und Reinheitsprüfung von Flüssigkeiten und Lösungen verwendet werden kann.

Trifft ein Lichtstrahl aus einem optisch dünneren Medium (Luft) schräg auf die Grenzschicht eines optisch dichteren Mediums (z. B. eine Flüssigkeit) so wird er zum Einfallslot hin abgelenkt.

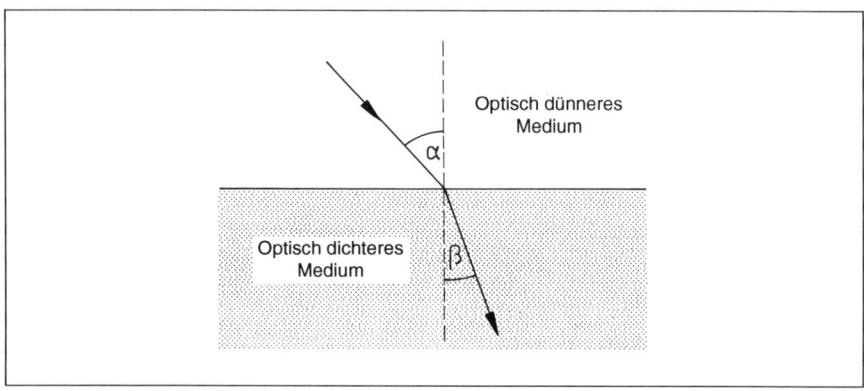

Lichtbrechung an der Grenzschicht

Der Einfallswinkel α ist also größer als der Ausfallswinkel β; der Lichtstrahl wird gebrochen.

Unter dem Brechungsindex n_λ^t einer Substanz, bezogen auf Luft, versteht man das Verhältnis des Sinus des Einfallswinkels eines Lichtstrahls in Luft zu dem Sinus des Ausfallswinkels (Refraktionswinkels) des gebrochenen Strahls in dem gemessenen Medium:

$$n = \frac{\sin \alpha}{\sin \beta}$$

Die Größe des Brechungsindex wird beeinflußt von der Meßtemperatur und von der Wellenlänge des verwendeten Lichtes.

Das Arzneibuch läßt bei 20 ± 0,5 °C messen und auf die D-Linie des Natriumlichtes ($\lambda = 589,3$ nm) beziehen (n_D^{20}).

Zur Bestimmung dient ein *Refraktometer*, das eine Ablesegenauigkeit von drei Dezimalstellen gestattet und thermostatierbar ist (Abbe-Refraktometer).

Beispiel: Glycerol

Mit einem auf 20 °C thermostatierten Abbe-Refraktometer wird der Brechungsindex von Glycerol bestimmt. Er muß zwischen 1,470 und 1,475 liegen.

5.1.12 Optische Drehung

Bestimmte organische Substanzen haben die Fähigkeit, die Schwingungsebene des polarisierten Lichtes, das ist Licht, welches nur in einer Ebene schwingt, um einen meßbaren Winkel α zu drehen. Solche Substanzen nennt man optisch aktive Substanzen; die Drehung bezeichnet man als optische Drehung, den Winkel als *Drehungswinkel*, die Messung als *Polarimetrie* und das Meßgerät als *Polarimeter*.

Voraussetzung für die optische Aktivität ist ein asymmetrisches Kohlenstoffatom im Molekül der Substanz, also ein C-Atom, das mit vier verschiedenen Atomen oder Atomgruppen (= Liganden) verbunden ist.

Die Polarimetrie verwendet man zu Identitäts- und Reinheitsuntersuchungen und, weil die Größe des Drehungswinkels meist proportional zur Konzentration der Lösung einer Substanz ist, auch zur quantitativen Bestimmung optisch aktiver Substanzen.

Die Schwingungsebene des polarisierten Lichtes kann nach rechts oder nach links gedreht werden. Bei der Beurteilung des Drehsinnes vom Standpunkt des Beobachters aus wird die Drehung im Uhrzeigersinn mit rechts oder (+), die entgegengesetzte mit links oder (−) bezeichnet.

Die *Größe des Drehungswinkels* einer optisch aktiven Substanz ist abhängig von:

1. dem Lösungsmittel
2. der Wellenlänge des polarisierten Lichtes
3. der Temperatur
4. der Schichtdicke der Küvette
5. der Konzentration der Meßlösung

zu 1. Das zu verwendende Lösungsmittel wird vom Arzneibuch vorgeschrieben. Ein Wechsel des Lösungsmittels kann die Größe des Drehungswinkels und auch den Drehsinn verändern.
    2. Allgemein wird im gelben Natriumlicht (λ = 589,3 nm, D-Linie) gemessen.
    3. Als Meßtemperatur wird vom Arzneibuch t = 20 °C vorgeschrieben.
    4. Schichtdicke = Länge des Polarimeterrohres = 1,00 dm (= 10 cm).

Ausdruck für die Größe der optischen Drehung einer Substanz ist der Begriff der *„Spezifischen Drehung"*.

Die spezifische Drehung $[\alpha]_D^{20}$ einer flüssigen Substanz ist der Drehungswinkel α dividiert durch das Produkt aus Dichte und Schichtdicke l in dm:

$$[\alpha]_D^{20} = \frac{\alpha}{\varrho \cdot l}$$

α = Drehungswinkel, bei 20 °C gemessen
ϱ = Dichte der Flüssigkeit bei 20 °C
l = Länge des Polarimeterrohres in dm

veraltet

Die spezifische Drehung $[\alpha]_D^{20}$ einer gelösten Festsubstanz ist der Drehungswinkel α, den 1 g Substanz in 1 ml Lösungsmittel bei einer Schichtdicke von 1 dm zeigen würde.

$$[\alpha]_D^{20} = \frac{\alpha \cdot 100}{1 \cdot c}$$

l = Länge des Polarimeterrohres in dm
c = Konzentration in Prozent (m/V)
α = Drehungswinkel, bei 20 °C gemessen

In der Regel arbeitet man in verdünnten Lösungen. Die spezifische Drehung einer festen Substanz gilt immer für das verwendete Lösungsmittel.

Beispiel: Ascorbinsäure

2,50 g Substanz werden in Wasser zu 25,0 ml gelöst. Die Lösung wird in das Rohr eines Polarimeters gefüllt; man bestimmt den Drehungswinkel α und berechnet daraus die spezifische Drehung. Diese soll + 20,5 bis + 21,5° betragen.

Für *quantitative Bestimmungen* mit Hilfe der optischen Drehung müssen Drehungswinkel und Konzentration proportional sein, d. h. die spezifische Drehung muß unabhängig von der Konzentration sein. Das ist z. B. bei Zuckern der Fall; deshalb wird der Gehalt von Zuckerlösungen polarimetrisch bestimmt:

$$c = \frac{\alpha \cdot 100}{[\alpha]_D^{20} \cdot 1}$$

c = Konzentration der Substanz in Prozent (m/V)
α = Drehungswinkel, bei 20 °C gemessen
l = Länge des Polarimeterrohres in dm.

Die Konzentration c' in Prozent (m/m) berechnet sich aus:

$$c' = \frac{\alpha \cdot 100}{[\alpha]_D^{20} \cdot 1 \cdot \varrho}$$

Durchführung siehe S. 326.

5.2 Chromatographische Verfahren

Zur Prüfung von Arzneistoffen auf Identität und Reinheit sowie zur Auftrennung von Stoffgemischen z. B. in Arzneimitteln lassen sich chemisch-physikalische Methoden verwenden, die als chromatographische Methoden bekannt sind.

Es handelt sich um Trennmethoden, deren Grundlagen in der Hauptsache drei Trennprinzipien sind:

Adsorption – Verteilung – Ionenaustausch

Je nach Art der vorherrschenden Trennprinzipien kann man unterscheiden zwischen:

- Adsorptionschromatographie
- Verteilungschromatographie
- Ionenaustauschchromatographie

sowie

- Affinitätschromatographie
- Ausschlußchromatographie

Betrachtet man die verwendeten Trennmaterialien oder die Arbeitstechniken, so unterscheidet man:

- Papierchromatographie
- Dünnschichtchromatographie
- Gaschromatographie
- Flüssigchromatographie
  - Säulenchromatographie
  - Hochdruckflüssigchromatographie
  - Ausschlußchromatographie

bei denen dann eines oder mehrere der genannten Trennprinzipien zu Grunde liegen.

Adsorptionschromatographie

Adsorption ist die Anreicherung eines Stoffes an der Oberfläche fester Substanzen. Bestimmte Feststoffe, die man auch als Adsorbentien bezeichnet, haben unterschiedliche Affinität zu organischen Verbindungen; diese Erscheinung kann man zur Trennung von Substanzgemischen ausnutzen, indem man das zu trennende Gemisch auf das *Adsorbens (stationäre Phase)* bringt und ein geeignetes *Lösungsmittel (mobile Phase)* über die Auftragstelle durch das Adsorbens hindurch fließen läßt. Bei geringer Affinität der Substanz zur Oberfläche des Adsorbens wandert die Substanz mit dem Lösungsmittel rascher und weiter als bei größerer Affinität.

Adsorbentien: Aluminiumoxid (neutral, basisch oder sauer)
Kieselgel
Cellulose
Polyamid etc.

Lösungsmittel: Wasserfreie, organische Lösungsmittel, die man entsprechend ihrer Fähigkeit, einen adsorbierten Stoff vom Adsorbens zu lösen (zu eluieren), in eine sog. eluotrope Reihe ordnen kann.

Übersicht: Elutionsmittel in der Chromatographie

Petrolether
Cyclohexan
Tetrachlorkohlenstoff
Chloroform
Diethylether
Tetrahydrofuran
Ethylacetat   Zunahme der
Aceton   Elutionswirkung
n-Propanol
Ethanol
Methanol
Wasser
Eisessig
Pyridin

Durch Mischen verschiedener Lösungsmittel lassen sich beliebig große Elutionswirkungen erreichen. Die Auswahl der Lösungsmittel richtet sich u. a. nach der Polarität der zu trennenden Substanzen.
Chromatographische Trennverfahren, bei denen Adsorptionserscheinungen eine Rolle spielen sind:

● Dünnschichtchromatographie
● Säulenchromatographie
● Gaschromatographie

Verteilungschromatographie

Hier wird ein Substanzgemisch zwischen einer auf einem Träger fixierten (stationären) Phase und einer strömenden (mobilen) Phase verteilt. Als stationäre Phase kann z. B. ein mit einer geeigneten Flüssigkeit gesättigtes Filtrierpapier, als mobile Phase ein organisches Lösungsmittel verwendet werden.
Das zu trennende Gemisch wird auf den Träger gebracht, dann läßt man die mobile Phase darüber hinweglaufen. Die Substanzen werden zwischen den zwei Phasen entsprechend ihrer unterschiedlichen Verteilungskoeffizienten unterschiedlich verteilt. Stoffgemische werden auf diese Art getrennt.
Chromatographische Verfahren, die hauptsächlich auf Verteilungsvorgängen beruhen, sind:

● Papierchromatographie
● Gaschromatographie

Ionenaustauschchromatographie

Kationen oder Anionen der zu untersuchenden Substanz werden gegen äquivalente Mengen von Kationen bzw. Anionen des Ionenaustauschers ausgetauscht (vgl. S. 178).
Anwendung findet die Ionenaustauschchromatographie z. B. bei verschiedenen Gehaltsbestimmungen, bei der Herstellung gereinigten Wassers etc.

Chromatographische Kenngrößen

Zur Beschreibung des Laufverhaltens von Substanzen in der Papier- und in der Dünnschichtchromatographie verwendet man den Retentionsfaktor, abgekürzt Rf-Wert.

$$Rf = \frac{\text{Entfernung des Fleckmittelpunktes vom Start}}{\text{Entfernung der Fließmittelfront vom Start}}$$

Der Rf-Wert gibt also die Lage eines Substanzfleckes nach der Entwicklung eines Chromatogramms in Relation zur Lösungsmittelfront an. Er ist immer kleiner oder gleich 1.
Bei einer Substanz, die mit der Lösungsmittelfront wandert, ist der Rf-Wert 1: bleibt sie am Startpunkt, beträgt ihr Rf-Wert 0.
Am besten verwendbar sind mittlere Rf-Werte. Gebräuchlich ist auch die Angabe des hRf-Wertes, für dessen Berechnung der Rf-Wert mit dem Faktor 100 (=h) multipliziert wird.
Unter konstanten Bedingungen ist der Rf-Wert eine charakteristische und reproduzierbare Größe; so geben identische Rf-Werte Hinweis auf die Identität zweier Substanzen.
Der Rf-Wert wird durch eine Vielzahl von Faktoren beeinflußt:

● Konzentration der Substanzlösung
● Fließmittel
● Art und Schichtdicke des Trägers
● Temperatur
● Kammersättigung
● Luftfeuchtigkeit
● Länge der Laufstrecke

5.2.1 Die chromatographischen Arbeitstechniken

Papierchromatographie

Wesentliches Trennprinzip bei der Papierchromatographie bildet die Verteilung. Adsorptions- und Ionenaustauschvorgänge haben an der Papieroberfläche nur geringe Bedeutung. Die zu prüfenden Substanzen werden zwischen zwei nicht miteinander mischbaren Flüssigkeiten, in denen sie unterschiedlich gut löslich sind, verteilt.
Als Träger der stationären Phase dient Chromatographie-Papier; stationäre Phase ist entweder das von vornherein auf der Cellulosefaser vorhandene Wasser oder ein wasserhaltiges, organisches Lösungsmittel, mit dem das Papier imprägniert wird.

Die Lösung der Untersuchungssubstanz in einem geeigneten Lösungsmittel wird punkt- oder strichförmig auf das Papier gebracht (Start); dann bringt man das Papier in eine dichtschließende Trennkammer, deren Atmosphäre mit dem Lösungsmittel gesättigt sein muß, das als mobile Phase verwendet werden soll. Es wird nach der *aufsteigenden* (Laufmittel steigt von unten nach oben auf) oder nach der *absteigenden* (Laufmittel fließt von oben nach unten) oder nach der *radial-horizontalen* (Laufmittel breitet sich horizontal aus) *Methode* entwickelt.

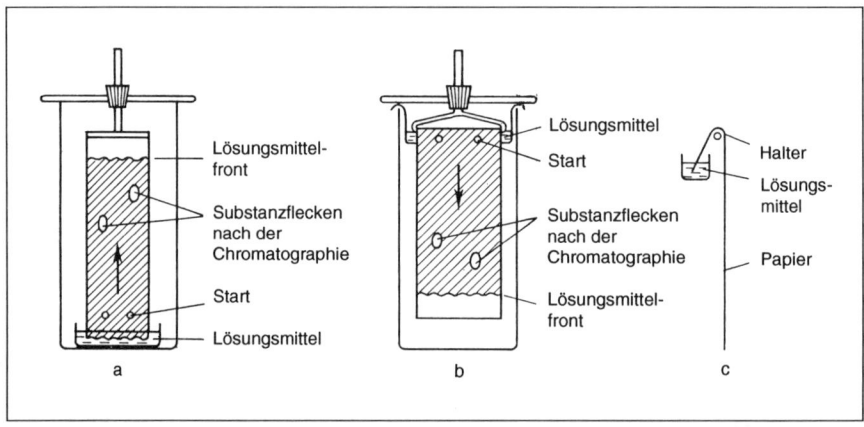

Papierchromatographie
a) Aufsteigende Methode, b) Absteigende Methode,
c) Seitenansicht der absteigenden Methode

Nun findet die Verteilung zwischen dem Cellulose-Wasser-Komplex und dem daran vorbeiwandernden Lösungsmittel statt. Die Substanzen werden mit unterschiedlicher Geschwindigkeit fortbewegt.
Der *Nachweis (Detektion)* der einzelnen Substanzflecken erfolgt, sofern die Stoffe keine Eigenfarbe besitzen, durch Besprühen mit geeigneten Reagenzlösungen.
Das DAB 1996 beschreibt die aufsteigende und die absteigende Methode der Papierchromatographie. Die Verwendung ist auf einige Spezialfälle beschränkt.
Die Papierchromatographie ist gut geeignet zur Trennung stark hydrophiler Substanzen, wie z. B. Zucker.

Papierchromatographische Trennung eines Zuckergemisches nach der radial-horizontalen Methode

Geräte: Zwei gut aufeinander sitzende Petrischalen von 20 cm Durchmesser
                   Eine kleinere Petrischale

Papier: Rundfilter, Durchmesser 22 cm

Mobile Phase: Ethylacetat:Eisessig:Wasser = 3:1:1 (V/V)

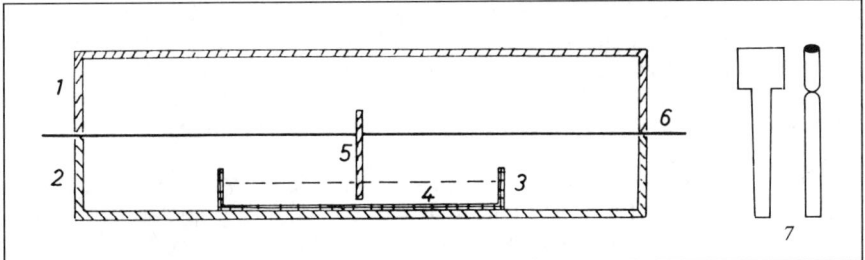

Radial-horizontale Papierchromatographie
1, 2 und 3 = Petrischalen; 4 = Fließmittel; 5 = Docht; 6 = Filterpapier;
7 = Filtrierpapierlasche

Sprühmittel: Anilinphosphat-Lösung
(1 Volumenteil einer Mischung aus 20 g frisch destilliertem
Anilin und 100 ml n-Butanol, 2 Volumenteile einer Mischung
aus 20 g Phosphorsäure und 100 ml Wasser)

Durchführung: In die untere Petrischale setzt man eine kleinere Petrischale
mit dem Fließmittelgemisch. Das Rundfilter wird in fünf Felder eingeteilt; in
der Mitte des Papiers zieht man mit einem Bleistift einen Kreis von 1,5 cm
Durchmesser als Startlinie. Durch den Mittelpunkt des Kreises zieht man eine
Filtrierpapierlasche, die aus einem T-Stück in der Weise gerollt wird, daß sich
das gerollte Stück auf der einen und die Lasche auf der anderen Seite des
Filtrierpapiers befindet.
Mit einer Kapillare trägt man auf die Startlinie etwa 10%ige wäßrige
Lösungen von Glucose, Fructose, Lactose und Saccharose und in das fünfte
Feld eine Mischung der vier Lösungen auf.

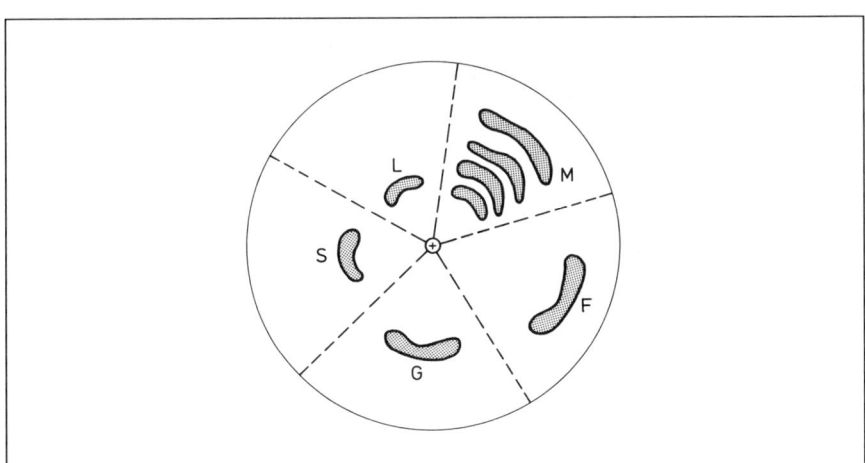

Radial-horizontales Papierchromatogramm
L = Lactose, S = Saccharose, G = Glucose, F = Fructose, M = Mischung

Das vorbereitete Chromatogramm wird so auf die untere Petrischale gelegt, daß die Lasche in die Schale mit der mobilen Phase taucht. Mit der zweiten Petrischale wird abgedeckt. Das Fließmittelgemisch saugt sich über die Lasche hoch und breitet sich gleichmäßig auf dem Papier aus. Wenn das Fließmittel kurz vor dem Rand der Petrischale angelangt ist, entfernt man die Lasche und läßt an der Luft trocknen.

Um die Zuckerflecken sichtbar zu machen und die Rf-Werte bestimmen zu können, wird das getrocknete Chromatogramm mit Anilinphosphat-Lösung besprüht und anschließend 10 Minuten bei 105 °C getrocknet.

Die Zucker sind als braune Flecken zu erkennen; die Rf-Werte sind deutlich unterschiedlich; das Zuckergemisch ist aufgetrennt worden.

Dünnschichtchromatographie

Adsorptionsvorgänge sind vorherrschendes Trennprinzip bei der Dünnschichtchromatographie (DC).

Zur Herstellung der *stationären Phase* werden die Adsorbentien (Kieselgel, Kieselgur, Aluminiumoxide etc.) mit Wasser oder einer anderen Flüssigkeit angeteigt und in gleichmäßiger Schichtdicke (0,25 bis 0,30 mm) auf Glasplatten (20 x 20 cm) aufgetragen. Die naß aufgetragene Schicht wird an der Luft getrocknet und anschließend bei 105 bis 150 °C im Trockenschrank aktiviert. Aktivierte Platten sollen im Exsikkator aufbewahrt werden.

Außerdem ist eine Vielzahl gebrauchsfertiger Adsorbentien auf Glasplatten, Aluminium- oder Kunststoff-Folien im Handel. Diese industriell gefertigten Dünnschichtplatten werden heute überwiegend verwendet, allein schon deshalb, weil die Reproduzierbarkeit der Ergebnisse meist besser ist.

Als *mobile Phase* werden organische Lösungsmittel oder Gemische derselben verwendet (s. Eluotrope Reihe S. 206).

Die Untersuchungssubstanzen werden in ca. 1%iger Lösung mittels einer Kapillare auf die mit einem Bleistift gezogene Startlinie aufgetragen. Anschließend wird die Platte oder Folie so in eine dichtschließende, mit Filterpapier ausgekleidete Chromatographie-Kammer, die die mobile Phase enthält, gestellt, daß sie unterhalb der Startflecken in das Lösungsmittel eintaucht. Nun wandert das Fließmittel nach oben (kapillare Ausbreitung) und transportiert die in der Untersuchungslösung enthaltenen Substanzen je nach Affinität zum Adsorbens und Polarität unterschiedlich weit.

Die entwickelten Platten werden getrocknet; farbige Substanzen ergeben farbige Flecken auf dem Chromatogramm; fluoreszierende Substanzen erkennt man unter einer UV-Lampe; farblose Substanzen werden durch Besprühen mit geeigneten Reagenzlösungen, mit denen sie eine Farbreaktion eingehen, sichtbar gemacht (Detektion).

Auch stehen Adsorbentien (Kieselgele, Aluminiumoxide) zur Verfügung, denen anorganische oder organische Leuchtstoffe in feiner Verteilung als *Fluoreszenzindikatoren* beigegeben sind, die durch UV-Strahlung ($\lambda = 254$ nm) zur Fluoreszenz angeregt werden. Auf der Schicht adsorbierte Substanzen erscheinen infolge Fluoreszenzlöschung als dunklere Flecken auf der gleichmäßig leuchtenden Schicht. Adsorbentien dieser Art werden durch eine Zusatzbezeichnung, z. B. F_{254}, gekennzeichnet.

Eine Detektion gelingt oft auch dann, wenn die Platten in eine geeignete Gas-Atmosphäre (Iod-, Ammoniak-Dämpfe) gebracht werden.

Die Vorteile der Dünnschichtchromatographie liegen im geringen Zeitaufwand und im geringen Substanzverbrauch.

Im Arzneibuch sind zahlreiche Beispiele für Identitäts- und Reinheitsprüfungen durch dünnschichtchromatographischen Vergleich mit authentischer Reinsubstanz oder chemischen Referenzsubstanzen (CRS), die einen Standard darstellen, aufgeführt.

Eine wichtige Aufgabe, die an die dünnschichtchromatographische Arzneimittelanalyse in der Apothekenpraxis gestellt wird, ist die Prüfung von Arzneizubereitungen.

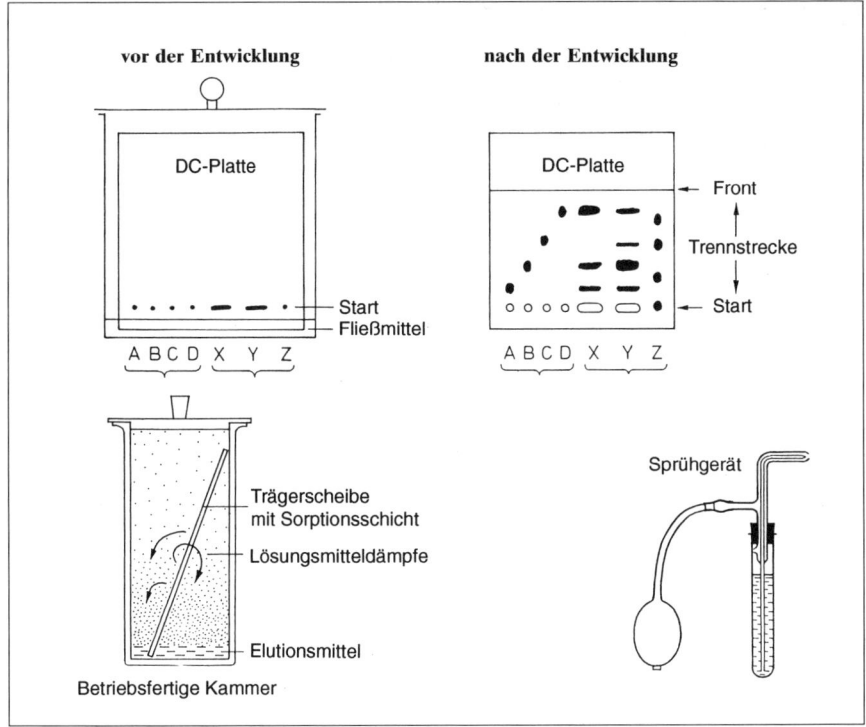

Dünnschichtchromatographie

Die Durchführung der Dünnschichtchromatographie soll an einem Fertigarzneimittel geübt werden.

Im übrigen wird auf die zahlreichen Monographien im DAB 1996 verwiesen, die dünnschichtchromatographische Prüfungen vorschreiben.

Dünnschichtchromatographische Bestimmung der Wirkstoffe einer Thoma-pyrin®-Tablette

Das Analgeticum Thomapyrin® enthält laut Deklaration die Komponenten Acetylsalicylsäure, Paracetamol und Coffein. Die Identitätskontrolle wird folgendermaßen durchgeführt:

Platten: DC-Alufolien-Kieselgel 60_{F254}

Fließmittel: Chloroform: Aceton = 80:20

Detektion: UV-Lampe (254 nm)

Durchführung: Die Tablette wird mit einem Glasstab zerdrückt und mit 2 ml Methanol digeriert. Mit einer Kapillare wird 1 Tropfen der überstehenden Lösung auf die Startlinie (ca. 2 cm vom unteren Rand entfernt) gebracht. Als Vergleichssubstanzen werden ca. 1%ige Lösungen von Acetylsalicylsäure, Paracetamol und Coffein in Methanol aufgetragen. Nach dem Verdunsten des Lösungsmittels (man kann evtl. einen Fön zu Hilfe nehmen) wird die Platte in die vorbereitete Kammer gebracht. Man läßt etwa 15 cm weit laufen, nimmt die Platte aus der Kammer, läßt das Lösungsmittel verdunsten und betrachtet das Chromatogramm unter einer UV-Lampe bei λ = 254 nm.
Die Rf-Werte der für die Tablette deklarierten Wirkstoffe stimmen weitgehend mit denen der Vergleichssubstanzen überein.

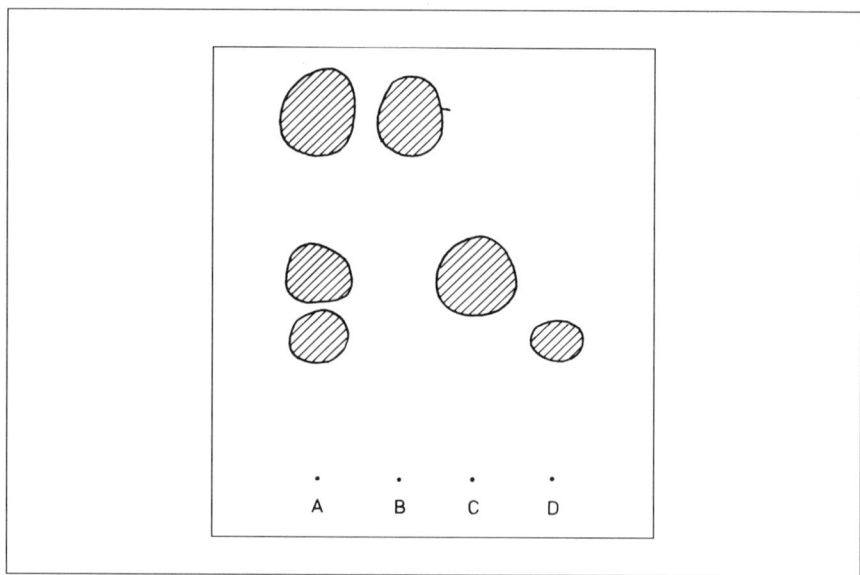

Chromatogramm einer Thomapyrin®-Tablette
A = Tablette, B = Acetylsalicylsäure, C = Paracetamol, D = Coffein

Gaschromatographie

Die Gaschromatographie dient als Trennverfahren für Stoffgemische, die gasförmig vorliegen oder sich vollständig verdampfen lassen, ohne daß Zersetzung eintritt. Sie beruht vorwiegend auf den Prinzipien der Adsorption und der Verteilung.

Arbeitsprinzip eines Gaschromatographen: Als mobile Phase dient inertes Gas, wie Stickstoff, Wasserstoff etc. (Trägergas) Die stationäre Phase besteht bei der Gas-Fest-Chromatographie aus einem Festkörpergranulat, das eine adsorptiv wirksame Oberfläche hat, wie z. B. Polymere, Aluminiumoxid oder Kieselgel, und das zu untersuchende Substanzgemisch wegen seiner unterschiedlich starken Adsorption bei der Elution mit einem strömenden Gas auftrennt. Bei der Gas-Flüssig-Chromatographie besteht die stationäre Phase aus einer schwer verdampfbaren Flüssigkeit (Trenn-Flüssigkeit), die sich auf einem indifferenten Träger, der aus saugfähigem Füllkörpermaterial, wie z. B. Kieselgur (Chromosorb®), besteht, befindet.
Die stationäre Phase befindet sich in einer Säule und diese sich in einem Ofen; das zu analysierende Substanzgemisch wird eingespritzt, bei höherer Temperatur verdampft und strömt dann mit dem Trägergas durch die Säule.
Bei der Gas-Fest-Chromatographie führt die unterschiedliche Wanderungsgeschwindigkeit der einzelnen Komponenten zu einer Auftrennung des Gemisches. Bei der Gas-Flüssig-Chromatographie wird die unterschiedliche Löslichkeit der zu trennenden Dämpfe in der Trennflüssigkeit ausgenutzt. Je größer die Affinität der zu trennenden Substanzen zur stationären Phase ist, desto länger werden die Substanzen auf der Säule zurückgehalten.
Am Ende der Säule treten die einzelnen Komponenten getrennt aus und passieren ein Anzeigegerät, einen Detektor, der nach verschiedenen Prinzipien arbeiten kann und der die Menge der Substanz mißt, die mit dem Trägergas aus der Säule austritt. Weiterhin wird die Zeit registriert, die die einzelnen Komponenten zum Durchwandern der Säule benötigen (Retentionszeit). Mit einem Schreiber wird ein Chromatogramm aufgezeichnet, das die Detektoranzeige in Abhängigkeit von der Zeit wiedergibt (Gaschromatogramm).
Im DAB 1996 dient die Gaschromatographie als Untersuchungsmethode zur Reinheitsprüfung und in wenigen Fällen zur Gehaltsbestimmung.

Flüssigchromatographie

Säulenchromatographie

Unter Säulenchromatographie im weitesten Sinne werden chromatographische Trennverfahren verstanden, die unter Verwendung von Säulen und flüssigen mobilen Phasen ausgeführt werden. Säulenchromatographie im engeren Sinne bedeutet, der Trennvorgang erfolgt in einem Glasrohr.
Im Arzneibuch findet die Säulenchromatographie Anwendung z. B. bei der Gehaltsbestimmung von Opium.
Dabei werden aus der pulverisierten Droge die Opiumalkaloide als Salze mit wäßrigem Ethanol extrahiert. Diesen Extrakt gibt man auf eine Säule mit

Kieselgur und eluiert die Alkaloide mit einer Mischung aus Isopropanol und Dichlormethan. Alle Farb- und Begleitstoffe werden dabei adsorptiv am Kieselgur festgehalten.
Alle drei erwähnten Trennprinzipien können Grundlage der Säulenchromatographie bilden. Der Trennvorgang erfolgt in einem senkrecht befestigten Glasrohr (Trennsäule, Chromatographierohr), das am unteren Ende zu einer Spitze ausgezogen und evtl. mit einem Hahn versehen ist. Als Verschluß der Spitze dient ein Wattebausch, der mit einem Glasstab leicht eingedrückt wird. Die stationäre Phase, Aluminiumoxid, Kieselgur, Kieselgel etc., wird locker in das Rohr geschüttet, das dann 3mal vorsichtig aus etwa 2 cm Höhe senkrecht auf eine hölzerne Unterlage fallengelassen wird, damit das Adsorbens gleichmäßig und frei von Luftblasen eingefüllt ist.

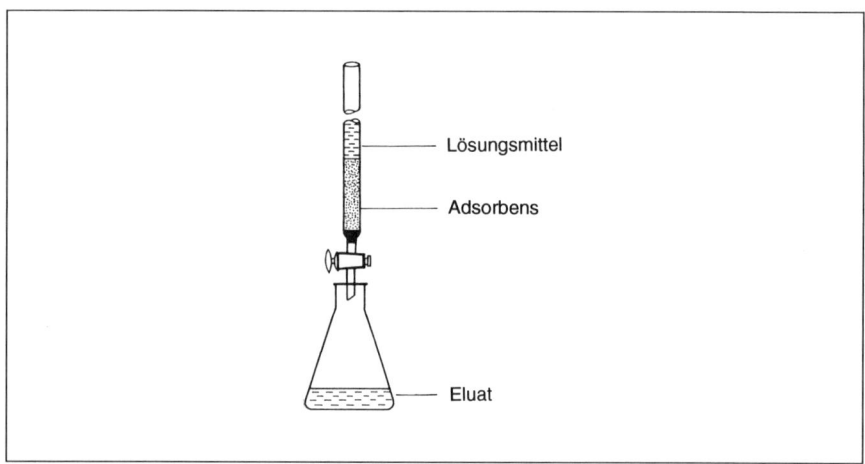

Lösungsmittel

Adsorbens

Eluat

Säulenchromatographie, schematischer Aufbau

Man kann auch sog. Fertigsäulen verwenden, das sind unter Standardbedingungen gebrauchsfertig gefüllte Säulen.
Die Lösung des zu trennenden Substanzgemisches wird mit Hilfe eines Glasstabes vorsichtig und gleichmäßig auf das obere Ende der Säule gebracht ohne das Adsorbens aufzuwirbeln. Dann läßt man ein geeignetes Lösungsmittel (mobile Phase) von oben durch die Säule wandern. Die einzelnen Bestandteile des Gemisches werden je nach Affinität zur stationären und zur mobilen Phase verschieden stark adsorbiert und wandern daher verschieden schnell durch die Säule. Man gibt so lange Lösungsmittel nach, bis die einzelnen Substanzzonen aus der Säule herauswandern; die am unteren Ende der Säule austretende Flüssigkeit (Eluat) muß fraktioniert aufgefangen und auf Anwesenheit der zu erwartenden Substanzen geprüft werden. Die Oberfläche der Säule darf während des Versuchs nicht trocken werden.

Hochdruckflüssigchromatographie

Das Arzneibuch beschreibt unter „Flüssigchromatographie" die Hochdruck-flüssigchromatographie. Sie unterscheidet sich nicht grundsätzlich von der oben beschriebenen Säulenchromatographie, sie stellt vielmehr eine Sonderform dar, bei der die Partikelgröße der stationären Phase sehr viel kleiner ist und das Eluationsmittel deshalb mit Hilfe einer Pumpe durch die Säule gedrückt wird.

Grundsätzlich können alle Trennverfahren, wie Adsorptions-, Verteilungs-, Ionenaustausch- und Ausschlußchromatographie auf diese Weise durchgeführt werden.

Im Arzneibuch wird die Hochdruckflüssigchromatographie verwendet zur Bestimmung von Morphin, Codein und Thebain im Opium, zur Identitäts-prüfung von bestimmten Peptiden, wie Insulin und Oxytocin etc.

Ausschlußchromatographie

Die Ausschlußchromatographie unterscheidet sich von den bisher erwähnten chromatographischen Methoden dadurch, daß keine stationäre Phase vorhanden ist und somit auch keine Wechselwirkungen mit den Substanzmolekülen, wie Adsorption oder Verteilung, stattfinden können. Als Trägermaterial dient z. B. ein Gel mit einer definierten Porengröße. Gibt man nun auf eine Säule, die mit einem solchen Träger gefüllt ist, eine Substanz und befördert diese mit Hilfe der mobilen Phase durch die Säule, so erfolgt die Trennung aufgrund der Teilchengröße der gelösten Moleküle.

Moleküle, die größer sind als die Öffnung der Poren des Trägermaterials, können nicht in diese Poren eindringen, wandern ungehemmt durch die Säule und treten als erste aus der Säule aus.

Moleküle, die in die Poren des Gels eindringen können, werden zeitweise aus dem Elutionsstrom entfernt und treten deshalb später aus der Säule aus. Die kleinsten Moleküle treten somit zuletzt aus.

Die Ausschlußchromatographie ist also eine chromatographische Trennmethode, bei der Moleküle aufgrund ihrer Teilchengröße im gelösten Zustand getrennt werden.

Das DAB 1996 verwendet dieses chromatographische Verfahren z.B. bei Reinheitsprüfungen von Insulin, Albuminlösung etc.

Ionenaustauschchromatographie

Bei der Ionenaustauschchromatographie besteht die stationäre Phase aus Harzen, die als funktionelle Gruppen Sulfonsäure- oder Ammoniumgruppen tragen; entsprechend unterscheidet man Kationenaustauscher und Anionen-austauscher (s. S. 178).

Während des Chromatographievorganges werden positiv oder negativ geladene Ionen aus der zu untersuchenden Elektrolytlösung aufgenommen und dafür äquivalente Mengen anderer Kationen oder Anionen abgegeben.

Im DAB 1996 werden verschiedene Gehaltsbestimmungen durch Ionen-austauschchromatographie durchgeführt (s. S. 179).

Ein weiteres Anwendungsgebiet ist die Herstellung von gereinigtem Wasser.

Beispiel: Gereinigtes Wasser, Herstellung

Mit Ausnahme zur Bereitung von Injektions- und Infusionslösungen sowie von Augentropfen läßt das Arzneibuch die Verwendung von gereinigtem Wasser zu, das aus Trinkwasser entweder durch Destillation oder unter Verwendung von Ionenaustauschern oder nach einer anderen geeigneten Methode hergestellt wird.

Wie bereits an anderer Stelle (s. S. 178) erwähnt wurde, unterscheidet man Kationen- und Anionenaustauscher.

Kationenaustauscher enthalten austauschfähige saure Gruppen, z. B. $-SO_3^\ominus H^\oplus$ bzw. $-COO^\ominus H^\oplus$; die Protonen werden bei Kontakt mit salzhaltigem Wasser gegen Kationen aus dem Wasser ausgetauscht, die Kationen werden an den Austauscher gebunden.

Anionenaustauscher enthalten austauschfähige basische Gruppen, z. B. $-CH_2-N^\oplus(CH_3)_3 OH^\ominus$; hier werden bei Kontakt mit salzhaltigem Wasser die Hydroxid-Ionen gegen Anionen ausgetauscht. Auf diese Weise findet eine vollkommene Entsalzung des Wassers statt; das Endprodukt des Austauschvorganges ist demineralisiertes Wasser; unpolare organische Stoffe verbleiben im Wasser.

Nun kann man das Wasser zur Demineralisierung nacheinander über einen Kationen- und einen Anionenaustauscher laufen lassen *(Getrenntbettverfahren)*; Kationen- und Anionenaustauscher können aber auch gemischt werden und sich zusammen in einer Säule befinden *(Mischbettverfahren)*.

Zur Kontrolle der Austauschaktivität des Ionenaustauschers bzw. der Reinheit des Wassers läßt sich die *Leitfähigkeit des Wassers* benutzen. Je stärker das Wasser durch Ionenaustausch an leitfähigen Ionen verarmt, desto größer ist der Widerstand, den das Wasser dem elektrischen Strom entgegensetzt. Leitungswasser hat einen sog. spezifischen Widerstand von $10^3 \Omega \cdot cm$ und demineralisiertes Wasser einen von $10^6 \Omega \cdot cm$.

Die im Handel befindlichen Ionenaustauscher-Geräte für die Demineralisierung von Wasser besitzen ein Leitfähigkeitskontrollgerät, mit dem nicht der spezifische Widerstand, sondern sein reziproker Wert, die *spezifische Leitfähigkeit*, die man in Siemens pro Zentimeter (S/cm) angibt, angezeigt wird.

Je härter, d. h. je elektrolytreicher das Wasser ist, desto schneller erschöpft sich der Ionenaustauscher. Das macht sich durch Überschreiten eines bestimmten Wasserleitwertes bemerkbar; der Austauscher muß regeneriert werden. Das erreicht man, indem man den Kationenaustauscher mit Salzsäure und den Anionenaustauscher mit Natronlauge behandelt; dabei werden die aus dem Wasser aufgenommenen Kationen wieder gegen Protonen, die Anionen gegen Hydroxid-Ionen ausgetauscht. Danach ist der Austauscher wieder betriebsfertig.

Elektrophorese

Die Elektrophorese ist eine etwas abgewandelte Form der Chromatographie.

In einer besonderen Apparatur wandern elektrisch geladene Teilchen in gelöster oder disperser Form unter der Einwirkung eines elektrischen Feldes zum jeweils entgegengesetzt geladenen Pol. Durch die unterschiedliche

Wanderungsgeschwindigkeit erfolgt eine Trennung, die sich analytisch auswerten läßt. Dabei kann man in freier Pufferlösung arbeiten (Grenzflächenelektrophorese, trägerfreie Elektrophorese) oder man bringt die Untersuchungslösung auf ein mit einem Puffer getränktes Trägermaterial auf (Zonenelektrophorese, Elektropherese auf Trägermaterial).
Je nach Art des Trägers unterscheidet man zwischen Gel-Elektrophorese, Papier-Elektrophorese etc.
Das DAB 1996 beschreibt sowohl die trägerfreie als auch die Elektrophorese auf Trägermaterial.
Bei der Papier-Elektrophorese erhält man z. B. nach Abschluß des Versuches einen Papierstreifen, auf dem die verschiedenen Komponenten des Untersuchungsgemisches in einzelne Banden aufgetrennt vorliegen. Die Substanzen können zum qualitativen Nachweis durch Besprühen mit Reagenzien sichtbar gemacht werden. Für quantitative Untersuchungen kann man die Banden eluieren und im Eluat eine quantitative Bestimmung vornehmen.
Das Arzneibuch setzt die Elektrophorese für eine Reihe von Identitäts- und Reinheitsprüfungen ein.

Beispiel: Cephaloridin, Prüfung auf verwandte Substanzen (Reinheit)

Mit Hilfe der Zonenelektrophorese unter Verwendung eines Papierstreifens als Trägermaterial wird die Cephaloridin-Untersuchungslösung gegen eine Referenzlösung untersucht. Laufstrecke und Intensität der Flecken der Untersuchungs- und der Vergleichssubstanz werden nach dem Ansprühen mit einem geeigneten Reagenz verglichen.

5.3 Chemische Nachweise organischer Arzneistoffe

5.3.1 Kohlenwasserstoffe

Die gesättigten Kohlenwasserstoffe, auch *Paraffine* oder *Alkane* genannt, sind sehr reaktionsträge und werden von den meisten chemischen Reagenzien nicht angegriffen. Zu ihrer Erkennung und Prüfung müssen daher physikalisch-chemische Methoden herangezogen werden.
Von pharmazeutischem Interesse sind dünnflüssiges und dickflüssiges Paraffin, Hartparaffin und Vaselin.

Dickflüssiges Paraffin

Neben allgemeinen Prüfungen werden die relative Dichte (s. S. 197) und die Viskosität bestimmt.

Bestimmung der Viskosität von Paraffinum subliquidum

Die Viskosität ist ein Maß für die Zähigkeit bzw. die innere Reibung einer Flüssigkeit.

Wird eine Flüssigkeit bewegt, so ist zur Überwindung der inneren Reibung eine Kraft F aufzuwenden, deren Größe von der Fläche A abhängt, mit der die Flüssigkeitsschichten sich gegeneinander bewegen, von der Geschwindigkeit v, von der Gesamtdicke der Reibungsschicht d und von einer Stoffkonstanten η (Eta), der dynamischen Viskosität.

$$F = \eta \cdot \frac{A \cdot v}{d}$$

Löst man die Gleichung nach η auf,

$$\eta = \frac{F}{A} \cdot \frac{d}{v}$$

so ergibt sich der Quotient $\frac{F}{A}$ als Schubspannung τ, der Quotient $\frac{v}{d}$ als Geschwindigkeitsgefälle (Schergefälle) D.

$$\eta = \frac{\tau}{D}$$

Als Dimension für die Viskosität wird Millipascal-Sekunde (mPa · s) verwendet.

Da eine direkte Bestimmung der Viskosität sehr kompliziert ist, läßt das Arzneibuch die Strömungsgeschwindigkeit einer Flüssigkeit in einer Kapillare messen und die Viskosität nach der Formel

$$| \ \eta = k \cdot \varrho \cdot t \ |$$

berechnen.

k = Konstante des Gerätes
ϱ = Dichte (g/ml), erhalten durch Multiplikation von d_{20}^{20} mal 0,9982
t = Durchflußzeit der zu prüfenden Flüssigkeit in Sekunden.

Als Maßeinheit nach dieser Methode wurde früher P (Poise) bzw. cP (Centipoise) benutzt, wobei 1 Pa · s = 10 P beträgt.
Als Meßgerät kann man ein modifiziertes *Kapillar-Viskosimeter nach Ostwald* verwenden.
Das vom DAB 10 empfohlene *Kappillarviskosimeter mit hängendem Kugelniveau nach Ubbelohde* ergibt präzisere Messungen.

Durchführung: Das gründlich gesäuberte und gut getrocknete Viskosimeter wird durch das Rohr L mit einer genügenden Menge des zuvor auf 20 °C temperierten Paraffins so gefüllt, daß das Vorratsgefäß A so weit gefüllt ist, daß das Niveau der Flüssigkeit im Gefäß B unterhalb der Öffnung des

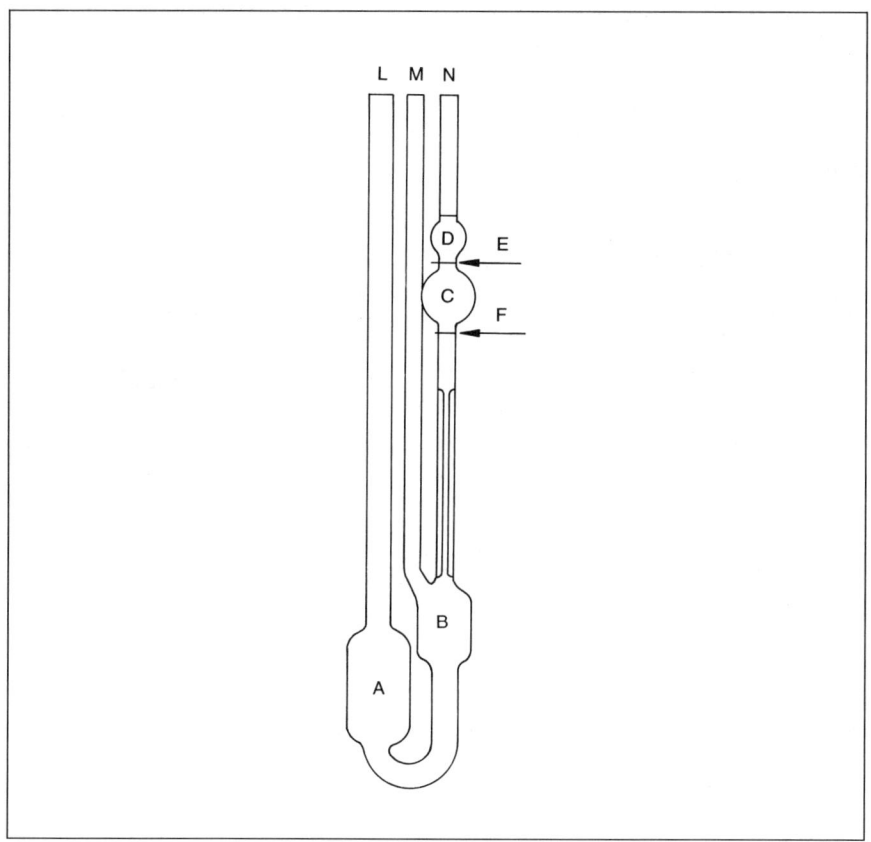

Kapillarviskosimeter mit hängendem Kugelniveau nach Ubbelohde

Rohres M bleibt. Das so gefüllte Viskosimeter wird in ein Wasserbad von 20 ± 0,1 °C gestellt und 30 Minuten lang in senkrechter Stellung stehengelassen.

Nun wird das Rohr M geschlossen und das Flüssigkeitsniveau im Rohr N bis etwa 8 mm oberhalb der Marke E erhöht. Die Flüssigkeit wird durch Schließen des Rohres N bei diesem Niveau gehalten. Nach dem Öffnen des Rohres M wird das Rohr N ebenfalls geöffnet. Es wird mit Hilfe einer Stoppuhr exakt die Zeit gemessen, in der das Flüssigkeitsniveau von der Marke E zur Marke F sinkt.

Die Berechnung erfolgt nach der oben angegebenen Formel. Die Konstante des Gerätes wird dem DAB 1996 entnommen. Die Viskosität muß 110 bis 230 mPa · s betragen.

Weißes Vaselin

Vaselin ist ein Gemisch gereinigter, gebleichter, vorwiegend gesättigter Kohlenwasserstoffe, die teils fest, teils flüssig sind.
Zur Charakterisierung können daher weder Schmelztemperatur noch Erstarrungstemperatur dienen, sondern man muß auf Methoden zurückgreifen, bei denen andere temperaturabhängige Veränderungen beobachtet werden, z. B. die Erstarrungstemperatur am rotierenden Thermometer.

Bestimmung der Erstarrungstemperatur am rotierenden Thermometer bei Vaselinum album

Das Arzneibuch verwendet ein Spezialthermometer, das mittels eines durchbohrten Stopfens in einem kurzen Reagenzglas, das als Luftbad dient, befestigt wird.

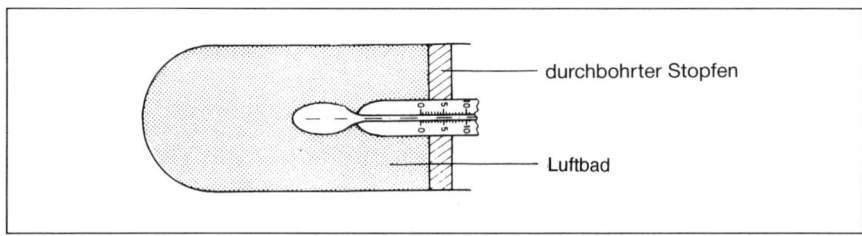
durchbohrter Stopfen

Luftbad

Apparatur zur Bestimmung der Erstarrungstemperatur am rotierenden Thermometer

Eine Probe des zu untersuchenden Vaselins wird in einem Becherglas im Wasserbad unter Rühren bis auf etwa 10 °C über die zu erwartende Erstarrungstemperatur, also bis auf 66 °C zur klaren Schmelze erwärmt. Gleichzeitig wird das Luftbad mit dem eingesetzten Spezialthermometer im Wasserbad auf die gleiche Temperatur wie die geschmolzene Probe erwärmt. Sodann entnimmt man das Thermometer für kurze Zeit dem Luftbad, taucht es mit dem gesamten Quecksilbergefäß in die Schmelze und befestigt es mit anhaftender Substanz wieder im Luftbad. Nun wird das Thermometer in horizontaler Lage mit möglichst gleichförmiger Geschwindigkeit (etwa 1 Umdrehung/2 Sekunden) um seine Längsachse gedreht. Die Temperatur fällt, und man ermittelt den Punkt, an dem die Substanz zu fließen aufhört.
„Die Erstarrungstemperatur ist die Temperatur, bei der der erstarrte Tropfen der Rotation des Thermometers zu folgen beginnt".
Das Arzneibuch gibt einen Temperaturbereich von 38 bis 56 °C an.

Halogenkohlenwasserstoffe

Halogensubstituierte Kohlenwasserstoffe oder Alkylhalogenide haben gewisse pharmazeutische Bedeutung als Lösungsmittel oder Reagenzien, wie z. B. Chloroform, Dichlormethan, Tetrachlorkohlenstoff etc.

Dichlormethan	CH_2Cl_2

Nachweis mit Chromotropsäure

2 ml Dichlormethan werden 30 Minuten lang mit 2 g Kaliumhydroxid R und 20 ml Ethanol 96 % R unter Rückflußkühlung erhitzt. Nach dem Erkalten wird mit 15 ml Schwefelsäure 10 % R angesäuert und filtriert.
1 ml Filtrat färbt sich nach Zusatz von 1 ml Chromotropsäure-Lösung RN, 2 ml Wasser und 8 ml Schwefelsäure 96 % R sofort violett.

Umsetzung: Dichlormethan bildet beim Erhitzen mit Alkali Formaldehyd und Chlorid.
Nach dem Ansäuern wird Formaldehyd mit Chromotropsäure nachgewiesen (s. S. 230).

$$CH_2Cl_2 + 2\,KOH \rightarrow HCHO + 2\,KCl + H_2O$$
$$\text{Formaldehyd}$$

$$HCHO + \text{Chromotropsäure} + H^{\oplus} \rightarrow \text{violette Färbung}$$

5.3.2 Alkohole

In Abhängigkeit vom Substitutionsgrad des Kohlenstoffatoms, das die Hydroxyl-Gruppe trägt, unterscheidet man zwischen *primären, sekundären und tertiären Alkoholen:*

primärer   sekundärer   tertiärer Alkohol   R = Alkyl-Rest

Primäre bzw. sekundäre Alkohole können durch geeignete Oxidationsmittel zu *Aldehyden* bzw. *Ketonen* oxidiert und dadurch nachgewiesen werden.
Sehr häufig wird zur Identifizierung die *Veresterung* der Alkohole mit geeigneten Säuren oder Säurechloriden angewendet. Die Ester zeigen in den meisten Fällen exakte Schmelzpunkte.
Je nach Anzahl der Hydroxyl-Gruppen unterscheidet man zwischen ein- und mehrwertigen Alkoholen.

Einwertige Alkohole

Methanol	H_3C-OH

Methanol findet wegen seiner Toxizität nur als Lösungsmittel Verwendung. Sowohl Ethanol als auch mit Ethanol hergestellte Arzneizubereitungen müssen ebenfalls auf Methanol geprüft werden.
Dazu wird z. B. bei Tinkturen das bei der Bestimmung des Ethanolgehaltes (s. S. 199) gewonnene Destillat untersucht.

a) Nachweis als Borsäuretrimethylester

5 ml Methanol werden mit 1 ml einer 5%igen Lösung (m/V) von Natriumtetraborat R und 0,1 ml Schwefelsäure 96 % R erhitzt. Die entstehenden Dämpfe brennen mit grüngesäumter Flamme.

Umsetzung: Die aus Natriumtetraborat in saurer Lösung freigesetzte Borsäure bildet mit Methanol in Gegenwart von Schwefelsäure den leicht flüchtigen Borsäuretrimethylester, der mit grüner Flamme brennt (s. S. 53).

$$Na_2[B_4O_5(OH)_4] \xrightarrow{H_2SO_4} H_3BO_3 \xrightarrow[H_2SO_4]{3\,CH_3OH} B(OCH_3)_3 + 3\,H_2O$$

b) Nachweis als 3,5-Dinitrobenzoesäuremethylester

1,0 ml Methanol und 0,10 g 3,5-Dinitrobenzoylchlorid RN werden nach Zusatz von 0,05 ml Wasser und 0,05 ml Schwefelsäure 96 % R 30 Minuten lang unter Rückfluß erhitzt. Nach Einengen auf dem Wasserbad wird der Rückstand mit 5 ml Heptan R zum Sieden erhitzt. Die Lösung wird heiß filtriert. Die nach Abkühlung im Filtrat gebildeten Kristalle werden mit wenig Heptan R gewaschen und im Exsikkator getrocknet. Die weißen Kristalle schmelzen zwischen 105 und 110 °C.

Umsetzung: Methanol wird mit 3,5-Dinitrobenzoylchlorid verestert zu 3,5-Dinitrobenzoesäuremethylester, der durch die Bestimmung der Schmelztemperatur identifiziert werden kann.

3,5-Dinitrobenzoylchlorid   3,5-Dinitrobenzoesäure-
                                    methylester

c) Nachweis nach Deniges

Der Ethanolgehalt des bei der Bestimmung des Ethanolgehaltes gewonnenen Destillates wird durch Zusatz von Wasser oder Ethanol 90 % RN auf einen Gehalt von 10 % (V/V) eingestellt.

5 ml dieser Verdünnung werden mit 2 ml Kaliumpermanganat-Phosphorsäure R versetzt. Die Lösung wird nach 10 Minuten durch Zusatz von 2 ml Oxalsäure-Schwefelsäure-Lösung R entfärbt und mit 5 ml Schiffs-Reagenz R versetzt.

Bei einer Temperatur zwischen 15 und 30 °C färbt sich die Mischung bei Anwesenheit von Methanol innerhalb 30 Minuten rotviolett.

Umsetzung: Methanol kann nicht direkt nachgewiesen werden; es wird in phosphorsaurer Lösung mit Kaliumpermanganat im Überschuß zu Formaldehyd oxidiert:

$$5\,CH_3OH + 2\,MnO_4^{\ominus} + 6\,H^{\oplus} \rightarrow 5\,HCHO + 2\,Mn^{2\oplus} + 8\,H_2O$$

Die durch überschüssiges Permanganat violett gefärbte Lösung wird durch Oxalsäure in schwefelsaurer Lösung entfärbt; dabei oxidiert Permanganat das Oxalat zu Kohlendioxid und Wasser, während es selbst zu $Mn^{2\oplus}$ reduziert wird:

$$2\,MnO_4^{\ominus} + 5\,\begin{matrix} COOH \\ | \\ COOH \end{matrix} + 6\,H^{\oplus} \rightarrow 2\,Mn^{2\oplus} + 10\,CO_2 \uparrow + 8\,H_2O$$

Der oben entstandene Formaldehyd wird in der entfärbten Lösung mit Schiffs-Reagenz, das ist eine Lösung von Fuchsin (Rosanilinhydrochlorid) in schwefliger Säure, also mit Fuchsinschwefliger Säure nachgewiesen. Das farblose Schiffs-Reagenz bildet mit den meisten Aldehyden farbige Aldehyd-Additionsprodukte:

Fuchsin (grün)

Sulfonsäure des Fuchsins
(farblos)

+ HCHO
+ H₂SO₃

Formaldehyd-Additionsprodukt
(rotviolett)

Werden die im Arzneibuch angegebenen Versuchsbedingungen exakt einge-halten, speziell Reaktionszeit und Säurekonzentration, so ist die Reaktion für Formaldehyd spezifisch.

Ethanol	H_3C-CH_2-OH

a) Nachweis als Acetaldehyd nach Simon

Die erkaltete Mischung aus 2,5 ml Kaliumdichromat-Lösung R, 2,5 ml Wasser und 3 ml Schwefelsäure 96 % R wird in einem Reagenzglas mit 0,5 ml Ethanol versetzt und die Öffnung des Reagenzglases sofort mit einem Filtrierpapierstreifen, der mit einer 2,5%igen Lösung (m/V) von Natriumpentacyanonitrosylferrat(II) R getränkt wurde, bedeckt. Beim Betupfen der Papierfläche über der Öffnung des Reagenzglases mit Piperidin R entsteht eine blaue Färbung, die auf Zusatz von Natriumhydroxid-Lösung 8,5 % R nach Rosa umschlägt.

Umsetzung: Durch Kaliumdichromat und Schwefelsäure wird Ethanol zu Acetaldehyd oxidiert:

$$3\,H_3C-CH_2-OH \;+\; Cr_2O_7^{2\ominus} \;+\; 8\,H^{\oplus} \;\longrightarrow\; 3\,H_3C-C\!\!\begin{array}{c}\nearrow O\\ \searrow H\end{array} \;+\; 2\,Cr^{3\oplus} \;+\; 7\,H_2O$$

Der gasförmig entweichende Aldehyd wird in einer Farbreaktion, mit Natriumpentacyanonitrosylferrat(II) und Piperidin nachgewiesen.

$$H_3C-CHO \;+\; Na_2\big[Fe(CN)_5(NO)\big] \;+\; HN\!\!\bigcirc \longrightarrow \text{Blaufärbung} \xrightarrow{\;NaOH\;} \text{Rosafärbung}$$

b) Nachweis als 3,5-Dinitrobenzoesäureethylester

1,0 ml Ethanol und 0,10 g 3,5-Dinitrobenzoylchlorid RN werden nach Zusatz von 0,05 ml Schwefelsäure 96 % R 30 Minuten lang unter Rückfluß im Wasserbad erhitzt. Anschließend wird der Überschuß an Ethanol auf dem Wasserbad verdampft, der Rückstand mit 5 ml Heptan R versetzt und zum Sieden erhitzt. Die Lösung wird heiß filtriert. Die nach Abkühlung im Filtrat gebildeten Kristalle werden mit Heptan R gewaschen und im Exsikkator getrocknet. Die weißen Kristalle schmelzen zwischen 90 und 94 °C.

Umsetzung: 3,5-Dinitrobenzoesäureester sind besonders gut kristallisierende Verbindungen und werden deshalb häufig zur Identifizierung von Alkoholen herangezogen.

3,5-Dinitrobenzoylchlorid   3,5-Dinitrobenzoesäureethylester

Isopropanol
$$H_3C-CH-CH_3$$
$$|$$
$$OH$$

Isopropanol wird hauptsächlich als Lösungsmittel für äußerlich anzuwendende Arzneistoffe verwendet.
Alle mit Ethanol hergestellten flüssigen Arzneizubereitungen selber müssen laut Arzneibuch auf Isopropanol geprüft werden.

a) Prüfung mit Quecksilber(II)-sulfat

1 ml des bei der Bestimmung des Ethanolgehaltes gewonnenen Destillates wird mit 2 ml Quecksilber(II)-sulfat-Lösung R versetzt und zum Sieden erhitzt.
Bei Anwesenheit von Isopropanol entsteht ein weißer Niederschlag.

Umsetzung: Isopropanol bildet beim Erhitzen mit Quecksilber(II)-sulfat einen weißen Niederschlag. Der Alkohol wird wahrscheinlich zum Keton, dem Aceton, oxidiert, so daß der Niederschlag folgende Zusammensetzung haben könnte:

$$(H_3C-CO-CH_3)_4 \ (2\,HgSO_4 \cdot 3\,HgO)_3$$

Die Zusammensetzung ist aber bisher nicht genau bekannt.

Menthol

Im Arzneibuch sind sowohl *optisch aktives Menthol* als auch das *Racemat* beschrieben. Beide haben unterschiedliche Schmelztemperaturen. Die Identifizierung erfolgt nach der gleichen Methode.

a) Nachweis als 3,5-Dinitrobenzoesäurementhylester

0,20 g Menthol werden in 0,5 ml wasserfreiem Pyridin R gelöst. Nach Zusatz von 3 ml einer 15%igen Lösung (m/V) von 3,5-Dinitrobenzoylchlorid R in wasserfreiem Pyridin R wird 10 Minuten lang im Wasserbad erhitzt. Dann werden unter Umschwenken 7,0 ml Wasser in kleinen Portionen zugesetzt, und die Mischung wird 30 Minuten lang in eine Eis-Wasser-Mischung gestellt. Dabei entsteht ein Niederschlag. Die Mischung wird stehengelassen, die überstehende Flüssigkeit dekantiert, der Niederschlag 2mal mit je 5 ml Eiswasser gewaschen und aus 10 ml Aceton R umkristallisiert. Die mit eiskaltem Aceton R gewaschenen Kristalle werden bei 75 °C und höchstens 2,7 kPa 30 Minuten lang getrocknet. Die Schmelztemperatur beträgt 154 bis 157 °C.

Umsetzung: Menthol wird mit 3,5-Dinitrobenzoylchlorid zu 3,5-Dinitroben-zoesäurementhylester umgesetzt. Die dabei freiwerdende Salzsäure wird durch Pyridin abgefangen:

3,5-Dinitrobenzoesäurementhylester

Die Charakterisierung erfolgt anhand des Schmelzpunktes.

b) Optische Drehung

Die spezifische Drehung des optisch aktiven Menthols, gemessen an einer 10,0%igen Lösung der Substanz in Ethanol 96 % R beträgt −48° bis −51° (s. S. 203).
Die optische Drehung von racemischem Menthol ist praktisch gleich Null.

Mehrwertige Alkohole

Makrogole	$HO-CH_2-(CH_2-O-CH_2)_n-CH_2-OH$

Makrogole sind Polykondensationsprodukte aus Ethylenoxid, bei denen der Wert für n zwischen 3 und etwa 200 liegt. Die der Bezeichnung angefügte Zahl gibt annähernd die mittlere Molekülmasse der Substanz an. Die Charakteri-sierung erfolgt durch physikalische und chemische Kennzahlen wie Viskosität (s. S. 218), Erstarrungstemperatur (s. S. 193) und Hydroxylzahl (s. S. 303), wobei aus dem Gehalt an Hydroxylgruppen das mittlere Molekulargewicht berechnet werden kann.
Macrogole können verestert und verethert werden. Ein Macrogol-Fettsäure-ester ist z.B. das Macrogolstearat 400 des DAB 1996.

Macrogolstearat 400, Nachweis als Dioxan

2,0 g Macrogolstearat 400 werden in einem Reagenzglas, das mit durchbohr-tem Stopfen und gebogenem Auslaßrohr versehen ist, mit 0,2 ml Schwefel-säure 96 % R erhitzt, bis sich weiße Dämpfe entwickeln. Die Dämpfe werden durch das gebogene Rohr in 1 ml Quecksilber(II)-chlorid Lösung R geleitet.

Dabei entsteht ein weißer Niederschlag. Die Dämpfe schwärzen mit Neßlers Reagenz R getränktes Filterpapier.

Umsetzung: Durch Erhitzen mit Schwefelsäure werden Macrogole sowie deren Ester depolymerisiert zu Ethylenglykol, das unter dem Einfluß konzentrierter Schwefelsäure Dioxan bildet:

$$HO-CH_2-(CH_2-O-CH_2)_n-CH_2-O-\underset{\underset{O}{\|}}{C}-(CH_2)_{16}-CH_3 \longrightarrow$$

Macrogolstearat

$$(HO-CH_2-CH_2-OH)_{2n} + CH_3-(CH_2)_{16}-COOH$$

Ethylenglykol

$$\Big| H_2SO_4$$

$$\left(\underset{\text{Dioxan}}{\overset{O\qquad O}{\bighexagon}}\right)_{2n}$$

Dioxan bildet mit Quecksilber(II)-chlorid eine kristalline Anlagerungsverbindung:

$$\bighexagon_{O\quad O} + HgCl_2 \longrightarrow \text{kristalline Fällung}$$

Die Dämpfe enthalten u. a. Acetaldehyd und reduzieren Neßlers Reagenz (s. S. 71).

Glycerol	$\begin{aligned} &H_2C-OH \\ &\;\;\,|\, \\ &HC-OH \\ &\;\;\,|\, \\ &H_2C-OH \end{aligned}$

a) Acrolein-Probe

1 ml Glycerol wird in einer Abdampfschale mit 2 g Kaliumhydrogensulfat R erhitzt. Unter Dunkelfärbung entwickeln sich stechend riechende und tränenreizende Dämpfe, die ein mit Neßlers Reagenz getränktes Filtrierpapier schwärzen.

Umsetzung: Beim Erhitzen von Glycerol mit wasserentziehenden Mitteln, wie $KHSO_4$, entsteht Acrolein:

$$CH_2-OH$$
$$|$$
$$CH-OH \xrightarrow{KHSO_4} \quad \text{Acrolein} \quad + \; 2\,H_2O$$
$$|$$
$$CH_2-OH$$

Der Aldehyd Acrolein reduziert Neßlers Reagenz, eine alkalische Lösung von Dikaliumtetraiodomercurat(II), $K_2[HgI_4]$; die Quecksilber-Ionen werden zu elementarem Quecksilber reduziert; Acrolein wird zu Acrylsäure oxidiert.

b) Nachweis mit Kaliumdichromat

1 ml Glycerol wird mit 0,5 ml Salpetersäure 65 % R gemischt und die Mischung mit 0,5 ml Kaliumdichromat-Lösung R überschichtet. An der Grenzschicht der beiden Flüssigkeiten entsteht ein blauer Ring, der 10 Minuten lang bestehen bleibt, ohne in die untere Schicht zu diffundieren.

Umsetzung: Es handelt sich um eine relativ unspezifische Farbreaktion für primäre und sekundäre Alkohole.
Glycerol wird durch Dichromat in saurer Lösung oxidiert, wobei $Cr^{6\oplus}$ zu $Cr^{3\oplus}$ reduziert wird. Die Cr(III)-Ionen verursachen die Blaufärbung.

c) Quantitative Bestimmung

Glycerol läßt sich nach Malaprade-Spaltung durch eine acidimetrische Bestimmung der entstandenen Ameisensäure quantitativ erfassen (s. S. 153).

Sorbitol

$$CH_2OH$$
$$|$$
$$H-C-OH$$
$$|$$
$$HO-C-H$$
$$|$$
$$H-C-OH$$
$$|$$
$$H-C-OH$$
$$|$$
$$CH_2OH$$

a) Nachweis als Hexaacetat

0,5 g Sorbitol werden mit 5 ml Acetanhydrid R und 0,5 ml Pyridin R bis zur Lösung erhitzt. Nach 10 Minuten wird die Lösung in 25 ml Wasser gegossen und 2 Stunden lang in einer Eis-Wasser-Mischung stehengelassen. Der Niederschlag wird abfiltriert, aus wenig Ethanol 96 % R umkristallisiert und im Vakuum getrocknet. Die Schmelztemperatur soll bei etwa 100 °C liegen.

Umsetzung: Durch Umsetzung mit Acetanhydrid und Pyridin werden die Hydroxylgruppen des Sorbitols acetyliert; man erhält Hexaacetylsorbitol, das durch seine Schmelztemperatur charakterisiert wird.

$$
\begin{array}{ccc}
CH_2-OH & & CH_2-O-C\overset{O}{\underset{CH_3}{\lessgtr}} \\
| & & | \\
H-C-OH & \overset{H_3C-C\overset{O}{\underset{O}{\lessgtr}}}{\underset{H_3C-C\overset{O}{\underset{O}{\lessgtr}}/\,Pyridin}{}} & H-C-O-C\overset{O}{\underset{CH_3}{\lessgtr}} \\
| & & | \\
HO-C-H & \longrightarrow & H_3C\overset{O}{\underset{}{\gtrless}}C-O-C-H \\
| & & | \\
H-C-OH & & H-C-O-C\overset{O}{\underset{CH_3}{\lessgtr}} \\
| & & | \\
H-C-OH & & H-C-O-C\overset{O}{\underset{CH_3}{\lessgtr}} \\
| & & | \\
CH_2OH & & CH_2-O-C\overset{O}{\underset{CH_3}{\lessgtr}}
\end{array}
$$

Hexaacetylsorbitol

b) Nachweis mit Brenzkatechin/Schwefelsäure

0,3 ml einer 10%igen wäßrigen Sorbitol-Lösung werden mit 3 ml einer frisch hergestellten 10%igen Lösung (m/V) von Brenzkatechin R gemischt und unter Kühlung mit 6 ml Schwefelsäure 96% R versetzt. Die Mischung wird vorsichtig 30 Sekunden lang über der Flamme erhitzt; dabei tritt eine rosa Färbung auf.

Umsetzung: Der Reaktionsablauf ist ungeklärt.

c) Quantitative Bestimmung

Sorbitol läßt sich nach Malaprade-Spaltung durch Erfassung der zur Spaltung verbrauchten Menge an Natriumperiodat quantitativ bestimmen (s. S. 153).

5.3.3 Carbonyl-Verbindungen

Aldehyde

Aldehyde sind durch die reaktive Gruppe $R-C\overset{O}{\underset{H}{\lessgtr}}$ charakterisiert. Sie sind Oxidationsprodukte primärer Alkohole und lassen sich zu Carbonsäuren oxidieren.

Sie können u. a. erkannt werden:
a) an ihren reduzierenden Eigenschaften. Die Reduktionsreaktionen sind spezifisch für Aldehyde und können zur Unterscheidung dieser Stoffgruppe von den Ketonen dienen.
   Reagenzien: Fehlingsche Lösung, Iod-Stärke-Lösung, ammoniakalische Silbersalzlösung etc.
b) durch zahlreiche Farbreaktionen mit Phenolen oder Basen unter geeigneten Bedingungen.
   Reagenzien: Chromotropsäure, Schiffs-Reagenz etc.
c) durch Kondensationsreaktionen. Aldehyde kondensieren leicht mit einer Reihe organischer Reagenzien zu kristallinen Verbindungen.
   Reagenzien: Hydroxylamin, 2,4-Dinitrophenylhydrazin etc.

Formaldehyd

$$H-C\underset{H}{\overset{O}{\diagup}}$$

Formaldehyd ist ein Gas von stechendem Geruch, das in wäßriger Lösung, die durch Zusatz von Methanol stabilisiert ist, arzneiliche Verwendung findet.

a) Chromotropsäure-Reaktion

10 ml der filtrierten Formaldehyd-Lösung werden mit Wasser zu 50 ml verdünnt. 0,05 ml dieser nochmals 1 zu 10 verdünnten Lösung werden mit 1 ml Chromotropsäure-Lösung RN, 2 ml Wasser und 8 ml Schwefelsäure 96 % R versetzt. Innerhalb von 5 Minuten tritt eine Blau- bis Rotviolettfärbung ein.

Umsetzung: Formaldehyd kondensiert unter dem Einfluß von Schwefelsäure mit Chromotropsäure zu einem farbigen Produkt:

b) Quantitative Bestimmung

Formaldehyd wird mit Iod in alkalischer Lösung bestimmt. Iod disproportioniert in alkalischer Lösung zu Iodid und Hypoiodit:

$$I_2 + 2\,OH^{\ominus} \rightleftarrows I^{\ominus} + IO^{\ominus} + H_2O$$

Hypoiodit oxidiert Formaldehyd zu Formiat und wird selbst zu Iodid reduziert:

$$HCHO + IO^{\ominus} + OH^{\ominus} \rightleftarrows HCOO^{\ominus} + I^{\ominus} + H_2O$$

Überschüssiges Hypoiodit bildet beim Ansäuern mit dem vorhandenen Iodid Iod zurück:

$$IO^{\ominus} + I^{\ominus} + 2\,H^{\oplus} \rightleftarrows I_2 + H_2O$$

Das Iod wird mit Natriumthiosulfat erfaßt.

Methenamin

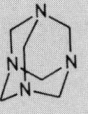

Methenamin (Hexamethylentetramin) entsteht beim Einengen einer Lösung von Formaldehyd und Ammoniak; in saurem Milieu ist die Reaktion rückläufig. Auf dieser hydrolytischen Spaltung beruhen auch die Nachweismethoden.

a) Nachweis mit Acetylaceton

1 ml einer 5%igen Lösung von Methenamin in Wasser wird mit 1 ml Schwefelsäure 10 % R schnell zum Sieden erhitzt. 1 ml der erkalteten Lösung, mit 4 ml Wasser und 5 ml Acetylaceton-Lösung R 1 versetzt, gibt nach 3 Minuten langem Erwärmen auf dem Wasserbad eine intensive Gelbfärbung.

Umsetzung: Beim Erhitzen mit Säure findet eine hydrolytische Spaltung zu Formaldehyd und Ammonium-Ionen statt:

$$\text{Methenamin} \xrightarrow{\text{H}^\oplus,\ \text{H}_2\text{O}} \text{HCHO} + \text{NH}_4^\oplus$$

Formaldehyd reagiert mit Acetylaceton in Gegenwart von Ammoniumsalzen zu einem gelben Kondensationsprodukt, 3,5-Diacetyl-2,6-dimethyl-1,4-dihydropyridin:

$$\text{Acetylaceton} \xrightarrow[- \text{H}_2\text{O}]{\text{HCHO}/\text{NH}_4^\oplus} \text{gelb}$$

Acetylaceton   gelb

b) Nachweis als Ammoniumsalz

1 ml der erkalteten Lösung von a) wird mit 1 ml Wasser und 2 ml Natriumhydroxid-Lösung 8,5 % R versetzt. Die beim Erhitzen der Lösung gebildeten Dämpfe zeigen den charakteristischen Geruch nach Ammoniak und färben angefeuchtetes rotes Lackmuspapier blau.

Umsetzung: Beim Erhitzen von hydrolytisch gespaltenem Methenamin mit Natronlauge wird Ammoniak freigesetzt.

c) Nachweis mit Dragendorffs Reagenz

10 mg Methenamin werden in 5 ml Wasser gelöst und bis zum Auftreten einer sauren Reaktion mit Salzsäure 7 % R versetzt. Nach Zusatz von 1 ml Dragendorffs Reagenz R entsteht sofort ein orangefarbener Niederschlag.

Umsetzung: Dragendorffs Reagenz, eine Lösung von Tetraiodobismutat(III), $K[BiI_4]$, in Essigsäure, bildet mit Methenamin als stickstoffhaltige Base ein in Wasser schwer lösliches, orangefarbenes Komplexsalz.

Paraldehyd

Paraldehyd ist das cyclische Trimere des Acetaldehyds und kann laut Arzneibuchvorschrift eine geeignete Menge eines Antioxidans enthalten. Durch verdünnte Säuren oder durch Erhitzen zerfällt Paraldehyd wieder in Acetaldehyd; darauf beruhen die Nachweise.

a) Nachweis durch Erwärmen

Eine 10%ige Lösung von Paraldehyd in Wasser ist klar; beim Erwärmen tritt eine Trübung ein.

Umsetzung: Bei 30 °C löst sich Paraldehyd in etwa 8 Teilen Wasser. Bei Erhöhung der Temperatur nimmt die Löslichkeit ab, es tritt Entmischung ein, die an einer Trübung zu erkennen ist.

b) Nachweis mit Säuren

Beim Erhitzen von 5 ml Paraldehyd mit 0,1 ml Schwefelsäure 10 % R tritt der Geruch von Acetaldehyd auf.

Umsetzung: Beim Erhitzen mit verdünnter Säure depolymerisiert Paraldehyd zu Acetaldehyd:

Acetaldehyd

Der Acetaldehyd kann auch mit Schiffs-Reagenz nachgewiesen werden (s. S. 223).

c) Nachweis mit Silbernitrat

Beim Erhitzen einer 10%igen Lösung von Paraldehyd in Wasser mit 5 ml ammoniakalischer Silbernitrat-Lösung R im Wasserbad bildet sich an der Reagenzglaswand ein Silberspiegel.

Umsetzung: Hier erfolgt eine thermische Depolymerisierung zu Acetaldehyd, der Silberdiamminnitrat zu metallischem Silber reduziert, das sich als Spiegel an der Reagenzglaswand abscheidet.

$$2[Ag(NH_3)_2]^{\oplus} + H_3C\text{–}CHO + H_2O \rightarrow 2\,Ag + 2\,NH_3 + H_3C\text{-}COOH + 2\,NH_4^{\oplus}$$

Chloralhydrat

$$\begin{array}{c} Cl \quad\ \ OH \\ \diagdown\ \diagup \\ Cl\text{–}C\text{–}C\text{–}H \\ \diagup\quad\ \diagdown \\ Cl \quad\ \ OH \end{array}$$

Chloralhydrat entsteht aus Trichloracetaldehyd und Wasser unter starker Erwärmung; es handelt sich also um das Hydrat des chlorierten Acetaldehyds.

a) Nachweis mit Natriumhydroxid-Lösung

10 ml einer 10%igen Lösung von Chloralhydrat in Wasser bilden mit 2 ml Natriumhydroxid-Lösung 8,5% R eine trübe Mischung. Beim Erwärmen entsteht der Geruch nach Chloroform.

Umsetzung: Beim Versetzen von Chloralhydrat mit Hydroxid-Ionen entsteht Chloroform und Formiat, wobei das Chloroform mit der wäßrigen Natronlauge eine Trübung bildet.

$$\underset{\text{}}{\begin{array}{c} Cl \quad\ OH \\ \diagdown\ \diagup \\ Cl\text{–}C\text{–}C\text{–}H \\ \diagup\quad\ \diagdown \\ Cl \quad\ OH \end{array}} + OH^{\ominus} \longrightarrow \underset{\text{Chloroform}}{\begin{array}{c} Cl \\ | \\ Cl\text{–}C\text{–}H \\ | \\ Cl \end{array}} + \underset{\text{Formiat}}{H\text{–}C\diagup^{O}_{\diagdown O^{\ominus}}} + H_2O$$

b) Nachweis mit Natriumsulfid

1 ml einer 10%igen wäßrigen Chloralhydrat-Lösung wird mit 2 ml Natriumsulfid-Lösung R versetzt. Es entsteht eine Gelbfärbung, die schnell nach Rötlichbraun umschlägt. Beim Stehenlassen bildet sich evtl. ein roter Niederschlag.

Umsetzung: Die Struktur der farbgebenden Komponenten ist noch nicht genau geklärt.

c) Prüfung auf Chloralalkoholat

Die Substanz kann von der Synthese her mit Chloralalkoholat verunreinigt sein.
Zur Prüfung wird 1,0 g Substanz in 10 ml Natriumhydroxid-Lösung 8,5 % R unter leichtem Erwärmen gelöst. 5 ml des Filtrates werden tropfenweise mit 0,1 N-Iod-Lösung bis zur kräftigen Gelbfärbung versetzt. Innerhalb von 1 Stunde dürfen sich keine gelben Kristalle bilden.

Umsetzung: Chloralalkoholat wird beim Erwärmen mit Alkalilauge gespalten in Chloroform, Formiat und Ethanol:

$$\begin{array}{c} Cl \quad\quad OH \\ \diagdown \quad\diagup \\ Cl-C-C-H \\ \diagup\quad \diagdown \\ Cl \quad\quad O-C_2H_5 \end{array} \;+\; OH^{\ominus} \;\longrightarrow\; CHCl_3 \;+\; HCOO^{\ominus} \;+\; C_2H_5OH$$

Ethanol bildet mit Iod und Alkalilauge Iodoform, das eine gelbe Fällung verursacht:

$$H_3C-CH_2-OH + 4\,I_2 + 6\,OH^{\ominus} \rightarrow CHI_3 \downarrow + 5\,I^{\ominus} + HCOO^{\ominus} + 5\,H_2O$$
Iodoform

d) Quantitative Bestimmung

Die Substanz wird durch überschüssige Natronlauge in Chloroform und Formiat gespalten. Nach genau zwei Minuten wird die überschüssige Natronlauge mit Schwefelsäure gegen Phenolphthalein zurücktitriert. Die Zeit ist einzuhalten, damit das Chloroform nicht hydrolytisch zersetzt wird unter Verbrauch weiterer Hydroxid-Ionen:

$$HCCl_3 + 4\,OH^{\ominus} \rightarrow HCOO^{\ominus} + 3\,Cl^{\ominus} + 2\,H_2O$$

Um die Genauigkeit der Bestimmung zu erhöhen, läßt das Arzneibuch evtl. hydrolytisch gebildetes Chlorid nach Mohr bestimmen und bei der Berechnung berücksichtigen.

Ketone

Die Carbonylgruppe der Ketone ist mit zwei organischen Resten verbunden

$$\begin{array}{c} R \\ \diagdown \\ \quad C=0 \\ \diagup \\ R \end{array}$$

Ketone sind Oxidationsprodukte der sekundären Alkohole; chemisch stehen sie den Aldehyden sehr nahe, sind aber im Gegensatz zu ihnen keine Reduktionsmittel, da sie nur unter Sprengung der Kohlenstoffkette weiter oxidiert werden können.

Die gebräuchlichen Nachweisreaktionen sind

a) Farbreaktionen (vgl. Aceton)
b) Kondensationsreaktionen (vgl. Campher)

Aceton

$$\begin{matrix} H_3C \\ \\ H_3C \end{matrix}\!\!\Big\rangle C = O$$

Aceton ist ein viel verwendetes Lösungsmittel.

a) Legal-Probe

1 ml Aceton wird mit 3 ml Natriumhydroxid-Lösung 8,5 % R und 0,3 ml einer 2,5%igen Lösung von Natriumpentacyanonitrosylferrat R versetzt. Dabei färbt sich die Mischung tiefrot und bei Zusatz von 3,5 ml Essigsäure 30 % R rotviolett.

Umsetzung: Natriumpentacyanonitrosylferrat(II) bildet mit dem Anion des CH-aciden Acetons in alkalischer Lösung einen rot gefärbten Komplex, der nach dem Ansäuern mit Essigsäure in Violett übergeht. Dabei wird das Aceton durch das Nitrosylkation im Natriumpentacyanonitrosylferrat(II) in Isonitrosoaceton übergeführt und dieses in den Komplex eingebaut.

$$\left[(CN)_5\,Fe\text{---}N = O\right]^{2\ominus} \quad + \quad \begin{matrix} H \\ | \\ {}^{\ominus}C\!-\!C \\ | \\ H \end{matrix}\!\!\begin{matrix} CH_3 \\ \diagdown \\ O \end{matrix}$$

Pentacyanonitrosyl-
ferrat (II)

Aceton in
alkal. Lsg.

Die Reaktion ist nicht spezifisch für Aceton.

b) Iodoform-Reaktion

Die Mischung von 0,1 ml Aceton und 2 ml Natriumhydroxid-Lösung 8,5 % R wird tropfenweise mit Iod-Lösung R bis zur starken Gelbfärbung versetzt. Dabei entstehen ein gelblichweißer Niederschlag und ein intensiver Geruch nach Iodoform.

Umsetzung: Aus Iod und Alkali entsteht Hypoiodit,

$$3\,I_2 + 6\,NaOH \rightarrow 3\,NaIO + 3\,NaI + 3\,H_2O$$

das mit Aceton zu Triiodaceton reagiert:

$$H_3C\!-\!\underset{\underset{O}{\|}}{C}\!-\!CH_3 \;+\; 3\,NaIO \longrightarrow H_3C\!-\!\underset{\underset{O}{\|}}{C}\!-\!CI_3 \;+\; 3\,NaOH$$

Triiodaceton

Triiodaceton setzt sich mit Alkali weiter um zu Iodoform, das an seinem charakteristischen Geruch und seiner gelben Farbe erkannt werden kann.

$$H_3C-\underset{\underset{O}{\|}}{C}-CI_3 \ + \ NaOH \ \longrightarrow \ H_3C-\underset{\underset{O}{\|}}{C}-O^{\ominus}Na^{\oplus} \ + \ HCI_3$$

Iodoform

Die Reaktion ist für Aceton nicht spezifisch, sondern fällt bei allen Verbindungen positiv aus, die die Gruppierung $H_3C-\underset{\displaystyle |}{C}=O$ enthalten oder ergeben.

c) Nachweis mit Dinitrobenzol

2 ml Aceton werden mit 2 ml Wasser und 1 ml Dinitrobenzol-Lösung R versetzt. Nach Zugabe von 1 ml einer 1%igen Lösung (m/V) von Natriumhydroxid R entsteht sofort eine tiefviolette Färbung, die beim Stehenlassen an der Luft rotbraun wird.

Umsetzung: Das Anion des Acetons bildet mit 1,3-Dinitrobenzol ein violett gefärbtes Meisenheimer Salz,

aus dem durch Lufteinwirkung ein rotbraunes Oxidationsprodukt entsteht.

Campher

Das Arzneibuch beschreibt natürlichen, optisch aktiven, aber auch synthetischen, racemischen Campher.
Neben der Schmelztemperatur, die nicht besonders aussagekräftig ist, weil bestimmte Verunreinigungen, wie z. B. Isoborneol, diese kaum beeinflussen, werden das Campheroxim gebildet und geprüft sowie die spezifische Drehung bestimmt.

a) Oximbildung

1,0 g Campher wird in 30 ml Methanol R gelöst und die Lösung 2 Stunden lang mit 1,0 g Hydroxylaminhydrochlorid R und 1,0 g wasserfreiem Natriumacetat R unter Rückfluß zum Sieden erhitzt. Nach dem Erkalten werden 100 ml Wasser zugesetzt. Der entstandene Niederschlag wird abfiltriert, mit 10 ml Wasser gewaschen und aus einer Mischung von 4 Teilen Ethanol 96 % R und 6 Teilen Wasser umkristallisiert.
Nach dem Trocknen im Vakuum schmelzen die Kristalle zwischen 118 und 121 °C.

Umsetzung: Die Kondensationsreaktion zwischen Ketonen und Hydroxylamin führt in Analogie zu den Aldehyden zu Ketoximen. Da es sich um gut kristallisierende Verbindungen handelt, sind sie zur Identifizierung von Ketonen geeignet.

| Campher | Hydroxylamin =
hydrochlorid | Campheroxim |

Campher ist ein sterisch gehindertes Keton und reagiert daher in saurer Lösung nur sehr langsam mit Hydroxylamin. Durch Zusatz von Natriumacetat erreicht man einen pH-Wert von 5,5, der für den Ablauf der Reaktion günstiger ist. Die entstehende Salzsäure wird abgepuffert.

5.3.4 Pyrazolderivate

Die charakteristischen Nachweisreaktionen der Pyrazolderivate beruhen darauf, daß diese mit Oxidationsmitteln, wie salpetriger Säure, Eisen(III)-chlorid, Silbernitrat, Wasserstoffperoxid etc. charakteristische Färbungen ergeben, die entweder durch Komplexbildung oder durch oxidativen Abbau des Moleküls entstehen.

Phenazon

a) Nachweis mit salpetriger Säure

1 ml einer 5%igen wäßrigen Phenazon-Lösung wird mit 4 ml Wasser und 0,25 ml Schwefelsäure 10 % R versetzt. Auf Zusatz von 1 ml Natriumnitrit-Lösung R entsteht eine Grünfärbung.

Umsetzung: Aus Natriumnitrit wird in saurer Lösung salpetrige Säure freigesetzt, die mit Phenazon zu dem grün gefärbten 4-Nitrosophenazon reagiert:

$$NaNO_2 + H^{\oplus} \longrightarrow HNO_2 + Na^{\oplus}$$

4-Nitrosophenazon
(grün)

b) Nachweis mit Eisen(III)-chlorid

1 ml einer 5%igen wäßrigen Phenazon-Lösung wird mit 4 ml Wasser und 0,5 ml Eisen(III)-chlorid-Lösung R 2 versetzt; es entsteht eine Rotfärbung, die auf Zusatz von Schwefelsäure 10% R verschwindet.

Umsetzung: Phenazon bildet mit Eisen(III)-Ionen einen roten Eisen(III)-Komplex, dessen Stabilität pH-abhängig ist:

rot

c) Quantitative Bestimmung

Das Arzneibuch läßt eine iodometrische Gehaltsbestimmung durchführen (s. S. 148).

Metamizol-Natrium

a) Nachweis der Natrium-Ionen

Metamizol liegt immer als Natrium-Salz vor. Die Substanz gibt daher die Identitätsreaktion b auf Natrium (s. S. 68).

b) Nachweis mit Wasserstoffperoxid

Die Lösung von 50 mg Substanz in 1 ml Wasserstoffperoxid-Lösung 30 % R färbt sich zunächst blau und nach schnellem Verblassen innerhalb weniger Minuten intensiv rot.

Umsetzung: Metamizol wird, wie alle 4-Alkylaminophenazone, durch Oxidationsmittel abgebaut. Die verschiedenen Zwischenprodukte bedingen den Farbwechsel.

c) Nachweis mit salpetriger Säure und Silberionen

2 ml einer 5%igen wäßrigen Substanz-Lösung werden mit 0,6 ml Salpetersäure 12,5 % R und 0,1 ml einer Lösung von 0,1 g Natriumnitrit R in 100 ml Wasser versetzt; es entsteht eine schnell verblassende Blaufärbung. Nach Zusatz von 0,25 ml Silbernitrat-Lösung R 1 zu der farblos werdenden Lösung entsteht schnell eine Trübung unter erneuter Blaufärbung, die langsam über Grün nach Gelb umschlägt, wobei sich allmählich metallisches Silber abscheidet.

Umsetzung: Es handelt sich auch hier um einen oxidativen Abbau der Substanz, bei dem die verschiedenen Färbungen durch Zwischenprodukte hervorgerufen werden. Auch Silbernitrat wirkt als Oxidationsmittel und wird selbst zu metallischem Silber reduziert.

d) Nachweis der Hydrolyse-Produkte

0,10 g Metamizol-Natrium werden in einem Reagenzglas mit wenigen Glasperlen in 1,5 ml Wasser gelöst. Nach Zugabe von 1,5 ml Salzsäure 7 % R wird die Öffnung des Reagenzglases mit einem Filterpapier bedeckt, welches mit einer Lösung von 20 mg Kaliumiodat R in 2 ml Stärke-Lösung R getränkt wurde. Bei schwachem Erwärmen färbt sich das Papier durch entweichendes Schwefeldioxid blau.
Danach wird 1 Minute lang vorsichtig weiter erhitzt. Nach Entfernen der Flamme wird über die Öffnung des Reagenzglases am Ende eines Glasstabes ein Tropfen Chromotropsäure-Reagenz RN gebracht. Der Tropfen färbt sich in höchstens 10 Minuten blauviolett.

Umsetzung: Durch saure Hydrolyse wird die Seitenkette des Moleküls abgespalten; es entsteht u. a. Schwefeldioxid und Formaldehyd.

Schwefeldioxid wird mit Kaliumiodat-Stärke-Papier nachgewiesen, wobei SO_2 das KIO_3 zu elementarem Iod reduziert, das dann mit Stärke die bekannte Blaufärbung gibt.
Der entstandene Formaldehyd läßt sich sehr empfindlich mit Chromotropsäure nachweisen (s. S. 230).

e) Quantitative Bestimmung

Die Gehaltsbestimmung erfolgt durch direkte iodometrische Titration.
Dabei wird die Substanz durch Iod direkt oxidiert:

Der Pyrazolrest zerfällt dann in 4-Methylaminophenazon und Formaldehyd:

Phenylbutazon

a) Nachweis durch Benzidinumlagerung

0,1 g Phenylbutazon wird mit 1 ml Essigsäure 98 % R und 2 ml Salzsäure 36 % R versetzt und 30 Minuten lang unter Rückfluß zum Sieden erhitzt. Nach dem Abkühlen wird die Lösung mit 10 ml Wasser verdünnt und filtriert. Das Filtrat versetzt man mit 3 ml einer 0,7%igen Lösung (m/V) von Natriumnitrit R, dabei entsteht eine Gelbfärbung. 1 ml dieser Lösung wird mit einer Lösung von 10 mg 2-Naphthol R in 5 ml Natriumcarbonat-Lösung R versetzt. Es bildet sich ein rötlichbrauner bis rötlichvioletter Niederschlag.

Umsetzung: Durch saure Hydrolyse entsteht aus dem Phenylbutazon u. a. Hydrazobenzol, das sich im sauren Milieu zu Benzidin umlagert.

Hydrazobenzol

Benzidin

Benzidin wird in saurer Lösung durch Natriumnitrit diazotiert; das Diazotierungsprodukt kuppelt mit 2-Naphthol in alkalischer Lösung zu einem Azofarbstoff:

Azofarbstoff

b) Absorptionsmaximum

Als weiterer Identitätsnachweis läßt das Arzneibuch das Absorptionsmaximum von Phenylbutazon in alkalischer Lösung messen; es liegt bei etwa 264 nm. Die spezifische Absorption, im Maximum gemessen, liegt zwischen 650 und 700.

In saurer oder neutraler Lösung liegt das Absorptionsmaximum bei 240 nm.

Diese Verschiebung ist dadurch zu erklären, daß das acide Phenylbutazon in alkalischer Lösung deprotoniert wird zu:

c) Quantitative Bestimmung

Phenylbutazon wird durch acidimetrische Titration mit Natriumhydroxid-Lösung bestimmt. Als Lösungsmittel wird Aceton verwendet, das mit der wäßrigen Natronlauge eine homogene Lösung bildet. Die quantitative Bestimmung ist nicht sehr spezifisch, weil alle evtl. vorhandenen sauren Verunreinigungen mit erfaßt werden.

5.3.5 Kohlenhydrate

Kohlenhydrate sind Polyhydroxyaldehyde bzw. Polyhydroxyketone.
Je nach Anzahl der zu einem Molekül verknüpften Kohlenhydrateinheiten unterscheidet man zwischen Mono-, Di- (Oligo-) und Polysacchariden.
Di- und Polysaccharide lassen sich durch geeignete Reaktionen in ihre Bausteine, die Monosaccharide, zerlegen und dann nachweisen.

Monosaccharide

Nach der Zahl der Kohlenstoffatome unterscheidet man Pentosen, Hexosen etc., nach dem Charakter der Carbonylgruppe zwischen Aldosen und Ketosen. Da Aldosen und Ketosen im Sinne von Hydroxyaldehyden und Hydroxyketonen reagieren, verwendet man zu ihrem Nachweis Reaktionen auf Aldehyde bzw. Ketone.

Hexosen

Hexosen, wie z.B. Glucose und Fructose, sind optisch aktiv, reduzieren Fehlingsche Lösung und werden durch Hefe vergoren.

Wasserfreie Glucose

a) Spezifische Drehung

10,0 g Glucose werden in 80 ml Wasser gelöst. Die Lösung wird mit 0,2 ml Ammoniaklösung 10 % R versetzt und nach 30 min mit Wasser zu 100,0 ml verdünnt. Die spezifische Drehung muß zwischen + 52,5° und + 53,3° liegen, berechnet auf die wasserfreie Substanz.

Umsetzung: Ausführungen zur spez. Drehung s. S. 203.

Glucose tritt in zwei diastereomeren Formen auf:
α-D-Glucose ($[\alpha]_D^{20} = + 112,2°$) und β-D-Glucose ($[\alpha]_D^{20} = + 18,5°$), die sich ineinander umlagern können.

α-Form   β-Form

Nach dem Lösen in Wasser zeigen beide Formen die oben angegebenen Drehwerte, dann ändert sich die Drehung kontinuierlich *(Mutarotation)* und führt in beiden Fällen zu einem konstanten Endwert von + 52,5° bis + 53,3°. Das Erreichen eines konstanten Drehwertes (Mutarotationsgleichgewicht) wird durch Zusatz geringer Mengen Base oder Säure beschleunigt.

b) Nachweis mit Fehlingscher Lösung

0,1 g wasserfreie Glucose wird in 10 ml Wasser gelöst. Nach Zusatz von 3 ml Fehlingscher Lösung R und Erhitzen bildet sich ein roter Niederschlag.

Umsetzung: Fehlingsche Lösung ist ein vielverwendetes Reagenz zum Nachweis von reduzierenden Substanzen. Das Reagenz besteht aus zwei Teillösungen:
Lösung I: Kupfer(II)-sulfat in Wasser gelöst.
Lösung II: Kaliumnatriumtartrat und Natriumhydroxid in Wasser gelöst.

Vor Gebrauch werden gleiche Teile der beiden Lösungen gemischt. $Cu^{2\oplus}$-Ionen liegen dann komplex an Weinsäure gebunden in der dunkelblauen Lösung vor.
Beim Erwärmen mit reduzierenden Substanzen, wie Glucose, werden in alkalischer Lösung zweiwertige Kupferionen zu einwertigen reduziert; diese können keinen löslichen Tartrat-Komplex bilden; es entsteht ein Niederschlag von rotem Kupfer(I)-oxid. Aus der Glucose entstehen dabei zahlreiche Abbauprodukte.
Weitere Nachweise s. S. 323.

Fructose

Fructose dreht in wäßriger Lösung die Ebene des polarisierten Lichtes nach links und wird deshalb auch als „Lävulose" bezeichnet.

a) Nachweis mit Fehlingscher Lösung

0,1 g Fructose wird in 10 ml Wasser gelöst. Nach Zusatz von 3 ml Fehlingscher Lösung R und Erhitzen bildet sich ein roter Niederschlag.

Umsetzung: Fructose hat reduzierende Eigenschaften. S. S. 323

b) Nachweis mit Mineralsäure

Eine 1%ige wäßrige Fructose-Lösung wird mit dem 5-fachen Volumen Salzsäure versetzt und auf 70 °C erwärmt; dabei färbt sich die Mischung braun.

Umsetzung: Mineralsäuren zersetzen Monosaccharide; es entstehen dunkel gefärbte Zersetzungsprodukte.
Ketosen, wie Fructose, werden dabei wesentlich rascher zersetzt als Aldosen, wie z. B. Glucose.

c) Nachweis nach Seliwanoff

5 g Fructose werden in Wasser zu 10 ml gelöst. 0,5 ml dieser Lösung werden mit 0,2 g Resorcin R und 2 ml Salzsäure 7 % R 2 Minuten lang im Wasserbad erhitzt; dabei entsteht eine Rotfärbung.

Umsetzung: Bei vorsichtigem Erhitzen mit Salzsäure entsteht aus Fructose 5-Hydroxymethylfurfural, das mit Resorcin einen roten Farbstoff bildet.
Auch andere Hexosen, wie z. B. Glucose, bilden beim Erhitzen in saurem Medium Hydroxymethylfurfural; die Bildungsgeschwindigkeit ist jedoch weitaus kleiner, so daß bei Einhaltung der oben beschriebenen Versuchsbedingungen die Reaktion für Fructose spezifisch ist.

$$
\begin{array}{l}
CH_2OH \\
| \\
C=O \\
| \\
(CHOH)_3 \\
| \\
CH_2OH
\end{array}
\quad
\xrightarrow[-3H_2O]{\Delta / HCl}
\quad
HOH_2C\text{—[}O\text{]—}CHO
$$

5-Hydroxymethylfurfural

$$
HOH_2C\text{—[}O\text{]—}CHO \quad + \quad \text{Resorcin} \quad \longrightarrow \quad \text{Rotfärbung}
$$

Resorcin

Auf das durch Säureeinwirkung entstehende 5-Hydroxymethylfurfural wird auch im Rahmen der Reinheitsuntersuchungen geprüft; dabei wird die Prüfung spektralphotometrisch durchgeführt.

d) Spezifische Drehung

10,0 g Fructose werden in 80 ml Wasser gelöst. Die Lösung wird mit 0,2 ml Ammoniak-Lösung 10 % R versetzt und nach 30 min mit Wasser zu 100,0 ml verdünnt. Die spezifische Drehung muß zwischen $-91,0$ und $-93,5°$ liegen, berechnet auf die wasserfreie Substanz.

Umsetzung: Durch den Zusatz von Ammoniak wird die Einstellung des Mutarotationsgleichgewichtes beschleunigt. Der Temperaturkoeffizient der spezifischen Drehung ist in diesem Falle sehr hoch, deshalb sollte die Temperatur exakt beachtet werden.

Disaccharide

Bei den Disacchariden hat man zu unterscheiden zwischen dem sog. *Maltose-Typ*, bei dem die acetalische Hydroxylgruppe des einen Monosaccharids mit einer alkoholischen Hydroxylgruppe des zweiten Monosaccharids verknüpft ist; solche Disaccharide, zu denen z. B. Lactose gehört, zeigen Mutarotation und haben reduzierende Eigenschaften.

Weiterhin kennt man den sog. *Trehalose-Typ*, bei dem beide acetalischen Hydroxylgruppen der Monosaccharide miteinander verknüpft sind; solche Disaccharide, zu denen z. B. die Saccharose gehört, zeigen keine Mutarotation und keine reduzierenden Eigenschaften.

Lactose

Bausteine der Lactose sind Galactose und Glucose.

a) Nachweis mit Fehlingscher Lösung

0,1 g Lactose werden in 10 ml Wasser gelöst. Nach Zusatz von 3 ml Fehlingscher Lösung R und Erhitzen bildet sich ein roter Niederschlag.

Umsetzung: Lactose, als Disaccharid vom Maltose-Typ, besitzt reduzierende Eigenschaften, da der Glucose-Anteil die Möglichkeit hat, die offene Form mit reduzierender Aldehydgruppe zu bilden.

b) Nachweis nach Wöhlk

0,25 g Lactose werden in 5 ml Wasser gelöst. Nach Zusatz von 5 ml Ammoniak-Lösung 17 % R wird im Wasserbad 10 Minuten lang bei 80 °C erwärmt; dabei färbt sich die Lösung rot.

Umsetzung: Lactose-Lösungen färben sich beim Erwärmen mit Alkalien braun. Mit Ammoniak entsteht beim Erwärmen im Wasserbad eine Rotfärbung.

Saccharose

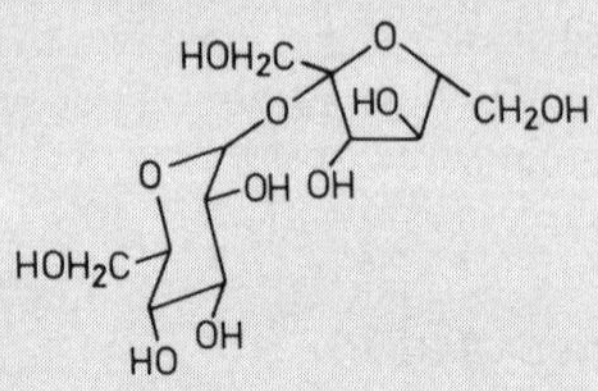

Bausteine der Saccharose sind Fructose und Glucose.

a) Nachweis mit Kupfer(II)-salz-Lösung nach Hydrolyse

[handwritten: ≙ Fehling]

1 ml der 50%igen wäßrigen Saccharose-Prüflösung wird mit Wasser zu 100 ml verdünnt. 5 ml dieser Verdünnung werden mit 2 ml frisch hergestellter Natriumhydroxid-Lösung 8,5 % R und 0,15 ml frisch hergestellter Kupfer(II)-sulfat-Lösung R versetzt. Die Lösung ist, auch nach dem Erhitzen zum Sieden, blau und klar. Jetzt wird die heiße Lösung mit 4 ml Salzsäure 7 % R versetzt und zum Sieden erhitzt und dann mit 4 ml Natriumhydroxid-Lösung 8,5 % R versetzt. Es entsteht sofort ein orangefarbener Niederschlag.

Umsetzung: Saccharose reduziert alkalische Kupfer(II)-salz-Lösung nicht. Verdünnte Salzsäure hydrolysiert in der Wärme jedoch Saccharose zu Fructose und Glucose, die dann beide in alkalischer Lösung das Kupfer(II)-salz in bekannter Weise reduzieren. Ein kurzes Aufkochen der salzsauren Lösung beschleunigt die Spaltung der Saccharose.

Polysaccharide

Die pharmazeutisch wichtigen Polysaccharide Stärke und Cellulose sind aus Glucose-Molekülen aufgebaut. Sie bilden mit Wasser mehr oder weniger kolloidale Lösungen bzw. sind wasserunlöslich und schmecken daher nicht süß. Durch Hydrolyse mit wäßrigen bzw. konzentrierten Säuren erfolgt Zerlegung in die Bausteine.

Stärke

Im DAB 1996 sind vier Stärkearten beschrieben: Maisstärke, Reisstärke, Weizenstärke und Kartoffelstärke.
Stärke besteht aus 1000 und mehr Glucose-Einheiten in Form von zwei unterschiedlich aufgebauten Polysacchariden: 15—25 % sind Amyloseanteil und 75—85 % sind Amylopektinanteil.
Die Amylose besteht aus langen, unverzweigten Ketten, aus etwa 300 bis 1000 Glucosebausteinen, die spiralförmig in Form einer Helix gewunden sind; dadurch entsteht ein tunnelartiger Hohlraum, in dem passende Moleküle, wie z. B. Iod, sich leicht zu sogenannten Einschlußverbindungen einlagern

können. Das Amylopektin besteht aus stark verzweigten Makromolekülen, die etwa 9000 bis 10 000 Glucoseeinheiten enthalten.

a) Nachweis in wäßriger Lösung

1 g Stärke wird in 50 ml Wasser aufgeschwemmt, 1 Minute lang zum Sieden erhitzt und anschließend abgekühlt. Die Stärken, mit Ausnahme von Kartoffelstärke, bilden nach dem Abkühlen einen trüben, flüssigen Kleister. Kartoffelstärke bildet einen dicken, opaleszierenden Kleister.

Umsetzung: In heißem Wasser wird der Amyloseanteil der Stärke gelöst; das stärker verzweigte Amylopektin bleibt ungelöst. In kaltem Wasser ist Amylose praktisch unlöslich, während Amylopektin sich leicht löst.

b) Nachweis mit Iod-Lösung

1 ml des unter a) hergestellten Kleisters wird mit 0,05 ml Lösung R 1 versetzt. Es entsteht eine tiefblaue Färbung, die beim Erhitzen verschwindet und beim Abkühlen wieder auftritt.

Umsetzung: Iod wird in linearen Ketten in die Hohlräume der Amylose eingelagert: dadurch entsteht eine intensive Blaufärbung. Die blaue Farbe verschwindet beim Erhitzen und tritt beim Abkühlen wieder auf, da die Helixstruktur der Amylose stark temperaturabhängig ist.

Cellulose

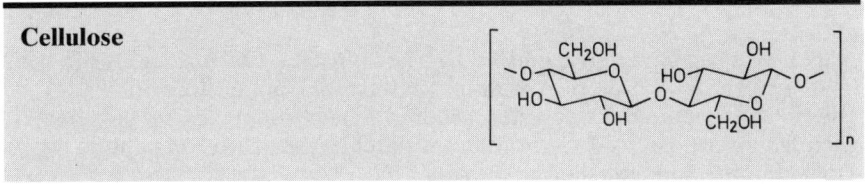

Das Arzneibuch beschreibt „Cellulosepulver", eine mechanisch pulverisierte Cellulose, und „Mikrokristalline Cellulose", eine teilweise depolymerisierte Cellulose.

a) Nachweis mit Zinkchlorid/Iodlösung

Werden etwa 10 mg Cellulose auf einem Uhrglas in 2 ml iodhaltiger Zink-chlorid-Lösung R dispergiert, färbt sich die Substanz blauviolett.

Umsetzung: Bei der Behandlung von Cellulose mit Iod treten violett-blaue bis grün-graue Färbungen auf. Mit Zinkchlorid-Lösung ist eine violett-blaue Färbung zu beobachten.

b) Unterscheidung zwischen mikrokristalliner Cellulose und Cellulosepulver

30 g Cellulosepulver werden 5 Minuten lang mit 270 ml Wasser in einem Hochleistungsmischer bei 18 000 Umdrehungen je Minute gemischt. Werden

100 ml der Mischung in einen 100-ml-Meßzylinder überführt und 3 Stunden lang stehengelassen, entsteht eine weiße, undurchsichtige, blasenfreie Dispersion mit einer überstehenden Flüssigkeit.
Mikrokristalline Cellulose bleibt suspendiert; es entsteht eine weiße, undurchsichtige, blasenfreie Dispersion ohne überstehende Flüssigkeit.

Umsetzung: Cellulose wird aus Holz gewonnen; wird sie nur einem Reinigungs- und Zerkleinerungsprozeß unterworfen, so erhält man gepulverte Fasercellulose. Wird sie zusätzlich mit Säure behandelt, so erhält sie ein einheitlicheres und kleineres Molekulargewicht und der amorphe Anteil verringert sich; deshalb bezeichnet man sie als mikrokristalline Cellulose.
Eine Unterscheidung zwischen beiden ist möglich durch das verschiedene *Dispersionsverhalten.*
Fasercellulose sedimentiert bei der vorgenannten Behandlung; mikrokristalline Cellulose bildet ein nichtsedimentierendes Gel.

5.3.6 Carbonsäuren

Die funktionelle Gruppe der Carbonsäuren ist die Carboxyl-Gruppe. Nach dem Rest unterscheidet man zwischen *aliphatischen* und *aromatischen Carbonsäuren:*

$$H_3C-C{\overset{\displaystyle O}{\underset{\displaystyle OH}{}}} \qquad C{\overset{\displaystyle O}{\underset{\displaystyle OH}{}}}$$

Essigsäure   Benzoesäure

Außer *Monocarbonsäuren* gibt es *Di-, Tri- und Polycarbonsäuren*, die dann eine entsprechend höhere Anzahl an Carboxyl-Gruppen tragen.
Die *Siedetemperaturen* der Carbonsäuren liegen höher als die der entsprechenden Alkohole, weil Carbonsäuren durch Wasserstoffbrückenbildung zu Doppelmolekülen assoziieren können:

$$R-C{\overset{\displaystyle O\cdots H-O}{\underset{\displaystyle O-H\cdots O}{}}}C-R$$

Carbonsäuren dissoziieren unter Abspaltung des Protons der Carboxylgruppe und zeigen deshalb *saure Reaktion:*

$$R-C{\overset{\displaystyle O}{\underset{\displaystyle OH}{}}} + H_2O \rightleftharpoons R-C{\overset{\displaystyle O}{\underset{\displaystyle O^{\ominus}}{}}} + H_3O^{\oplus}$$

Sie lösen sich unter *Salzbildung* in Laugen.
Außerdem sind sie durch Bildung von Derivaten nachweisbar, wobei in den meisten Fällen die Umsetzung mit Alkoholen zu *Estern* herangezogen wird:

$$R^1-C{\overset{\displaystyle O}{\underset{\displaystyle OH}{}}} + HO-CH_2-R^2 \xrightarrow[-H_2O]{H^{\oplus}} R^1-C{\overset{\displaystyle O}{\underset{\displaystyle O-CH_2-R^2}{}}}$$

Ester

Behandelt man Ester mit Säuren oder Basen, so werden diese wieder gespalten in Carbonsäure und Alkohol *(Verseifung)*.
Diese Eigenschaften der Carbonsäuren sind Grundlagen der gebräuchlichsten Nachweisreaktionen.

Aliphatische Carbonsäuren

Essigsäure 99 % $H_3C-COOH$

99%ige Essigsäure, auch Eisessig genannt, erstarrt beim Abkühlen zu farblosen Kristallen. Mit Hilfe der *Erstarrungstemperatur* läßt sich der Wassergehalt ermitteln (vgl. S. 193).

a) Reaktion

Eine 10%ige wäßrige Essigsäure-Lösung reagiert stark sauer, d. h. der pH-Wert liegt unter 4 (s. S. 96).

b) Nachweis mit Lanthannitrat

0,03 ml Essigsäure 99 % werden mit 3 ml Wasser verdünnt und mit Natriumhydroxid-Lösung 8,5 % R neutralisiert.
3 ml dieser Lösung werden nacheinander mit 0,25 ml Lanthannitrat-Lösung R, 0,1 ml 0,1 N-Iod-Lösung und 0,05 ml Ammoniak-Lösung 3,5 % R versetzt. Die Mischung wird vorsichtig zum Sieden erhitzt. Innerhalb weniger Minuten entstehen ein blauer Niederschlag oder eine tiefblaue Färbung.

Umsetzung: s. S. 57

c) Bestimmung von Essigsäure in Aluminiumacetat-tartrat-Lösung

Essigsäure ist im Gegensatz zu Weinsäure weit unter ihrer Siedetemperatur mit Wasserdampf flüchtig, d. h. sie kann durch *Wasserdampfdestillation* aus der Aluminiumacetat-tartrat-Lösung herausdestilliert werden; sie wird in überschüssiger Natronlauge aufgefangen und der Basenüberschuß mit Säure zurücktitriert.
Wasserdampfdestillation: Der im Dampftopf (A) entwickelte Wasserdampf wird in den Destillationskolben (B) geleitet, der zur Vermeidung der Kondensation des Wasserdampfes ebenfalls beheizt wird. Ein langer Liebigkühler (C) sorgt für ausreichende Kühlung. Vor Beendigung der Destillation wird die Verbindung zwischen Dampftopf und Kolben gelöst, um ein Zurücksteigen des Kolbeninhaltes in den Dampftopf zu vermeiden.
Durchführung: 4,50 g Aluminiumacetat-tartrat-Lösung werden genau gewogen und nach dem Mischen mit 20 ml Wasser und 10 ml Phosphorsäure 85 % R der Wasserdampfdestillation unterworfen. Man destilliert unter Konstanthalten des Volumens im Wasserdampfstrom so lange, bis 250 ml Destillat übergegangen sind. Als Vorlage werden 25,0 ml 0,5 N-Natriumhy-

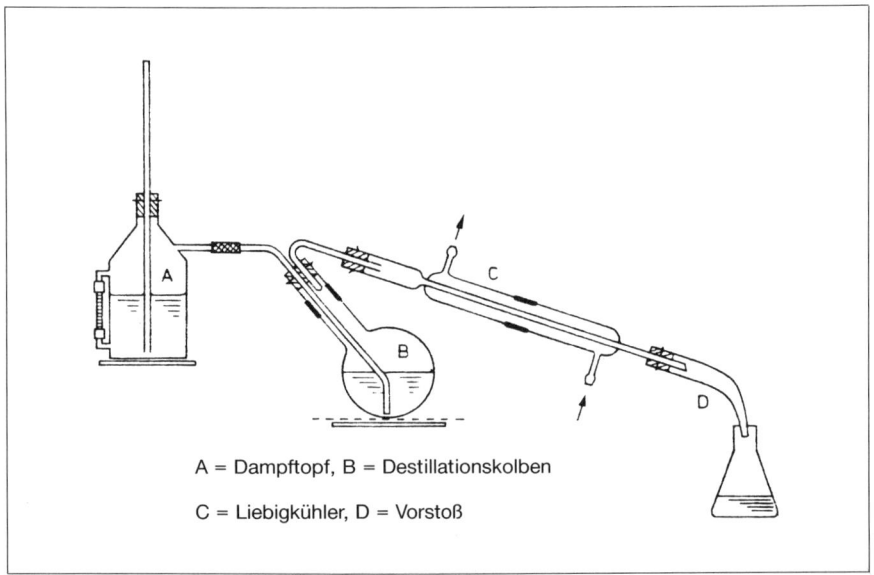

A = Dampftopf, B = Destillationskolben

C = Liebigkühler, D = Vorstoß

Wasserdampfdestillations-Apparatur

droxid-Lösung verwendet. Der Überschuß an Base wird unter Zusatz von 0,2 ml Phenolphthalein-Lösung R 1 mit 0,5 N-Salzsäure zurücktitriert.

1 ml 0,5 N-Natriumhydroxid-Lösung entspricht 30,03 mg Essigsäure 99%.

Hydroxycarbonsäuren

Hydroxycarbonsäuren enthalten neben der Carboxyl-Gruppe eine oder mehrere Hydroxyl-Gruppen.

| Milchsäure | $\begin{array}{c} H \\ | \\ H_3C - C - COOH \\ | \\ OH \end{array}$ |

Milchsäure besitzt ein asymmetrisches Kohlenstoffatom. Das Arzneibuch beschreibt das racemische Produkt, das als Gemisch mit Kondensationsprodukten der Milchsäure mit sich selbst (Ester, sog. *Estolide*), wie Lactoylmilchsäure (n = 1) etc., vorliegt.

$$n \; H_3C-CH-COOH \; \rightleftarrows \; H_3C-\overset{H}{\underset{OH}{C}}-\left[\overset{O}{\overset{\|}{C}}-O-\overset{CH_3}{\underset{H}{C}}\right]_n COOH$$

Estolid

a) Nachweis als Acetaldehyd

Milchsäure läßt sich durch Bromwasser zu Brenztraubensäure oxidieren, aus der unter Decarboxylierung Acetaldehyd entsteht, der mit Natriumpentacyanonitrosylferrat(II) eine positive Legal-Probe gibt (s. S. 235).

$$H_3C-\overset{\overset{\displaystyle H}{|}}{\underset{\underset{\displaystyle OH}{|}}{C}}-COOH \quad \xrightarrow{Br_2} \quad H_3C-C\overset{\displaystyle O}{\underset{\displaystyle COOH}{}} \quad \xrightarrow{-CO_2} \quad H_3C-C\overset{\displaystyle O}{\underset{\displaystyle H}{}}$$

Brenztrauben-   Acetaldehyd
säure

b) Prüfung auf Methanol und Milchsäuremethylester

Milchsäure wird bisweilen über ihren Methylester gereinigt, deshalb läßt das Arzneibuch folgende Reinheitsprüfung durchführen.
Es werden zunächst evtl. vorhandene Milchsäureester mit Kaliumhydroxid verseift; anschließend werden durch Wasserdampfdestillation (s. S. 250) die gebildeten Alkohole abdestilliert und das Destillat in bekannter Weise (s. S. 223) nach Oxidation durch $KMnO_4$ mit Schiffs-Reagenz auf Methanol geprüft.

c) Quantitative Bestimmung

Die Bestimmung erfolgt durch „Reaktionstitration" (s. S.171), wobei sowohl die Carboxylgruppen als auch vorhandene Ester erfaßt werden.

Weinsäure

$$\begin{array}{c} COOH \\ | \\ H-C-OH \\ | \\ HO-C-H \\ | \\ COOH \end{array}$$

Nachweise s. S. 58

Citronensäure

$$HOOC-CH_2-\overset{\overset{\displaystyle COOH}{|}}{\underset{\underset{\displaystyle OH}{|}}{C}}-CH_2-COOH$$

Nachweise s. S. 60

Aromatische Carbonsäuren

Die einfachste aromatische Carbonsäure ist die Benzoesäure.
Von größerem pharmazeutischem Interesse sind solche Vertreter, die weitere

funktionelle Gruppen am Aromaten tragen, wie *2-Hydroxybenzoesäure* (Salicylsäure), *4-Aminosalicylsäure* (PAS) etc.
Die chemischen Eigenschaften und damit die chemischen Nachweismethoden werden durch die unterschiedlichen Substituenten bestimmt.

Salicylsäure

Nachweise s. S. 63

Acetylsalicylsäure

Acetylsalicylsäure zersetzt sich beim Erhitzen, deshalb ist die Bestimmung des *Sofortschmelzpunktes* vorgeschrieben.
Die Phenolester-Gruppe hydrolysiert sehr leicht, deshalb tritt häufig ein schwacher Geruch nach Essigsäure auf. Auf der *Esterhydrolyse* beruhen auch die Nachweise.

a) Nachweis von Salicylsäure nach Hydrolyse

0,2 g Acetylsalicylsäure werden 3 min lang mit 4 ml Natriumhydroxid-Lösung 8,5 % R zum Sieden erhitzt. Die Lösung wird abgekühlt und mit 5 ml Schwefelsäure 10 % R angesäuert. Es entsteht ein weißer, kristalliner Niederschlag von Salicylsäure, der nach Abfiltrieren, Auswaschen und Trocknen bei 100 bis 105 °C eine Schmelztemperatur von 156 bis 161 °C hat.

Umsetzung: Acetylsalicylsäure wird beim Erhitzen mit Alkali zu Natriumsalicylat und Natriumacetat verseift:

$$\text{Salicylsäureacetat} + 2\ \text{NaOH} \longrightarrow \text{Natriumsalicylat} + CH_3COO^{\ominus}Na^{\oplus} + H_2O$$

Nach dem Ansäuern mit Schwefelsäure fällt Salicylsäure aus, die nach dem Waschen und Trocknen mit Hilfe ihrer Schmelztemperatur identifiziert wird; das Filtrat enthält freie Essigsäure.

$$\text{(Salicylat-Na)} + CH_3COO^{\ominus}Na^{\oplus} + H_2SO_4 \longrightarrow$$

$$\text{(Salicylsäure)} + CH_3COOH + Na_2SO_4$$

b) Etwa 20 mg des bei der Prüfung nach a) erhaltenen Niederschlags werden unter Erhitzen in 10 ml Wasser gelöst. Nach dem Abkühlen gibt die Lösung eine positive Identitätsreaktion auf Salicylat mit Eisen(III)-chlorid-Lösung (s. S. 63).

Umsetzung: Neben der Schmelztemperatur wird die entstandene Salicylsäure auch chemisch nachgewiesen.

c) Nachweis durch trockenes Erhitzen mit Calciumhydroxid

0,1 g Acetylsalicylsäure werden in einem Reagenzglas mit 0,5 g Calciumhydroxid R gemischt und erhitzt. Die sich entwickelnden Dämpfe färben ein mit 0,05 ml Nitrobenzaldehyd-Lösung R imprägniertes Stück Filterpapier blaugrün oder gelbgrün. Beim Befeuchten des Papiers mit Salzsäure 7 % R schlägt die Farbe des Fleckens nach Blau um.

Umsetzung: Beim trockenen Erhitzen von Acetylsalicylsäure mit Calciumhydroxid wird Calciumacetat gebildet, das thermisch zu Calciumcarbonat und Aceton zerfällt:

$$\left(H_3C - C {\overset{O^{\ominus}}{\underset{O}{\Large\diagup\!\!\!\diagdown}}} \right)_2 Ca^{2\oplus} \xrightarrow{\Delta} CaCO_3 + H_3C - \underset{\underset{O}{\|}}{C} - CH_3$$

Aceton bildet mit Nitrobenzaldehyd eine blaugrüne Färbung, die mit Salzsäure nach Blau umschlägt.

Vinyloge Carbonsäuren

Ascorbinsäure

Ascorbinsäure ist eine vinyloge Carbonsäure, d. h. zwischen Kohlenstoffatom und Hydroxyl-Gruppe der Carboxyl-Funktion befindet sich eine C—C-Doppelbindung.

$$\underset{\text{Carbonsäure}}{R-\overset{\overset{\displaystyle O}{\|}}{C}-OH} \qquad \underset{\text{vinyloge Carbonsäure}}{R-\overset{\overset{\displaystyle O}{\|}}{C}-\underset{|}{C}=\underset{|}{C}-OH}$$

Die Acidität ist vergleichbar mit der aliphatischer Carbonsäuren.

a) UV-Absorption

0,10 g Ascorbinsäure werden genau gewogen und in einem Meßkolben mit Wasser zu 100,0 ml gelöst. 1,0 ml dieser Lösung wird in einen Meßkolben, der 10 ml 0,1 N-Salzsäure enthält, eingefüllt und mit Wasser zu 100,0 ml verdünnt. Diese Lösung zeigt ein Absorptionsmaximum bei etwa 243 nm mit einer spezifischen Absorption im Maximum zwischen 545 und 585 (s. S. 180).

Umsetzung: Die UV-Absorption der Ascorbinsäure ist pH-abhängig; in neutraler Lösung ist sie zwar stärker ausgeprägt, das Arzneibuch läßt jedoch in saurer Lösung vermessen, weil hier die Lösung stabiler ist und daher die Ergebnisse besser reproduzierbar sind.

b) Spezifische Drehung

s. S. 204

c) Nachweis mit Silbernitrat-Lösung

1 ml einer 5%igen Lösung der Substanz wird mit 0,2 ml Salpetersäure 12,5 % R und 0,2 ml Silbernitrat-Lösung R 2 versetzt. Es entsteht sofort ein grauer Niederschlag.

Umsetzung: Bereits bei Raumtemperatur reduziert Ascorbinsäure Silber-Ionen in salpetersaurer Lösung zu metallischem Silber und wird dabei selbst zur Dehydroascorbinsäure oxidiert:

Dehydroascorbinsäure

d) Nachweis mit Tillmanns-Reagenz

Dieses ist keine Reaktion der z. Z. gültigen Arzneibücher; sie wird aber häufig zum Nachweis von Vitamin C angewendet, z. B. in der Lebensmittelchemie.
Das DAB 1996 benutzt diese Reaktion bei der Bestimmung des Ascorbinsäure-Gehaltes in Hagebuttenschalen.

Allgemeine Vorschrift:

0,1 ml einer 5%igen Lösung von Ascorbinsäure wird mit 5,0 ml Wasser verdünnt. Beim Zusammengeben dieser Lösung mit 10,0 ml Dichlorphenolindophenol-Lösung R (Tillmanns-Reagenz) verschwindet die blaue Farbe des Reagenz.

Umsetzung: Ascorbinsäure reduziert das in neutraler bis alkalischer Lösung blau gefärbte Dichlorphenolindophenol zum farblosen Phenolamin und wird selbst zur Dehydroascorbinsäure oxidiert:

Dichlorphenol-
indophenol (blau)

Dehydroascorbin-
säure

Phenolamin-
Struktur
(farblos)

Diese Reaktion ist nicht spezifisch für Ascorbinsäure.
Sie kann, weil sie quantitativ abläuft, auch zur Gehaltsbestimmung verwendet werden.

5.3.7 Carbonsäureester

Wie bereits erwähnt, sind die Ester der 4-Hydroxybenzoesäure und der 4-Aminobenzoesäure von pharmazeutischer Bedeutung. Die chemischen Nachweise beziehen sich auf die freien funktionellen Gruppen und die Esterfunktionen bzw. deren Verseifungsprodukte. Ester lassen sich sowohl sauer als auch basisch verseifen.

Ethyl-4-hydroxybenzoat

Neben Schmelztemperatur und Absorptionsmaximum macht das Arzneibuch den

a) Nachweis mit Millons-Reagenz

0,10 g Substanz wird in 2 ml Ethanol 96 % R gelöst, zum Sieden erhitzt und mit 0,5 ml Millons-Reagenz R versetzt. Es entsteht ein Niederschlag; die überstehende Flüssigkeit färbt sich rot.

Umsetzung: Millons-Reagenz ist eine Lösung von Quecksilber in rauchender Salpetersäure. Es ist geeignet zum Nachweis von Phenolen, deren p-Stellung besetzt ist. Bei der Reaktion sollen rot gefärbte Quecksilber-Nitrosokomplexe entstehen:

bzw.

b) Quantitative Bestimmung

Der Ester wird zunächst zur 4-Hydroxybenzoesäure alkalisch verseift, und diese wird dann bromometrisch bestimmt.

Benzocain

a) Nachweis nach Esterhydrolyse

Etwa 50 mg Substanz werden in einem Reagenzglas mit 0,2 ml einer 50%igen Lösung (m/V) von Chrom(VI)-oxid R versetzt. Die Öffnung des Glases wird mit einem Filterpapier bedeckt, welches mit einer frisch bereiteten Mischung von gleichen Volumenteilen einer 5%igen Lösung (m/V) von Natriumpentacyanonitrosylferrat R und einer 20%igen Lösung (m/V) von Piperazin-Hexahydrat R befeuchtet wurde.
Man erhitzt 30 s lang zum schwachen Sieden; dabei entwickelt sich auf dem Filterpapier eine blaue Färbung.

Umsetzung: Bei der Hydrolyse des Esters entsteht u. a. Ethanol, das durch Chrom(VI)-oxid zu Acetaldehyd oxidiert wird.

Acetaldehyd

Acetaldehyd läßt sich in einer Farbreaktion nach Simon (s. S. 224) nachweisen. Als basische Komponente wird Piperazin verwendet.

b) Nachweis durch Diazo-Reaktion

Etwa 50 mg Substanz werden in Ethanol 96 % R zu 100 ml gelöst. 2 ml dieser Lösung werden mit Salzsäure 7 % R angesäuert und mit 0,2 ml Natriumnitrit-Lösung R versetzt. Wird nach 1 bis 2 Minuten 1 ml 2-Naphthol-Lösung R hinzugefügt, so tritt eine intensive Orange- bis Rotfärbung und meist ein gleichfarbiger Niederschlag auf.

Umsetzung: Primäre, aromatische Amine reagieren in saurer Lösung mit salpetriger Säure, die aus Natriumnitrit und Säure entsteht, zum Diazonium-salz:

$$NaNO_2 + HCl \longrightarrow HNO_2 + NaCl$$

Diazoniumsalz

Das Diazoniumsalz kuppelt mit 2-Naphthol im alkalischen Milieu zu einem Azofarbstoff:

Azofarbstoff

Atropinsulfat

Atropin ist der Ester des Tropins, eines Aminoalkohols, mit der Tropa-säure.

a) Nachweis als Pikrat

Etwa 50 mg Substanz werden in 5 ml Wasser gelöst. Die Lösung wird mit 5 ml Pikrinsäure-Lösung R versetzt. Der mit Wasser gewaschene und 2 Stunden lang bei 100 bis 105 °C getrocknete Niederschlag schmilzt zwischen 174 und 179 °C.

Umsetzung: Die Pikrinsalze organischer Basen sind gut kristallisierende Verbindungen und dienen daher häufig zu deren Identifizierung.

Atropinpikrat

b) Vitali-Morin-Reaktion

Etwa 1 mg Substanz wird in einem Porzellanschälchen mit 0,2 ml rauchender Salpetersäure R auf dem Wasserbad zur Trockne eingedampft. Der Rückstand wird in 2 ml Aceton R gelöst. Nach Zusatz von 0,1 ml einer 3%igen Lösung (m/V) von Kaliumhydroxid R in Methanol R entsteht eine Violettfärbung.

Umsetzung: Durch rauchende Salpetersäure werden der Phenylring der Tropasäure in p-Stellung nitriert und die alkoholische Hydroxylgruppe verestert; außerdem entsteht neben zahlreichen Nebenprodukten das Nitrat des 4-Nitro-atropamins:

4-Nitro-atropin-salpetersäureester   4-Nitroatropamin

In alkalischer Lösung entstehen aus beiden violett gefärbte mesomeriestabilisierte Anionen, z.B.

R = Tropin

Die Vitali-Morin-Reaktion ist nicht spezifisch für Atropin.

c) Nachweis mit Dragendorffs Reagenz

Einige Milligramm Substanz werden in 5 ml Wasser gelöst und bis zur sauren Reaktion mit Salzsäure 7 % R versetzt. Nach Zusatz von 1 ml Dragendorffs Reagenz R entsteht sofort ein orangefarbener bis orangeroter Niederschlag.

Umsetzung: Dragendorffs Reagenz wird aus Bismutnitrat, Kaliumiodid und Essigsäure hergestellt. Es enthält Tetraiodobismutat(III), K [BiI$_4$]. Mit den meisten Alkaloiden und vielen anderen basischen Substanzen bildet es orangefarbene bis orangerote Niederschläge.

5.3.8 Aminosäuren

Aminosäuren, auch Aminocarbonsäuren genannt, tragen neben der sauren Carboxyl-Gruppe eine basische Amino-Gruppe im Molekül, d. h. sie sind sowohl Säuren als auch Basen, also sog. *amphotere Verbindungen.*

In festem Zustand und in wäßriger Lösung liegen die Aminosäuren vorwiegend als „innere Salze" (*Zwitterionen*) vor.

In saurem Milieu liegt die Ammoniumform vor, im basischen Milieu ist die Carboxylgruppe dissoziiert.

Sind die Konzentrationen an beiden Formen gleich groß, so wird der diesem Zustand entsprechende pH-Wert als *„isoelektrischer Punkt"* bezeichnet.

Die wäßrige Lösung einer Aminosäure reagiert schwach basisch oder schwach sauer, je nachdem, ob der basische oder der saure Charakter überwiegt; somit hat jede Aminosäure einen charakteristischen isoelektrischen Punkt.

Zum Nachweis von Aminosäuren verwendet das Arzneibuch neben der spezifischen Drehung und des IR-Spektrums die Ninhydrin-Reaktion sowie ein bis zwei weitere Farbreaktionen.

Ninhydrin-Reaktion

2 ml einer 0,5%igen Lösung (m/V) einer Aminosäure, z. B. Methionin, werden mit 0,5 ml einer 0,25%igen Lösung (m/V) von Ninhydrin R vesetzt und im Wasserbad erhitzt. Innerhalb von 10 Minuten entsteht eine blauviolette Färbung.

Umsetzung: Ninhydrin, das Hydrat des 1,2,3-Trioxoindans, reagiert mit Aminosäuren zu Schiffschen-Basen, die hydrolytisch gespalten werden; dabei entstehen ein blaues Reaktionsprodukt, Aldehyd, Kohlendioxid und Wasser.

Ninhydrin

$+ R-CHO + CO_2 + 3 H_2O$

veilchenblau

Die weiteren Farbreaktionen sind entweder Gruppenreaktionen oder spezielle Reaktioneñ.

5.3.9 Carbamidsäure-Derivate

Die Carbamidsäure ist das Monoamid der Kohlensäure.

Kohlensäure   Carbamidsäure

Pharmazeutisch interessant sind die Ester der Carbamidsäure, die als **Urethane** bezeichnet werden.

Meprobamat

Meprobamat ist ein zweifacher Carbamidsäureester.

a) Nachweis als N,N-Diacetyl-Derivat

0,5 g Meprobamat werden mit 1 ml Acetanhydrid R und 0,05 ml Schwefelsäure 96 % R versetzt. Nach dem Mischen wird 30 Minuten lang bei Raumtemperatur unter häufigem Umschütteln stehengelassen. Nun wird die klare Lösung tropfenweise in 50 ml Wasser gegossen, gemischt und stehengelassen. Die Kristallisation wird durch Reiben mit einem Glasstab an der Innenseite des Reagenzglases eingeleitet. Der Niederschlag wird durch Filtration gesammelt, gewaschen bei 60 °C getrocknet und hat eine Schmelztemperatur von 124 bis 128 °C.

Umsetzung: Es entsteht das N,N'-Diacetylderivat des Meprobamats, das einen charakteristischen Schmelzpunkt zeigt.

b) Nachweis mit Cobalt(II)-nitrat

0,2 g Meprobamat werden in 15 ml 0,5 N-ethanolischer Kaliumhydroxid-Lösung gelöst und 15 Minuten lang unter Rückfluß zum Sieden erhitzt. Nach Zusatz von 0,5 ml Essigsäure 98 % R und 1 ml einer 5%igen Lösung (m/V) von Cobalt(II)-nitrat R entsteht eine intensive Blaufärbung.

Umsetzung: Aus Meprobamat entstehen beim Erhitzen mit ethanolischer Kalilauge Cyanat-Ionen,

$$R-O-C\overset{O}{\underset{NH_2}{{<}}} \quad + \quad KOH \quad \xrightarrow[-H_2O/-\ R-OH]{} \quad KOCN$$

die mit Cobalt(II)-Ionen einen blauen Tetracyanatocobaltat(II)-Komplex $[Co(OCN)_4]^{2\ominus}$ bilden.

c) Quantitative Bestimmung

Die Gehaltsbestimmung erfolgt mit Hilfe der Kjeldahl-Methode.

Ureide

Ureide sind amidartige Derivate organischer Säuren mit Harnstoff. Anstelle der – NH_2-Gruppe der Säureamide tritt die Gruppierung – $NH – CO – NH_2$ in das Säuremolekül ein. Ebenso wie die Säureamide spalten auch die Säureureide beim Erhitzen mit Alkali Ammoniak ab.

Man unterscheidet zwischen *offenkettigen Ureiden*, zu denen z. B. *Bromisoval* und *Carbromal* gehören, und *cyclischen Ureiden*, die bei der Einwirkung von Dicarbonsäurederivaten auf Harnstoff durch doppelte Umsetzung entstehen und zu denen die *Hydantoine* und *Barbitursäure-Derivate* gehören.

offenkettiges Ureid   Hydantoin   Barbitursäure-Derivat

cyclische Ureide

Carbromal

---

a) Nachweis als Diethylacetylcarbamid

0,4 g Substanz werden mit 0,4 g Zinkstaub R, 10 ml Ethanol 96 % R und 0,4 ml Essigsäure 98 % R unter Rückfluß 30 Minuten lang auf dem Wasserbad erhitzt. Aus der heiß filtrierten Lösung fällt beim Abkühlen ein weißer Niederschlag aus, der nach dem Auswaschen mit Wasser und Trocknen bei 100 bis 105 °C zwischen 204 und 209 °C schmilzt.

Umsetzung: Durch Erhitzen mit Zink und Säure wird das Brom reduktiv abgespalten; es entsteht Bromwasserstoff und Diethylacetylcarbamid.

$$H_5C_2-\underset{\underset{Br}{|}}{\overset{\overset{C_2H_5}{|}}{C}}-C\underset{NH-C\diagdown_O}{\overset{\diagup O}{\diagdown}}NH_2 \xrightarrow{Zn/H^\oplus} H_5C_2-\overset{\overset{C_2H_5}{|}}{CH}-C\underset{NH-C\diagdown_O}{\overset{\diagup O}{\diagdown}}NH_2 + HBr$$

b) Nachweis des entstehenden Bromwasserstoffs

3 ml des unter a) erhaltenen Filtrats werden mit 2 ml Schwefelsäure 10 % R angesäuert und mit 2 ml Dichlormethan R und 50 bis 100 mg Chloramin-T R versetzt. Beim Schütteln färbt sich die Dichlormethanschicht gelblich-braun.

Umsetzung: Der in Filtrat enthaltene Bromwasserstoff wird durch Chloramin-T zu elementarem Brom oxidiert (s. S. 37).

c) Quantitative Bestimmung

Die Substanz wird mit Lauge erhitzt; dabei erfolgt vollständige Hydrolyse; es entsteht hauptsächlich α-Ethylcrotonsäure. Das Brom wird als Bromid abgespalten und nach Volhard bestimmt (s. S. 168).

Barbitursäurederivate

Die pharmazeutisch verwendeten Barbitursäurederivate unterscheiden sich durch ihre Substituenten R_1, R_2, R_3 und X.
Die folgende Tabelle zeigt einige typische Vertreter.

Name	R_1	R_2	R_3	X
Barbital	$-C_2H_5$	$-C_2H_5$	H	O
Secobarbital	$-CH(CH_3)-(CH_2)_2-CH_3$	$-CH_2-CH=CH_2$	Na	O
Cyclobarbital	$-C_2H_5$	(Cyclohexenyl)	½ Ca	O
Phenobarbital	$-C_2H_5$	(Phenyl)	H	O
Hexobarbital	$-CH_3$	(Cyclohexenyl)	$-CH_3$	O
Thiopental	$-C_2H_5$	$-\underset{CH_3}{\overset{\|}{CH}}-(CH_2)_2-CH_3$	Na	S

Die bekannteste Nachweisreaktion für Barbiturate, die auch vom Arzneibuch vorgeschrieben wird, ist die Reaktion nach Zwikker.

a) Zwikker-Reaktion

Etwa 5 mg Substanz werden in 3 ml Methanol R gelöst und mit 0,1 ml einer Lösung, die 10 % (m/V) Cobalt(II)-nitrat R und 10 % (m/V) Calciumchlorid R enthält, versetzt. Nach dem Mischen wird unter Schütteln 0,1 ml Natrium-hydroxid-Lösung 8,5 % R zugegeben, wobei eine violettblaue Färbung und ein violettblauer Niederschlag auftreten.

Umsetzung: Barbitursäurederivate bilden mit Cobalt(II)-Salzen in alkalischem Medium Cobalt(II)-Barbiturate der Zusammensetzung $(Barb.)_2Co$. Dieses Salz liegt entweder als Solvat-Komplex oder, in Gegenwart von Aminen, als Diamino-Komplex, $(Barb.)_2 \cdot Co \cdot (Amin)_2$, vor.

Solvat-Komplex   Diamino-Komplex

Außer den Barbituraten und Thiobarbituraten geben auch andere Arzneistoffe eine positive Zwikker-Reaktion, wie z. B. Hydantoine, einige Sulfonamide, Purine, Pyridin- und Piperidinderivate.

Ein anderer, vom Arzneibuch häufig angewendeter Nachweis ist die

b) Reaktion mit Vanillin/Schwefelsäure

Beispiel: Pentobarbital

Etwa 10 mg Substanz werden mit etwa 10 mg Vanillin R und 2 ml Schwefelsäure 96 % R gemischt und 2 Minuten lang im Wasserbad erhitzt. Eine rötlichbraune Färbung entsteht. Die Mischung wird abgekühlt und vorsichtig mit 5 ml wasserfreiem Ethanol R versetzt. Die Färbung schlägt nach Violett, später nach Blau um.

Umsetzung: Barbitursäure-Derivate ergeben mit Vanillin und Schwefelsäure unterschiedliche Färbungen, die zur Identifizierung herangezogen werden können.

Als weitere Identitätsprüfungen für Barbitursäure-Derivate verwendet das Arzneibuch die Schmelztemperatur, die Mischschmelztemperatur mit CR-Substanz, das IR-Absorptionsspektrum sowie die Dünnschichtchromatographie mit Hilfe von CR-Substanzen.

c) Quantitative Bestimmung

Barbitursäure-Derivate werden im wasserfreien Milieu in Gegenwart von Pyridin und Silberionen acidimetrisch bestimmt (s. S. 171).

5.3.10 Nitroverbindungen

Ein klassischer Vertreter nitrogruppen-haltiger Arzneistoffe ist der Naturstoff Chloramphenicol.

Chloramphenicol

Die chemischen Nachweisreaktionen des Arzneibuches beruhen auf der aromatischen Nitrogruppe und der Dichloressigsäuregruppierung in der Seitenkette.

a) Zinkstaub-Reduktion

Etwa 10 mg Substanz werden in 1 ml Ethanol 50 % RN gelöst, mit 3 ml einer 1%igen Lösung (m/V) von Calciumchlorid R sowie 50 mg Zinkstaub R versetzt und 10 Minuten lang im Wasserbad erhitzt. Die heiß filtrierte Lösung wird nach dem Erkalten mit 0,1 ml Benzoylchlorid R versetzt und 1 Minute lang geschüttelt. Nach Zusatz von 0,5 ml Eisen(III)-chlorid-Lösung R 1 und 2 ml Chloroform R wird geschüttelt. Die wäßrige Schicht färbt sich rotviolett bis purpurfarben.

Umsetzung: Chloramphenicol wird in neutraler Lösung in Anwesenheit von Calciumchlorid durch Zinkstaub zu einem Hydroxylamin-Derivat reduziert:

Mit Benzoylchlorid und Eisen(III)-Ionen entsteht eine rotviolette Färbung. Dabei bildet wahrscheinlich das Hydroxylaminderivat mit dem Benzoylchlorid eine Hydroxamsäure, die mit Eisen(III)-Ionen die bekannte rote Färbung gibt:

b) Reaktion auf Chlor

50 mg Substanz werden mit 0,5 g wasserfreiem Natriumcarbonat R in einem Porzellantiegel 10 Minuten lang über offener Flamme erhitzt. Nach dem Erkalten wird der Rückstand mit 5 ml Salpetersäure 12,5 % R aufgenommen und die Lösung filtriert. Die Mischung von 1 ml des Filtrates mit 1 ml Wasser gibt die Identitätsreaktion auf Chlorid (s. S. 35).

Umsetzung: Durch Carbonatschmelze wird das Chlor als Chlorid abgespalten und mit Silbernitrat nachgewiesen.

5.3.11 Derivate aromatischer Amine

Grundkörper der aromatischen Amine ist das *Anilin*. Zahlreiche Arzneistoffe sind Derivate des Anilins, wobei die Derivatisierung an der Aminogruppe, am aromatischen Ring oder an beiden Positionen erfolgt sein kann.

Anilin   z. B. Phenacetin   z. B. 4-Amino-   z. B. Sulfonamide
benzoesäureester

Die Identifizierungsreaktionen beziehen sich häufig auf den Nachweis der aromatischen Aminogruppe.

Phenacetin

a) Nachweis mit Kaliumdichromat

0,1 g Phenacetin wird mit 1 ml Salzsäure 7 % R 1 Minute lang gekocht. Die Mischung wird mit 10 ml Wasser verdünnt, abgekühlt und filtriert. Das Filtrat zeigt nach Zusatz von 0,1 ml Kaliumdichromat-Lösung R eine Violettfärbung, die schnell nach Rubinrot umschlägt.

Umsetzung: Aus Phenacetin entsteht durch saure Verseifung 4-Ethoxyanilin (4-Phenetidin), das über eine oxidative Kupplung und weitere Reaktionsschritte Phenetidinrot und andere rotgefärbte Phenazinderivate liefert:

4-Ethoxyanilin

Phenetidinrot   Rotes Phenazinderivat

b) Nachweis als 4-Ethoxy-2-nitro-acetanilid

Etwa 50 mg Phenacetin werden mit 1 ml Salpetersäure 12,5 % R und 1 ml Wasser 30 Sekunden lang gekocht, schnell abgekühlt und filtriert. Der Niederschlag wird mit Wasser ausgewaschen und aus Ethanol 96 % R umkristallisiert. Die gelben Kristalle haben eine Schmelztemperatur von 100 bis 103 °C.

Umsetzung: Bei der nitrosierenden Nitrierung entstehen das 2- und das 3-Nitroderivat des Phenacetins, wobei das kristalline 4-Ethoxy-2-nitroacetanilid

durch seine Schmelztemperatur charakterisiert wird.

Interessant ist eine Reinheitsprüfung des Phenacetins, das von der Synthese her mit Chloracetanilid verunreinigt sein kann.

c) Prüfung auf Chloracetanilid

4-Chloracetanilid wird für bestimmte Nebenwirkungen des Phenacetins verantwortlich gemacht. Das Arzneibuch begrenzt deshalb den Gehalt mittels einer Vergleichslösung auf etwa 100 ppm. Die Prüfung wird dünnschichtchromatographisch durchgeführt. Die Substanzen in der Untersuchungslösung werden zunächst durch Erhitzen mit Salzsäure zu 4-Ethoxyanilin und im positiven Fall zu 4-Chloranilin hydrolysiert, die in Methanol aufgenommen und chromatographiert werden. Anschließend wird die entwickelte Platte in einer Kammer Stickoxid-Dämpfen ausgesetzt, die aus Natriumnitrit, Kaliumiodid und Schwefelsäure erzeugt werden. 4-Ethoxyanilin und 4-Chloranilin werden dabei diazotiert. Anschließend wird die Platte mit einer Lösung von Naphthylethylendiamin-Dihydrochlorid besprüht; die diazotierten Anilin-Derivate kuppeln dabei zu blauvioletten Azofarbstoffen.

Azofarbstoff

Paracetamol

a) Nachweis als 4-Aminophenol

0,1 g Paracetamol wird 3 Minuten lang mit 1 ml Salzsäure zum Sieden erhitzt. Nach Zusatz von 10 ml Wasser und Abkühlung darf kein Niederschlag entstehen. Nach Zusatz von 0,05 ml 0,1 N-Kaliumdichromat-Lösung beobachtet man eine Violettfärbung, die nicht nach Rot umschlägt.

Umsetzung: Durch saure Hydrolyse entsteht 4-Aminophenol, das durch Kaliumdichromat unter Violettfärbung oxidiert wird.

b) Nachweis der Acetyl-Gruppe

Etwa 15 mg Substanz werden in einem Reagenzglas von etwa 180 mm Länge und 18 mm äußerem Durchmesser mit 0,15 ml Phosphorsäure 85 % R versetzt. Das Reagenzglas wird mit einem durchbohrten Stopfen verschlossen, in dessen Öffnung ein kleines Reagenzglas von etwa 100 mm Länge und etwa 10 mm äußerem Durchmesser steckt, das zur Kühlung mit Wasser gefüllt ist und außen einen hängenden Tropfen Lanthannitrat-Lösung R trägt. Diese Apparatur wird vorsichtig über einer offenen Flamme zum Sieden erhitzt. Anschließend wird das kleine Reagenzglas herausgehoben, der Tropfen Lanthannitrat-Lösung auf eine Tüpfelplatte gebracht, mit 0,05 ml 0,02 N-

4-Aminophenol

violett gefärbt

Iod-Lösung gemischt und vom Rand her 0,05 ml Ammoniak-Lösung 3,5 % R zugesetzt. Nach 1 bis 2 Minuten entsteht an der Berührungszone der beiden Tropfen eine Blaufärbung, die sich allmählich vertieft und eine gewisse Zeit bestehen bleibt.

Umsetzung: Die bei der Verseifung mit Phosphorsäure entstehende Essigsäure wird abdestilliert und durch die Lanthannitrat-Probe nachgewiesen (vgl. S. 57).

c) Reinheitsprüfung auf 4-Aminophenol

4-Aminophenol bildet mit Natriumpentacyanonitrosylferrat(II) in natriumcarbonathaltiger Lösung einen blaugrün gefärbten Komplex:

Es wird mit einer Vergleichslösung aus 4-Aminophenol-freiem Paracetamol gearbeitet.

d) Quantitative Bestimmung

Etwa 0,300 g Substanz werden genau gewogen und in einer Mischung aus 10 ml Wasser und 30 ml Schwefelsäure 10 % R 1 Stunde lang unter Rückfluß erhitzt. Es wird abgekühlt und mit Wasser zu 100,0 ml verdünnt. 20,0 ml dieser Lösung werden mit 40 ml Wasser, 40 g Eis, 15 ml Salzsäure 7 % R und

0,1 ml Ferroin-Lösung R versetzt und mit 0,1 N-Ammoniumcer(IV)-sulfat-Lösung bis zum Farbumschlag nach Gelb titriert.

1 ml 0,1 N-Ammoniumcer(IV)-sulfat-Lösung entspricht 7,56 mg Paracetamol.

Umsetzung: Durch Erhitzen mit verdünnter Schwefelsäure wird Paracetamol zu 4-Aminophenol hydrolysiert, das durch Cer(IV)-Ionen zu p-Chinonimin oxidiert wird. Redoxindikator ist Ferroin (s. S. 144)

p-Chinonimin

5.3.12 Schwefelhaltige Arzneistoffe

Thiole

Die schwefelhaltigen Analogen der Alkohole sind die Thioalkohole, Thiole oder Mercaptane.

$$R - CH_2 - OH \qquad\qquad R - CH_2 - SH$$

Alkohol   Thiol

Die gebräuchlichen Thiole sind unangenehm riechende Flüssigkeiten. Sie haben schwach sauren Charakter, bilden mit Schwermetall-Ionen Salze und haben reduzierende Eigenschaften; darauf beruhen auch die bekanntesten Nachweisreaktionen.

Dimercaprol	CH_2-SH
	$CH-SH$
	CH_2-OH

a) Nachweis mit Iod-Lösung

0,05 ml Substanz werden in 2 ml Wasser gelöst und mit 0,1 N-Iod-Lösung versetzt. Die Farbe des Iods verschwindet sofort.

Umsetzung: Iod oxidiert Dimercaprol zu weißen, polymeren Disulfiden und wird selbst entfärbt (reduziert). S. auch Gehaltsbestimmung.

b) Nachweis mit Kupfer(II)-Ionen

0,1 ml Substanz werden in 5 ml Wasser gelöst und mit 2 ml Kupfer(II)-sulfat-Lösung R versetzt. Es entsteht ein bläulichschwarzer Niederschlag, der rasch dunkelgrau wird.

Umsetzung: Dimercaprol bildet mit Metall-Ionen beständige Salze (Mercaptide); so entsteht mit Kupfer(II)-Ionen blau-schwarzes Kupfermercaptid:

$$CH_2-SH \atop CH-SH \atop CH_2-OH \quad \xrightarrow{Cu^{2\oplus}} \quad {CH_2-S \atop CH-S}\!\!\diagdown\!\!{}^{Cu} \atop CH_2-OH \quad + \quad 2\,H^{\oplus}$$

c) Nachweis mit Natriumbismutat

0,6 g Natriumbismutat R, die zuvor 2 Stunden lang auf 200 °C erhitzt wurden, werden in einem Reagenzglas mit Schliffstopfen in einer Mischung von 2,8 ml Phosphorsäure 10 % R und 6 ml Wasser suspendiert. Nach Zusatz von 0,2 ml Substanz wird gemischt und unter häufigem Umschütteln 10 Minuten lang stehengelassen. 1 ml der überstehenden Flüssigkeit wird mit 5 ml einer 0,4%igen Lösung (m/V) von Chromotropsäure R in Schwefelsäure 96 % R versetzt und gemischt. Nach 15 Minuten langem Erhitzen im Wasserbad entsteht eine violette Färbung.

Umsetzung: Dimercaprol bildet mit Natriumbismutat im sauren Medium einen Bismut-Komplex, der beim Erhitzen im Wasserbad leicht Formaldehyd abspaltet; dieser wird mit der Chromotropsäure-Reaktion nachgewiesen (vgl. S. 230).

c) Quantitative Bestimmung

Im pH-Bereich von 2 bis 6 verläuft die Oxidation durch Iod-Lösung stöchiometrisch und wird deshalb auch zur quantitativen Bestimmung verwendet. 1 Mol Dimercaprol verbraucht dabei 2 Mol Iod.

Sulfonsäure-Derivate

Pharmazeutische Verwendung finden in der Hauptsache die Derivate aromatischer Sulfonsäuren, von denen die einfachste die Benzolsulfonsäure ist,

Benzolsulfonsäure   Benzolsulfonsäureamid

von dessen Amid, dem Benzolsulfonsäureamid, sich z. B. die als Sulfonamide bekannten Arzneistoffe ableiten.
Vom 4-Toluolsulfonamid läßt sich das bekannte Tosylchloramid-Natrium (Chloramin-T) ableiten.

Tosylchloramid-Natrium $H_3C-\!\!\langle\bigcirc\rangle\!\!-SO_2-\overset{\ominus}{N}-Cl \quad Na^{\oplus}$

Sowohl die Identitätsreaktionen als auch die quantitative Bestimmung beruhen auf den oxidierenden Eigenschaften der Substanz.

a) Nachweis mit Lackmuspapier

Die 5%ige wäßrige Lösung der Substanz färbt rotes Lackmuspapier R blau und bleicht es dann aus.

Umsetzung: In wäßriger Lösung erfolgt partielle Hydrolyse unter Bildung von 4-Toluolsulfonamid und Hypochlorit, das den Lackmusfarbstoff langsam oxidativ zerstört.

$$\left[H_3C-\langle O \rangle-SO_2-N-Cl \right]^{\ominus} + H_2O \ \rightleftharpoons \ H_3C-\langle O \rangle-SO_2-NH_2 \ + \ ClO^{\ominus}$$

b) Nachweis des 4-Toluolsulfonamids

10 ml einer 5%igen wäßrigen Lösung bilden mit 10 ml Wasserstoffperoxid-Lösung 3 % R einen weißen Niederschlag, der sich beim Erwärmen wieder löst. Die heiße Lösung wird filtriert. Nach dem Abkühlen scheiden sich weiße Kristalle ab, die nach Waschen und Trocknen bei 100 bis 105 °C eine Schmelztemperatur von 137 bis 140 °C haben.

Umsetzung: Das, wie unter a) beschrieben, durch partielle Hydrolyse entstehende Hypochlorit, wird durch Wasserstoffperoxid zu Chlorid reduziert; dabei wird Wasserstoffperoxid zu Sauerstoff oxidiert. Das bei dieser Reaktion entstehende 4-Toluolsulfonamid scheidet sich aus der heißen Lösung in Form farbloser Nadeln ab und wird durch seine Schmelztemperatur identifiziert.

Das oben angedeutete Hydrolysegleichgewicht wird durch den Verbrauch von Hypochlorit völlig nach rechts verschoben.

$$ClO^{\ominus} + H_2O_2 \rightarrow O_2 + Cl^{\ominus} + H_2O$$

Sulfonamide

Die therapeutisch verwendeten Sulfonamide leiten sich vom 4-Aminobenzolsulfonsäureamid ab,

$$H_2N-\langle O \rangle-SO_2-NH_2$$

wobei die Wasserstoffatome der Amino- und der Sulfonsäureamidgruppe substituiert sein können. Das chemische Verhalten wird hauptsächlich durch diese beiden Gruppen bestimmt. Sulfonamide sind daher *amphotere* Arzneistoffe, bedingt durch die basischen Eigenschaften der aromatischen Aminogruppe und die sauren Eigenschaften der Sulfonsäureamid-Protonen. Sie sind in Wasser wenig löslich, lösen sich aber in Säuren und in Basen sowie in polaren, organischen Lösungsmitteln, wie z. B. Aceton.

| Salzbildung mit Säuren | Salzbildung mit Basen |

Das Arzneibuch läßt alle Sulfonamide mit Hilfe der IR-Spektroskopie sowie der Dünnschichtchromatographie untersuchen.

Daneben sind die folgenden Nachweisreaktionen gebräuchlich:

1. Nachweis des Schwefels

a) nach reduktivem Abbau

0,1 g Substanz, z. B. Phthalylsulfathiazol, werden in einem Reagenzglas mit 3 ml Schwefelsäure 10 % R und 0,5 g Zinkstaub R versetzt. Es entwickeln sich Dämpfe, die Blei(II)-acetat-Papier R schwärzen.

Umsetzung: Bei der Behandlung mit Zink und Schwefelsäure erfolgt ein reduktiver Abbau der Substanz. Die Sulfonamidgruppe wird zu Schwefelwasserstoff und Ammoniak reduziert. H_2S wird als Bleisulfid nachgewiesen (s. S. 51).

b) als Sulfat nach oxidativem Abbau

50 mg Substanz, z. B. Sulfaguanidin, werden in einem kleinen Becherglas mit 1 ml Wasserstoffperoxid-Lösung 30 % R und 0,1 ml Eisen(III)-chlorid-Lösung R1 versetzt. Unter heftiger Reaktion, die gegebenenfalls durch Wasserkühlung zu dämpfen ist, geht die anfangs tiefrote Färbung in Hellgelb über. Nach dem Verdünnen mit 2,5 ml Wasser und Zusatz von 1,5 ml Salzsäure 7 % R und 1,5 ml Bariumchlorid-Lösung R 2 entsteht ein weißer, kristalliner, in Salzsäure unlöslicher Niederschlag.

Umsetzung: Der Schwefel der Sulfonsäuregruppe wird durch Wasserstoffperoxid zu Sulfat oxidiert; Eisen(III)-Ionen haben dabei katalytischen Einfluß.

Das Sulfat wird in bekannter Weise mit Barium-Ionen nachgewiesen (s. S. 43).

2. Nachweis von Ammoniak nach Pyrolyse

50 mg Substanz, z. B. Sulfaguanidin, färben sich beim vorsichtigen Schmelzen unter Gasentwicklung violett. Die dabei auftretenden, nach Ammoniak riechenden Dämpfe färben angefeuchtetes rotes Lackmuspapier R blau.

Umsetzung: Die Substanz zersetzt sich beim Erhitzen; es entsteht u. a. Ammoniak, das rotes Lackmuspapier blau färbt.

Übersicht: Die Sulfonamide im DAB 10

$R_1-NH--SO_2-NH-R_2$

Arzneibuchname	R_1	R_2
Sulfacetamid	H —	$-C\begin{smallmatrix}CH_3\\O\end{smallmatrix}$
Sulfaguanidin	H —	$-C\begin{smallmatrix}NH_2\\NH\end{smallmatrix}$
Sulfamethoxazol	H —	Isoxazol-CH₃
Phthalylsulfathiazol	o-(C=O)-C₆H₄-COOH	Thiazol
Sulfamethoxypyridazin	H —	Pyridazin-OCH₃
Sulfadiazin	H —	Pyrimidin
Sulfamerazin	H —	Pyrimidin-CH₃
Sulfadimidin	H —	Pyrimidin-(CH₃)₂
Sulfisomidin	H —	Pyrimidin-(CH₃)₂
Sulfadoxin	H —	Pyrimidin-(OCH₃)₂
Sulfafurazol	H —	Isoxazol-(CH₃)₂
Sulfamethizol	H —	Thiadiazol-CH₃
Sulfathiazol	H —	Thiazol
Succinylsulfathiazol	$HOOC-CH_2-CH_2-C-\underset{\parallel}{\underset{O}{}}$	Thiazol

3. Nachweis der primären aromatischen Aminogruppe

Bei Sulfonamiden mit dem Substituenten $R_1 = H$ läßt sich die primäre aromatische Aminogruppe direkt nachweisen. Ist $R_1 \neq H$, wie z. B. bei Phthalylsulfathiazol oder Succinylsulfathiazol, muß vorher zur Aminogruppe verseift werden.

a) direkter Nachweis

5 mg Substanz, z. B. Sulfaguanidin, werden in 10 ml 1 N-Salzsäure gelöst. Wird 1 ml dieser Lösung mit Wasser zu 10 ml verdünnt, gibt die so erhaltene Lösung nach Zusatz von 0,2 ml Natriumnitrit-Lösung R und 1 ml 2-Naphthol-Lösung R eine intensive Orange- bis Rotfärbung sowie einen gleichfarbigen Niederschlag.

Umsetzung: s. S. 241

b) Nachweis nach Verseifung

2 g Substanz, z. B. Succinylsulfathiazol, werden mit 10 ml Wasser und 10 ml Natriumhydroxid-Lösung 40 % R versetzt und 10 Minuten lang gekocht. Nach dem Abkühlen wird mit Salzsäure 25 % R auf einen pH-Wert von 3,0 eingestellt, erneut gekühlt, mit Natriumhydrogencarbonat-Lösung R auf einen pH-Wert von 7,0 eingestellt und filtriert. Der Niederschlag wird mit Wasser gewaschen und bei 100 bis 105 °C getrocknet.

Etwa 10 mg dieses Niederschlags werden in 200 ml 0,1 N-Salzsäure gelöst. 2 ml dieser Lösung geben nach Zusatz von 0,2 ml Natriumnitrit-Lösung R und 1 ml 2-Naphthol-Lösung R eine intensive Orangefärbung und einen orange-farbenen Niederschlag.

Umsetzung:

4. Nachweis als Kupferkomplex

50 mg Substanz, z. B. Sulfisomidin, werden unter Erwärmen in 4 ml Methanol R gelöst. Nach dem Abkühlen wird filtriert. Werden dem Filtrat 0,2 ml einer 4%igen Lösung (m/V) von Kupfer(II)-acetat R zugesetzt, färbt sich die Lösung gelblichgrün.

Umsetzung: Die Reaktion mit Kupferionen ist wenig spezifisch.

Neben diesen allgemeinen Nachweisreaktionen gibt es eine Reihe *spezieller Nachweise* für einzelne Sulfonamide, die sich in der Regel auf den Substitu-enten R_2 beziehen.

Empfehlenswert ist die *dünnschichtchromatographische Identifizierung* von Sulfonamiden unter Verwendung von authentischen Vergleichssubstanzen.

5. Quantitative Bestimmung

Die quantitative Bestimmung der Sulfonamide kann nach zahlreichen Methoden erfolgen.
Das Arzneibuch verwendet fast ausschließlich die Bestimmung des Stickstoffs in primären, aromatischen Aminen (s. S. 176).

Derivate des Benzolsulfonsäureamids, die in p-Stellung zur Sulfonamidgruppe einen aliphatischen Rest tragen, führen in die Gruppe der

Oralen Antidiabetika

Tolbutamid

$$H_3C-\langle\bigcirc\rangle-SO_2-NH-C\underset{NH-C_4H_9}{\overset{O}{\diagup}}$$

Im Gegensatz zu den Sulfonamiden ist Tolbutamid, das keine basische Aminogruppe besitzt, nicht in Säuren, sondern nur in Alkali löslich.

Neben der Bestimmung der Schmelztemperatur, der UV-Absorption und des IR-Spektrums wird folgende Identitätsreaktion durchgeführt:

Nachweis von 4-Toluolsulfonamid

0,2 g Tolbutamid werden in 8 ml einer 50%igen Lösung (m/V) von Schwefelsäure 96% R 30 Minuten lang unter Rückfluß erhitzt. Die nach dem Abkühlen ausgefallenen Kristalle werden aus heißem Wasser umkristallisiert und bei 100 bis 105 °C getrocknet. Sie haben eine Schmelztemperatur zwischen 135 und 140 °C.

Umsetzung: Durch saure Hydrolyse entsteht u. a. 4-Toluolsulfonamid, das durch seinen Schmelzpunkt charakterisiert wird:

$$H_3C-\langle\bigcirc\rangle-SO_2-NH-C\underset{NH-C_4H_9}{\overset{O}{\diagup}} \xrightarrow{H^{\oplus}/H_2O} H_3C-\langle\bigcirc\rangle-SO_2-NH_2 + H_2N-C_4H_9 + CO_2$$

p-Toluolsulfonamid   Butylamin

Auf den Nachweis des ebenfalls entstehenden Butylamins verzichtet das DAB 1996.

Wird außer der Aminogruppe auch noch der Aromat eines 4-Aminosulfonsäureamids substituiert, so erhält man Wirkstoffe, die als

Diuretika

pharmazeutische Verwendung finden.

Furosemid

Neben UV- und IR-Spektren wird folgende Identitätsreaktion durchgeführt:

Etwa 25 mg Furosemid werden in 10 ml Ethanol 96 % R gelöst; 5 ml der Lösung werden mit 10 ml Wasser versetzt.
0,2 ml dieser Lösung werden 15 Minuten lang mit 10 ml Salzsäure 7 % R unter Rückfluß erhitzt. Nach dem Abkühlen wird mit 18 ml 1 N-Natriumhydroxid-Lösung und 1 ml einer 0,5%igen Lösung (m/V) von Natriumnitrit R versetzt. Die Lösung wird 3 Minuten lang stehengelassen, mit 2 ml einer 2,5%igen Lösung (m/V) von Sulfaminsäure R versetzt und gemischt. Nach Zusatz von 1 ml einer 0,5%igen Lösung (m/V) von Naphthylethylendiamindihydrochlorid R bildet sich eine rotviolette Färbung.

Umsetzung: Aus Furosemid entsteht durch saure Hydrolyse ein Derivat der Anthranilsäure, das mit Natriumnitrit diazotiert und mit Naphthylethylendiamin (Bratton-Marshall-Reagenz) zum rotvioletten Azofarbstoff gekuppelt wird.
Der Zusatz von Sulfaminsäure dient der Zersetzung überschüssigen Natriumnitrits.

Anthranilsäurederivat

rotvioletter Azofarbstoff

5.3.13 Arzneistoffe mit heterocyclischen Ringsystemen

Pyrazol-Derivate s. S. 237

Pyridin-Derivate

Bei den pharmazeutisch interessanten Derivaten des Pyridins befinden sich die Substituenten in den meisten Fällen an den Ring-Kohlenstoffatomen, d. h. der Stickstoff ist unsubstituiert und kann das chemische Verhalten des entsprechenden Derivates beeinflussen.

Nicotinsäure

a) Schmelztemperatur

Nicotinsäure schmilzt bei 234 bis 237 °C. Die im Vergleich zu ähnlichen Carbonsäuren relativ hohe Schmelztemperatur ist durch die zwitterionische Struktur der Substanz zu erklären, die ihr salzartigen Charakter verleiht:

b) Nachweis mit Bromcyan und Anilin

Etwa 10 mg Substanz werden in 10 ml Wasser gelöst. 2 ml dieser Lösung werden mit 2 ml Bromcyan-Lösung R und 3 ml einer 2,5%igen Lösung (m/V) von Anilin R versetzt und geschüttelt. Es entsteht eine Gelbfärbung.

Umsetzung: Bei der Herstellung der Reagenz-Lösung entsteht aus Thiocyanat-Ionen und Brom Bromcyan, das mit Nicotinsäure zu N-Cyan-3-carboxypyridiniumbromid reagiert.

Nach Zusatz von Anilin entsteht unter Aufspaltung des Pyridinringes ein gelber Polymethinfarbstoff:

Isoniazid

Neben der Ermittlung von Schmelztemperatur und IR-Spektrum wird die folgende Identitätsreaktion durchgeführt:

Nachweis mit Vanillin

Eine Lösung von 0,1 g Isoniazid in 2 ml Wasser wird mit einer warmen Lösung von 0,1 g Vanillin R in 10 ml Wasser versetzt. Beim Abkühlen und Reiben mit einem Glasstab an der Reagenzglaswand entsteht ein gelber Niederschlag, der nach dem Umkristallisieren aus 5 ml Ethanol 70 % R und Trocknen bei 100 bis 105 °C eine Schmelztemperatur von 226 bis 231 °C hat.

Umsetzung: Die Hydrazingruppe des Isoniazids reagiert mit aromatischen Aldehyden, wie Vanillin, zu Schiffschen Basen, die, nach Umkristallisierung aus Ethanol, eine charakteristische Schmelztemperatur zeigen.

Isonicotinsäure-vanillyliden-hydrazid

Pyrimidin-Derivate

Thiaminchloridhydrochlorid

Thiochromreaktion

Etwa 20 mg Thiaminchloridhydrochlorid werden in 10 ml Wasser gelöst. Die Lösung wird mit 1 ml Essigsäure 12 % R und 1,6 ml 1 N-Natriumhydroxid-Lösung versetzt und 30 Minuten lang im Wasserbad erhitzt. Nach dem Abkühlen wird die Mischung mit 5 ml Natriumhydroxid-Lösung 8,5 % R, 10 ml Kaliumhexacyanoferrat(III)-Lösung R und 10 ml 1-Butanol R versetzt und 2 Minuten lang kräftig geschüttelt. Die alkoholische Schicht zeigt eine intensive hellblaue Fluoreszenz, besonders im ultravioletten Licht bei 365 nm.

Die Prüfung wird mit 0,9 ml 1 N-Natriumhydroxid-Lösung und 0,2 g Natriumsulfit R anstelle der 1,6 ml 1 N-Natriumhydroxid-Lösung wiederholt. Dabei tritt nahezu keine Fluoreszenz auf.

Umsetzung: In alkalischer Lösung wird Thiamin durch Hexacyanoferrat(III)-Ionen zu Thiochrom oxidiert, das blau fluoresziert. Es läßt sich mit Butanol ausschütteln, wobei die Fluoreszenz in der alkoholischen Schicht besonders gut zu beobachten ist.

Thiochrom

Die Fluoreszenz verschwindet beim Ansäuern und tritt nach dem Alkalisieren wieder auf.

In einem Blindversuch wird unter Zusatz von Natriumsulfit gearbeitet, wobei dann keine Fluoreszenz auftreten darf. In dem dabei herrschenden schwach sauren Milieu erfolgt durch die Sulfit-Ionen eine irreversible Spaltung des Thiamins in das Pyrimidin- und das Thiazol-Bruchstück:

Derivate des Pyrimidins sind die *Uracile*, von denen die Thioderivate, also die

Thiouracile

pharmazeutisch verwendet werden.

| Pyrimidin | Uracil | Thiouracil |

Propylthiouracil

Nachweis mit Bromwasser

20 mg Propylthiouracil werden mit 8 ml Bromwasser R einige Minuten lang geschüttelt; dann wird bis zur Entfärbung erhitzt und nach dem Erkalten filtriert. Das Filtrat gibt mit 2 ml Bariumchlorid-Lösung R1 einen weißen

Niederschlag, der sich auf Zusatz von 5 ml Natriumhydroxid-Lösung 8,5 % R nich violett färben darf.

Umsetzung: Brom oxidiert den in der Substanz gebundenen Schwefel zu Sulfat, das mit Bariumchlorid-Lösung nachgewiesen wird.
Aus dem Restmolekül entsteht ein in 5-Stellung bromiertes Pyrimidin-Derivat.

$$\text{Struktur} + 4\,Br_2 + 5\,H_2O \longrightarrow \text{Struktur} + SO_4^{2\ominus} + 2\,H^{\oplus} + 8\,HBr$$

$$\text{Struktur} + 2\,Br_2 + H_2O \longrightarrow \text{Struktur} + 2\,HBr$$

5,5-Dibrom-6-hydroxy-pyrimidin

Xanthin-Derivate

Von pharmazeutischem Interesse sind die Methylderivate des Xanthins:

Coffein, Theophyllin und Theobromin.

Übersicht: Xanthin-Derivate

	Coffein	Theophyllin	Theobromin
Schmelztemperatur	234–239°C	270–274°C	~ 350°C
Löslichkeit in Wasser	1 : 80	1 : 180	1 : 3300
Löslichkeit in Chloroform	+	–	–

(Kaffee)　　(Schwarztee)　　(Schoko/KAKAO)

Auffällig sind bei den drei Xanthin-Derivaten die Unterschiede bezüglich Schmelztemperatur und Löslichkeit trotz der chemischen Ähnlichkeit; der Grund ist darin zu suchen, daß Coffein, weil alle drei N-Atome methyliert sind, monomer vorliegt, d.h. nicht zur Assoziatbildung befähigt ist, Theophyllin wahrscheinlich dimer vorliegt und Theobromin noch größere Aggregate bildet.

Gemeinsame Nachweisreaktion ist die

Murexid-Reaktion

Einige Milligramm des Xanthin-Derivates werden mit 0,1 ml Wasserstoffperoxid-Lösung 30 % R und 0,3 ml Salzsäure 7 % R auf dem Wasserbad zur Trockne eingedampft. Der gelblichrote Rückstand färbt sich nach Zusatz von 0,1 ml Ammoniak-Lösung 3,5 % R rotviolett.

Umsetzung: Xanthin-Derivate werden unter dem Einfluß von Wasserstoffperoxid oxidativ zu Pyrimidin-Derivaten abgebaut, die zur Purpursäure kondensieren. Nach Zusatz von Ammoniak entsteht das Ammoniumsalz der Purpursäure (Murexid), das an seiner intensiven rotvioletten Farbe zu erkennen ist.

Murexid

Coffein

a) Murexid-Reaktion

s. oben

b) Nachweis als Periodid

2 ml einer gesättigten Lösung von Coffein werden mit 0,05 ml Iod-Lösung R versetzt; dabei bleibt die Lösung klar. Nach Zusatz von 0,1 ml Salzsäure 7 % R entsteht ein brauner Niederschlag, der sich nach Neutralisation mit Natriumhydroxid-Lösung 8,5 % R wieder löst.

Umsetzung: In saurer Lösung bildet Coffein mit Iod ein schwerlösliches Periodid, das bei Neutralisation mit Natriumhydroxid-Lösung wieder in Lösung geht. Die Reaktion ist wenig spezifisch.

c) Nachweis mit Acetylaceton/Dimethylaminobenzaldehyd

In einem Reagenzglas mit Glasstopfen werden etwa 10 mg Substanz in 0,25 ml einer Mischung von 0,5 ml Acetylaceton R und 5 ml Natriumhydroxid-Lösung

8,5 % R gelöst. Die Lösung wird 7 Minuten lang im Wasserbad bei 80 °C erhitzt, abgekühlt, mit 0,5 ml Dimethylaminobenzaldehyd-Lösung R2 versetzt und erneut 7 Minuten lang im Wasserbad bei 80 °C erhitzt. Wird die Lösung nach dem Abkühlen mit 10 ml Wasser versetzt, entsteht eine intensive Blaufärbung.

Umsetzung: Hier handelt es sich um eine für Coffein spezifische Farbreaktion.

Coffein wird in alkalischer Lösung zunächst zum Coffeidin verseift, das 1 mol Acetylaceton anlagert und dann in saurem Milieu mit 2 mol Dimethylaminobenzaldehyd einen blauen Polymethinfarbstoff bildet.

Coffeidin

Acetylaceton

blau

Theophyllin

a) Murexid-Reaktion

s. S. 281

b) Nachweis mit Quecksilber(II)-acetat

Etwa 10 mg Theophyllin werden in 10 ml Wasser gelöst. Die Lösung wird mit 0,5 ml einer 5%igen Lösung (m/V) von Quecksilber(II)-acetat R versetzt. Beim Stehenlassen bildet sich ein weißer, kristalliner Niederschlag.

Umsetzung: Theophyllin bildet mit Quecksilber(II)-acetat einen schwerlöslichen Komplex; Coffein und Theobromin geben keine Fällung; demnach ist die Reaktion spezifisch.
Mit Quecksilber(II)-chlorid reagieren alle drei bekannten Xanthin-Derivate.

Theobromin

a) Murexid-Reaktion

s. S. 281

b) Nachweis mit Silbernitrat

Etwa 20 mg Theobromin werden unter schwachem Erwärmen in 2 ml Ammoniak-Lösung 10 % R gelöst. Die Lösung wird abgekühlt und mit 2 ml Silbernitrat-Lösung R 2 versetzt. Dabei bleibt die Lösung klar. Wird sie einige Minuten lang zum Sieden erhitzt, bildet sich ein weißer, kristalliner Niederschlag.

Umsetzung: Theobromin reagiert in ammoniakalischer Lösung bei Raumtemperatur nicht mit Silbernitrat im Gegensatz zu Theophyllin. Erst beim Erhitzen des Reaktionsgemisches fällt das kristalline Silber-Theobromin-Salz aus.

Chinolin-Derivate

Pharmazeutisch bekannte Vertreter der Chinolin-Derivate sind die Alkaloide der Chinarinde, wie z. B.

Chinin und Chinidin

Die Grundstruktur wird von zwei Heterocyclen gebildet, einem *Chinolin-* und einem *Chinuclidin-Ring,* die über eine Hydroxymethylenbrücke miteinander verbunden sind.

Chinin und Chinidin unterscheiden sich nur in ihrem stereochemischen Aufbau. Die Nachweisreaktionen sind die gleichen.

a) Thalleiochin-Reaktion

Etwa 10 mg Substanz, z. B. Chininhydrochlorid, werden in Wasser zu 10 ml gelöst. 5 ml dieser Lösung werden mit 0,2 ml Bromwasser R und 1 ml Ammoniak-Lösung 3,5 % R versetzt. Es entsteht eine grüne Färbung.

Umsetzung: Die Thalleiochin-Reaktion verläuft mit allen Chinaalkaloiden positiv, die in 6-Stellung des Chinolinringes eine Sauerstoff-Funktion tragen. Es entsteht ein Farbstoffgemisch.

b) Fluoreszenz-Probe

Eine Lösung von 0,1 g Substanz, z. B. Chininhydrochlorid, in 3 ml Schwefelsäure 10 % R wird mit Wasser zu 100 ml verdünnt. Die entstandene intensive, blaue Fluoreszenz verschwindet fast vollständig nach Zusatz von 1 ml Salzsäure 36 % R.

Umsetzung: Wäßrige Lösungen von Chinin- und Chinidinsalzen fluoreszieren in Gegenwart sauerstoffhaltiger Säuren intensiv blau. Durch Zugabe von Halogenid-Ionen wird die Fluoreszenz vermindert oder gelöscht.

Isochinolin-Derivate

Auch in der Reihe der Isochinolin-Derivate finden sich zahlreiche pharmazeutisch interessante Alkaloide.

Papaverinhydrochlorid

a) Identitätsreaktion auf Alkaloide mit Dragendorffs Reagenz

Einige Milligramm Papaverinhydrochlorid werden in 5 ml Wasser gelöst und bis zur sauren Reaktion mit Salzsäure 7 % R versetzt. Nach Zusatz von 1 ml Dragendorffs Reagenz R entsteht sofort ein orangefarbener oder orangeroter Niederschlag.

Umsetzung: s. S. 258

b) Coralyn-Reaktion

Etwa 10 mg Papaverinhydrochlorid werden mit 3 ml Acetanhydrid R versetzt. Nach vorsichtigem Zufügen von 0,15 ml Schwefelsäure 96 % R wird 3 bis 4 Minuten lang im Wasserbad erhitzt. Es tritt eine Gelbfärbung mit grüner Fluoreszenz auf.

Umsetzung: Papaverin bildet beim Erwärmen mit Acetanhydrid unter Zusatz von Schwefelsäure eine gelbe, grün fluoreszierende Substanz, das Coralynace-tat:

Papaverin   Coralynacetat

c) Isolierung der Base

10 ml einer etwa 2%igen wäßrigen Papaverinhydrochlorid-Lösung werden tropfenweise mit Ammoniak-Lösung 17 % R versetzt und stehengelassen. Der mit Wasser gewaschene und anschließend getrocknete Niederschlag schmilzt zwischen 146 bis 149 °C.

Umsetzung: Bei Alkalisieren mit Ammoniak fällt die in Wasser unlösliche Papaverin-Base aus, die durch ihre Schmelztemperatur charakterisiert wird.

Morphinhydrochlorid

a) Nachweis mit Dragendorffs Reagenz

s. S. 258

b) Nachweis mit Marquis Reagenz

In einer Porzellanschale wird etwa 1 mg gepulvertes Morphinhydrochlorid mit 0,5 ml Schwefelsäure 96 % R und 0,05 ml Formaldehyd-Lösung R versetzt. Es entsteht eine Purpurfärbung, die nach Violett umschlägt.

Umsetzung: Eine Reihe von Opiumalkaloiden geben mit Marquis Reagenz eine Farbreaktion. Dabei entsteht aus je 2 Molekülen Morphin und Formaldehyd durch Kondensation ein Kation als farbgebende Komponente:

farbgebende Komponente

c) Reaktion nach Kiefer

Etwa 5 mg Morphinhydrochlorid werden in 5 ml Wasser gelöst. Nach Zusatz von 0,15 ml einer frisch hergestellten 1%igen Lösung von Kaliumhexacyanoferrat(III) R und 0,05 ml Eisen(III)-chlorid-Lösung R1 entsteht sofort eine blaue Färbung.

Umsetzung: Kaliumhexacyanoferrat(III) oxidiert Morphin zu Pseudomorphin und wird selbst zu Kaliumhexacyanoferrat(II) reduziert, das dann mit zugesetzten Eisen(III)-Ionen Berlinerblau bildet (s. S. 55).

Pseudomorphin

d) Reaktion nach Denigès

Etwa 5 mg Morphinhydrochlorid werden in 5 ml Wasser gelöst. Nach Zusatz von 1 ml Wasserstoffperoxid-Lösung 3 % R, 1 ml Ammoniak-Lösung 10 % R und 0,05 ml einer 4%igen Lösung von Kupfer(II)-sulfat R entsteht eine Rotfärbung.

Umsetzung: Der Mechanismus dieser Farbreaktion ist noch ungeklärt; die Reaktion ist weitgehend spezifisch für Morphin.

e) Prüfung auf Meconat

Morphin wird aus Opium gewonnen, wo es als Meconat, d. h. als Salz der Meconsäure, vorliegt. Diese bildet in salzsaurer Lösung eine Rotfärbung mit Eisen(III)-chlorid.

Meconsäure

Codein

a) Nachweis mit Dragendorffs Reagenz

s. S. 258

b) Apomorphin-Umlagerung

Etwa 10 mg Codein werden im Wasserbad mit 1 ml Schwefelsäure 96 % R und 0,05 ml Eisen(III)-chlorid-Lösung R2 erwärmt. Es entsteht eine Blaufärbung, die auf Zusatz von 0,05 ml Salpetersäure 65 % R nach Rot umschlägt.

Umsetzung: Beim Erwärmen von Codein oder Morphin mit konzentrierter Schwefelsäure tritt unter Wasserabspaltung Umlagerung zu Apomorphin ein; beim Codein wird außerdem die Phenoletherbindung gespalten.

Apomorphin

Apomorphin hat zwei phenolische Hydroxylgruppen, die mit Eisen(III)-Ionen eine Blaufärbung ergeben.
Die Rotfärbung auf Zusatz von Salpetersäure ist spezifisch für Apomorphin; dieses wird oxidiert und nitriert.

c) Prüfung auf Morphin

Spuren von Morphin im Codein können durch Behandeln der Substanz mit Salzsäure und Natriumnitrit nachgewiesen werden.
Morphin bildet unter diesen Bedingungen 2-Nitromorphin, das gelb bis orangerot gefärbt ist.

Morphin   2-Nitromorphin

Benzodiazepin-Derivate

Die 1,4-Benzodiazepin-Derivate nehmen im heutigen Arzneischatz eine wichtige Rolle ein. Im DAB 1996 sind z.Zt. fünf Derivate aufgeführt, von denen zwei näher besprochen werden sollen. Neben UV- und IR-Spektren läßt das Arzneibuch eine dünnschichtchromatographische Prüfung sowie je eine naßchemische Untersuchung durchführen.

Chlordiazepoxidhydrochlorid

Nachweis als 2-Aminobenzophenon-Derivat

Etwa 20 mg Substanz werden in 5 ml Salzsäure 36 % R und 10 ml Wasser gelöst. Nach 5 Minuten langem Kochen wird abgekühlt und mit 2 ml einer 0,1%igen Lösung von Natriumnitrit R versetzt. Nach 1 Minute wird 1 ml einer 0,5%igen Lösung von Sulfaminsäure R hinzugefügt und gemischt. Es wird 1 Minute lang stehengelassen und mit 1 ml einer 0,1%igen Lösung von Naphthylethylendiamin-dihydrochlorid R versetzt. Es entsteht eine rotviolette Färbung.

Umsetzung: Durch saure Hydrolyse entsteht aus Chlordiazepoxid 2-Amino-5-chlor-benzophenon, Glycin-N-oxid und Methylamin:

Das primäre aromatische Amin wird diazotiert, die überschüssige salpetrige Säure mit Sulfaminsäure entfernt und schließlich die Diazoverbindung mit Naphthylethylendiamin (Bratton-Marshall-Reagenz) zum violetten Azofarbstoff gekuppelt (vgl. S. 276).

Nitrazepam

a) Nachweis als 2-Aminobenzophenon-Derivat

Bei der sauren Hydrolyse des Nitrazepam entsteht 2-Amino-5-nitro-benzophenon, das in der oben beschriebenen Weise nachgewiesen wird; dabei entsteht eine Rotfärbung.

b) Nachweis mit Natronlauge

Etwa 10 mg Nitrazepam werden, falls erforderlich unter Erwärmen, in 1 ml Methanol R gelöst. Nach Zusatz von 0,05 ml Natriumhydroxid-Lösung 8,5 % R entsteht eine intensive Gelbfärbung.

Umsetzung: Unter alkalischen Bedingungen entsteht das Anion des Nitrazepams, das intensiv gelb gefärbt ist.

5.3.14 Phenole

Phenole tragen eine oder mehrere Hydroxyl-Gruppen direkt am aromatischen Ring; nach Anzahl der OH-Gruppen unterscheidet man zwischen *ein- und mehrwertigen Phenolen*.
Phenole sind schwache Säuren, die mit Alkali Salze, sog. Phenolate, bilden. Weiterhin sind sie leicht oxidierbar, und die phenolische OH-Gruppe kann auch, wie eine alkoholische Gruppe, verestert werden, z. B. mit Säurechloriden zu sog. Phenylestern (vgl. Acetylsalicylsäure).

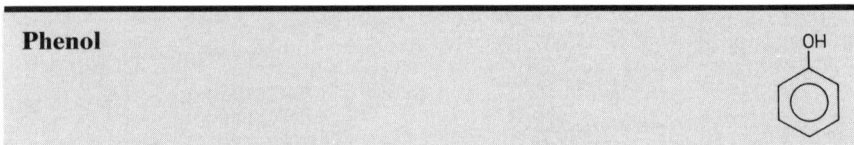

Phenol

a) Nachweis mit Eisen(III)-Ionen

1 ml Prüflösung (1 g Phenol wird in Wasser zu 15 ml gelöst) wird mit 10 ml Wasser verdünnt. Bei Zugabe von 0,1 ml Eisen(III)-chlorid-Lösung R1 tritt Violettfärbung auf, die nach Zusatz von 5 ml Isopropylalkohol R verschwindet.

Umsetzung: Eisen(III)-Ionen und Phenole bilden farbige Phenol-Eisen(III)-Komplexe, deren Struktur noch nicht genau bekannt ist.
Stehen in o-Stellung zur phenolischen OH-Gruppe andere komplexbildende Gruppen wie Aldehyd-, Carboxyl- oder Hydroxyl-Gruppen, so tritt sowohl in wäßriger als auch in alkoholischer Lösung mit Eisen(III)-Ionen eine Färbung auf; sind in o-Stellung solche Gruppen nicht vorhanden, so tritt nur in wäßriger Lösung eine Färbung auf, die bei Zusatz von Alkohol verblaßt oder ganz verschwindet.

b) Nachweis mit Bromwasser

1 ml Prüflösung (s. o.) wird mit 10 ml Wasser verdünnt und mit 1 ml Bromwasser R versetzt; dabei entsteht ein blaßgelber Niederschlag.

Umsetzung: Phenolische OH-Gruppen aktivieren die o- und p-Positionen des Benzolkerns für Substitutionen. In diesem Falle entsteht zunächst das farblose 2,4,6-Tribromphenol, das mit überschüssigem Brom zu dem gelben Tribromphenolbrom (= 2,4,4,6-Tetrabrom-2,5-cyclohexadien-1-on) weiterreagiert:

OH
+ 3 Br$_2$
− 3 HBr

OH
Br   Br
Br
2,4,6-Tribromphenol

+ Br$_2$
− HBr

O
Br   Br
Br   Br
gelb

c) Quantitative Bestimmung

Die unter b) beschriebene Umsetzung mit Brom wird quantitativ ausgewertet. Brom entsteht aus Kaliumbromid und Kaliumbromat. Das gebildete Tribromphenolbrom wird durch Iodid zu Tribromphenol reduziert.

$$Br \quad O \quad Br + I^{\ominus} \xrightarrow{H^{\oplus}} \quad Br \quad OH \quad Br + IBr$$

$$IBr + I^{\ominus} \longrightarrow I_2 + Br^{\ominus}$$

Das ausgeschiedene Iod wird mit Natriumthiosulfat bestimmt.

Resorcin

Resorcin ist durch Luft- und Lichteinwirkung leicht oxidierbar unter Rosafärbung.

a) Nachweis mit Natronlauge und Chloroform

0,1 g Substanz wird in 1 ml Wasser gelöst. Nach Zusatz von 1 ml Natriumhydroxid-Lösung 40 % und 0,1 ml Chloroform R wird erhitzt. Nach dem Erkaltenlassen entsteht eine intensiv purpurrote Färbung, die nach Zusatz eines geringen Überschusses an Salzsäure 36 % R in ein blasses Gelb umschlägt.

Umsetzung: Beim Erhitzen von Resorcin mit Natronlauge und Chloroform entsteht unter Kondensation ein roter Farbstoff, dessen Färbung auf Zusatz überschüssiger Säure nach Gelb umschlägt.

Anion des Farbstoffes (rot)

b) Nachweis als Fluorescein

Etwa 10 mg Substanz werden mit etwa 10 mg Kaliumhydrogenphthalat R, beide Substanzen sollen fein pulverisiert sein, gut gemischt; man erhitzt auf freier Flamme bis zur orangegelben Färbung. Nach dem Erkalten werden 1 ml Natriumhydroxid-Lösung 8,5 % R und 10 ml Wasser zugefügt. Nach dem Umschütteln bis zur Lösung entsteht eine intensiv grüne Fluoreszenz.

Umsetzung: Beim trockenen Erhitzen von Resorcin mit Kaliumhydrogen-phthalat entsteht Fluorescein, das nach Zugabe von Natronlauge eine intensiv grüne Fluoreszenz zeigt.

Natriumsalz des Fluoresceins

Durch Verdünnen mit Wasser wird die Fluoreszenz besser sichtbar.

5.3.15 Chinone

Chinone sind Oxidationsprodukte 2-wertiger Phenole; es handelt sich um farbige Verbindungen, wobei o-Chinone intensiver gefärbt sind als p-Chinone. Die Substanzen sind empfindlich gegen Alkali, jedoch relativ beständig gegen Säure.

Mit konzentrierten Mineralsäuren geben zahlreiche Chinone intensive Fär-bungen; solche können aber auch bei Behandlung mit Alkalien auftreten.

Menadion

a) Nachweis mit Cyanessigester

Etwa 1 mg Menadion wird in 5 ml Ethanol 96 % R gelöst und die Lösung mit 2 ml Ammoniak-Lösung 17 % R und 0,2 ml Cyanessigsäureethylester R versetzt. Es entsteht eine intensive blauviolette Färbung, die nach Zusatz von 2 ml Salzsäure 36 % R verschwindet.

Umsetzung: Die Blaufärbung beruht auf der Bildung des Anions des Additionsproduktes aus Menadion und Cyanessigester:

Beim Ansäuern entsteht ein intaktes Chinon; die Färbung verschwindet.

b) Nachweis mit Mineralsäure

Etwa 10 mg Menadion werden in 1 ml Ethanol 96 % R gelöst; nach Zusatz von 1 ml Salzsäure 36 % R und Erwärmen im Wasserbad entsteht eine Rotfärbung.

Umsetzung: Beim Erwärmen mit Mineralsäure dimerisiert Menadion zu dem rubinroten Produkt:

In ethanolischer Lösung entsteht ein partieller Ethylether dieser farbigen Verbindung.

5.3.16 Quartäre Ammonium-Salze

In quartären Ammonium-Salzen trägt der Stickstoff vier Alkyl- bzw. andere Reste; das Gegenion ist meist ein Halogenid-Ion.

Die Salze sind in der Regel gut wasserlöslich; werden die wäßrigen Lösungen alkalisiert, so bleibt die quartäre Struktur erhalten und es lassen sich im Gegensatz zu den Aminen keine lipophilen Stickstoffverbindungen ausschütteln; es wird lediglich das Gegenion gegen ein Hydroxyl-Ion ausgetauscht.
Quartäre Ammonium-Hydroxide sind starke Basen.
Typische Vertreter quartärer Ammonium-Salze sind z. B. die *Invertseifen,* die als Desinfektionsmittel verwendet werden und die meist einen langkettigen und drei kurzkettige Alkylreste am Stickstoff tragen.

Benzalkoniumchlorid

Zur Prüfung auf Identität läßt das Arzneibuch ein UV-Spektrum aufnehmen, das Chlorid gegen Tetraphenylborat austauschen und dessen Schmelztemperatur bestimmen, das Chlorid in der üblichen Weise nachweisen sowie einen Nachweis auf der Grundlage der Ionenpaarbildung durchführen.

Nachweis durch Ionenpaarbildung

5 ml Natriumhydroxid-Lösung 8,5 % R werden mit 0,1 ml Bromphenolblau-Lösung R1 und 5 ml Chloroform R geschüttelt. Die Chloroformschicht ist farblos. Nach Zusatz von 0,1 ml einer 1%igen Lösung der Substanz in Wasser und Schütteln färbt sich die Chloroformschicht blau.

Umsetzung: Bromphenolblau läßt sich aus alkalischer Lösung nicht mit Chloroform ausschütteln. Bei Zugabe von Benzalkoniumchlorid bildet das Benzalkoniumkation mit dem Farbstoffanion ein farbiges Ionenpaar, das mit organischem Lösungsmittel, wie Chloroform, extrahiert werden kann.

5.3.17 Phenylalkylamine

Aus der Reihe der pharmazeutisch verwendeten Phenylalkylamine sind im Arzneibuch verschiedene Vertreter aufgeführt, die sich durch die Substitution am Ring und in der Seitenkette unterscheiden.

Ephedrin: $R_1 = R_2 = H$, $R_3 = OH$, $R_4 = R_5 = CH_3$
Epinephrin: $R_1 = R_2 = R_3 = OH$, $R_4 = H$, $R_5 = CH_3$
Norepinephrin: $R_1 = R_2 = R_3 = OH$, $R_4 = R_5 = H$
Isoprenalin: $R_1 = R_2 = R_3 = OH$, $R_4 = H$, $R_5 = CH(CH_3)_2$
Salbutamol: $R_1 = OH$, $R_2 = CH_2 - OH$, $R_3 = OH$, $R_4 = H$, $R_5 = C(CH_3)_3$
Amfetamin: $R_1 = R_2 = R_3 = H$, $R_4 = CH_3$, $R_5 = H$
Metamfetamin: $R_1 = R_2 = R_3 = H$, $R_4 = R_5 = CH_3$

Entsprechend unterschiedlich sind auch die chemischen Nachweismethoden.

Isoprenalinsulfat

a) Nachweis mit Eisen(III)-chlorid

0,1 ml einer 10%igen Lösung der Substanz in Wasser werden mit 0,9 ml Wasser und 0,05 ml Eisen(III)-chlorid-Lösung R 1 versetzt. Es entsteht eine grüne Färbung, die auf tropfenweisen Zusatz von Natriumhydrogencarbonat-Lösung R in Blau, dann in Rot umschlägt.

Umsetzung: Die phenolischen OH-Gruppen im Isoprenalin reagieren mit Eisen(III)-Ionen in der üblichen Weise. In alkalischer Lösung findet dann vermutlich eine Oxidation zu einem o-Chinon-Derivat statt.

Rotfärbung

b) Nachweis mit Silbernitrat

1 ml einer 10%igen Lösung der Substanz in Wasser wird zu 10 ml verdünnt und mit 0,25 ml Silbernitrat-Lösung R 1 versetzt. Innerhalb von 10 Minuten bildet sich ein feiner, glänzender, grauer Niederschlag; die Lösung färbt sich rosa.

Umsetzung: Isoprenalin reduziert Silbernitrat zu elementarem Silber; die Rotfärbung der Lösung wird durch Oxidationsprodukte des Isoprenalins verursacht (s. o.).

Ephedrin

Chen-Kao-Reaktion

Etwa 10 mg Ephedrin werden in 1 ml Wasser gelöst. Nach Zusatz von 0,2 ml Natriumhydroxid-Lösung 40 % R und 0,2 ml Kupfer(II)-sulfat-Lösung R entsteht eine Violettfärbung. Nach Zusatz von 2 ml Ether R wird geschüttelt, wobei sich die Etherschicht purpurn und die wäßrige Schicht blau färben.

Umsetzung: Es entsteht ein gefärbter, in Ether löslicher Kupfer-Komplex:

Die Versuchsbedingungen sollten genau eingehalten werden; die Etherlöslichkeit des Komplexes ist charakteristisch.

5.3.18 Fette, Öle, Wachse

Fette und Öle sind Gemenge aus Estern des Glycerols mit höheren und mittleren Fettsäuren, geringen Mengen freier Fettsäuren und wechselnden Mengen sog. unverseifbarer Anteile. Das Verhältnis der enthaltenen gesättigten zu den ungesättigten Fettsäuren bestimmt die Konsistenz des Gemisches; Fette enthalten weniger ungesättigte Fettsäuren als Öle; letztere sind bei gewöhnlicher Temperatur flüssig.

Wachse sind Gemische aus Estern höherer Fettsäuren und höherer einwertiger Alkohole, außerdem enthalten sie noch freie Fettsäuren. Neuerdings werden auch Substanzgemische wachsartiger Konsistenz, die zwischen 40 und 100 °C schmelzen und auf die die Definition Ester nur noch z. T. paßt, zu den Wachsen gerechnet.

Zur Charakterisierung von Fetten, Ölen und Wachsen werden physikalische und chemische Kennzahlen herangezogen.

1. Physikalische Kennzahlen

Schmelztemperatur in der offenen Kapillare (Steigschmelzpunkt)

Fette haben keine definierte Schmelztemperatur; beim Erwärmen erweichen und zerfließen sie; man bestimmt die Temperatur des Flüssigwerdens in Form eines Steigschmelzpunktes.

> „Die Temperatur, bei welcher die Substanz zu steigen beginnt, wird als Schmelztemperatur angesehen."

Zur Durchführung wird das Fett in an beiden Enden offene Glaskapillaren gefüllt; eine Kapillare wird an einem Thermometer befestigt, beides wird in ein Becherglas mit Wasser eingetaucht; die Temperatur des Wasserbades wird stetig um etwa 1 °C pro Minute erhöht.

Es wird der Mittelwert aus fünf Messungen verwendet.

Übungsbeispiele: Hartfett, Schweineschmalz

Erstarrungstemperatur am rotierenden Thermometer

Fette, fettähnliche Stoffe und Gemische von Kohlenwasserstoffen zeigen keinen exakten Erstarrungspunkt; das Erstarren zieht sich vielmehr über ein Temperaturintervall hin. Man beobachtet deshalb bei fallender Temperatur, wann die Substanz zu fließen aufhört. Näheres s. S. 220

Übungsbeispiele: Vaselin (s. S. 220), Hartparaffin.

Tropfpunkt

> „Der Tropfpunkt ist die Temperatur, bei der sich der erste Tropfen einer schmelzenden Substanz unter vorgeschriebenen Bedingungen vom Metallnippel des Probegefäßes ablöst".

Man verwendet das Tropfpunktthermometer nach Ubbelohde (s. Abb.), ein Einschlußthermometer mit einem Meßbereich von 0 bis 110 °C, das mit einem Probegefäß zur Aufnahme der Substanz verbunden ist. Das Gerät wird in ein Reagenzglas bestimmter Größe, das als Luftbad dient, gebracht und das wiederum wird in ein Becherglas mit einer geeigneten Badflüssigkeit getaucht. Man erwärmt so, daß von etwa 10 °C unterhalb des zu erwartenden Tropfpunktes an die Temperatur um 1 °C in der Minute steigt.
Als Tropfpunkt gilt der Mittelwert von 3 Bestimmungen.

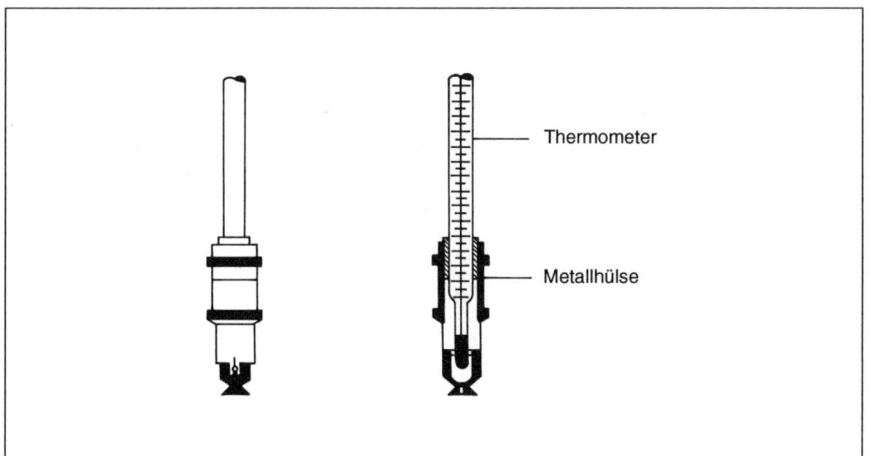

Tropfpunktthermometer nach Ubbelohde

Übungsbeispiele: Wollwachs, Macrogolstearat.

Relative Dichte

s. S. 197.

Übungsbeispiele: Erdnußöl, Sesamöl, Olivenöl, Rizinusöl

Relative Dichte von Wachs

Die Bestimmung erfolgt nach dem sog. *Schwebeverfahren,* bei dem Wachswürfel bestimmter Größe in ein 40%iges Ethanol-Wasser-Gemisch gegeben werden.
Unter Konstanthalten der Temperatur von 20,0 °C wird das Gemisch so lange durch Zugabe von Wasser oder Ethanol verändert, bis die Wachsstücke schweben. Nun wird die relative Dichte des Flüssigkeitsgemisches bestimmt; diese entspricht der relativen Dichte des untersuchten Wachses.
Diese Methode kann auch zur Dichtebestimmung anderer fester Körper dienen.

Übungsbeispiele: Gebleichtes Wachs, Gelbes Wachs

Brechungsindex

s. S. 202

Übungsbeispiele: Sesamöl, Rizinusöl, Schweineschmalz, Kakaobutter

Viskosität

s. S. 218

Übungsbeispiel: Raffiniertes Rizinusöl

Optische Drehung

s. S. 203

Übungsbeispiel: Rizinusöl

Absorption

s. S. 181

Übungsbeispiel: Rizinusöl

Alle Fettkennzahlen → Maßanalytisch

2. Chemische Kennzahlen

Säurezahl

> „Die Säurezahl (SZ) gibt an, wieviel Milligramm Kaliumhydroxid zur Neutralisation der in 1 g Substanz vorhandenen freien Säuren notwendig sind".

Die Säurezahl dient zur Bestimmung der in Fetten und Ölen vorhandenen freien Säuren; sie ist ein Maß für die Reinheit und Frische des Fettes und wird durch die bei Hydrolyse (Zersetzung) entstandenen Fettsäuren erhöht.

Beispiel: Olivenöl

5,0 g Olivenöl wird in 50 ml einer Mischung aus gleichen Volumenteilen Ethanol 96 % R und Ether R gelöst. Das Lösungsmittelgemisch wurde zuvor mit 0,1 N-Kaliumhydroxid-Lösung unter Zusatz von 0,5 ml Phenophthalein-Lösung R 1 neutralisiert.
Wenn das Öl sich gelöst hat, wird mit 0,1 N-Kaliumhydroxid-Lösung bis zur mindestens 15 Sekunden lang bestehenbleibenden Rosafärbung titriert.
1 ml 0,1 N-Kaliumhydroxid-Lösung enthält 5,61 mg KOH.

$$SZ = \frac{n \cdot 5{,}610}{m}$$

n = Verbrauch ml 0,1 N-Kaliumhydroxid-Lösung
m = Einwaage der Substanz in Gramm

Die Säurezahl darf höchstens 2,0 betragen.

Sollte sich das zu untersuchende Fett nicht in dem Ethanol/Ether-Gemisch lösen, so kann auf dem Wasserbad am Rückfluß erwärmt und mit weiterem Gemisch bis zur Lösung versetzt werden. Titriert wird erst, wenn die Lösung wieder erkaltet ist. Scheidet sich während der Titration Substanz ab, so muß durch Zusatz von Lösungsmittelgemisch wieder vollständige Lösung erreicht werden.

Verseifungszahl

> **„Die Verseifungszahl (VZ) gibt an, wieviel Milligramm Kaliumhydroxid zur Neutralisation der freien Säuren und zur Verseifung der Ester von 1 g Substanz notwendig sind".**

Mit der Verseifungszahl werden sowohl die freien als auch die veresterten Säuren der untersuchten Substanz erfaßt, da durch Erhitzen mit Lauge die Ester verseift werden. Sie dient zur Beurteilung von Identität und Reinheit.

Aus der Größe der Verseifungszahl kann man außerdem Rückschlüsse auf die Kettenlänge der veresterten Fettsäuren ziehen. Substanzen mit größerem Gehalt an niedermolekularen Fettsäuren zeigen höhere Verseifungszahlen als solche mit vorwiegend höhermolekularen Fettsäuren, weil im ersteren Fall in der vorgelegten Substanzmenge eine größere Anzahl Säuremoleküle enthalten ist.

Beispiel: Rizinusöl

Etwa 2,0 g werden genau gewogen und in einem 250-ml-Kolben aus Borosilicatglas mit aufsetzbarem Rückflußkühler mit 25,0 ml 0,5 N-ethanolischer Kaliumhydroxid-Lösung und einigen Glaskügelchen versetzt. Man erhitzt 30 Minuten lang auf dem Wasserbad unter Rückfluß zum Sieden. Nach Zusatz von 1 ml Phenolphthalein-Lösung R 1 wird sofort mit 0,5 N-Salzsäure titriert.

Unter gleichen Bedingungen wird ein Blindversuch durchgeführt.

$$VZ = \frac{(n_2 - n_1) \cdot 28,05}{m}$$

n_1 = Verbrauch ml 0,5 N-Salzsäure im Hauptversuch
n_2 = Verbrauch ml 0,5 N-Salzsäure im Blindversuch
m = Einwaage der Substanz in Gramm

1 ml 0,5 N-ethanolische Kaliumhydroxid-Lösung enthält 28,05 mg KOH.
Die Verseifungszahl soll 176 bis 187 betragen.

Esterzahl

> „Die Esterzahl (EZ) gibt an, wieviel Milligramm Kaliumhydroxid zur Verseifung der in 1 g Substanz vorhandenen Ester notwendig sind und errechnet sich aus der Differenz zwischen Verseifungszahl (VZ) und Säurezahl (SZ)."

$$EZ = VZ - SZ$$

Die Esterzahl wird nicht experimentell sondern rechnerisch ermittelt. Sie dient hauptsächlich zur Reinheitsprüfung von Wachsen. Verunreinigungen des Wachses mit Stearinsäure und Harzen würden an einer erhöhten Säurezahl und damit an einer erniedrigten Esterzahl und Verunreinigung z. B. mit tierischen Fetten, wie Talg, könnte an erhöhten Verseifungszahlen erkannt werden.

Eine Bestimmung der Esterzahl bei Fetten und Ölen wäre sinnlos, da bei der Verseifung auch vorhandene Säureanhydride und Lactone erfaßt würden und man keine Auskunft über den wahren Estergehalt erhalten könnte.

Verhältniszahl

> „Die Verhältniszahl ist der Quotient aus Esterzahl und Säurezahl".

Auch die Verhältniszahl wird nur rechnerisch ermittelt. Sie dient ebenfalls der Reinheitsprüfung von Wachsen. Da das Verhältnis von veresterten zu freien Wachssäuren bei reinen Wachsen konstant ist, geben zu hohe oder zu niedrige Verhältniszahlen Hinweise auf Verunreinigungen.

Iodzahl

> „Die Iodzahl (IZ) gibt an, wieviel Gramm Halogen, berechnet als Iod, von 100 g Substanz unter den beschriebenen Bedingungen gebunden werden."

Die Iodzahl charakterisiert den Gehalt an ungesättigten Fettsäuren in Fetten und Ölen und dient damit zur Prüfung auf Identität und Reinheit.

Bei der Einwirkung des Reagenzes Iodmonobromid wird Brom an die Doppelbindung angelagert: *ELEKTROPHILE ADDITION*

$$
\begin{array}{c}
\ce{\overset{\displaystyle \diagup}{\underset{\displaystyle \diagdown}{C}} \\ \| \\ \overset{\displaystyle \diagup}{\underset{\displaystyle \diagdown}{C}}}
\end{array}
+ \ 2\ \text{IBr} \ \longrightarrow \
\begin{array}{c}
\text{H}-\overset{\displaystyle |}{\underset{\displaystyle |}{\text{C}}}-\text{Br} \\
\text{H}-\overset{\displaystyle |}{\underset{\displaystyle |}{\text{C}}}-\text{Br}
\end{array}
+ \ \text{I}_2
$$

Überschüssiges Reagenz wird iodometrisch zurückgemessen:

$$\text{IBr} + \text{I}^{\ominus} \rightarrow \text{I}_2 + \text{Br}^{\ominus}$$

Das gesamte ausgeschiedene Iod wird mit Natriumthiosulfat-Lösung bestimmt.

Die Substanzeinwaage richtet sich nach der Höhe der zu erwartenden Iodzahl und ist dem Arzneibuch zu entnehmen. Als Lösungsmittel wird Chloroform verwendet.

$$I_2 + 2 S_2O_3^{2-} \longrightarrow S_4O_6^{2-} + 2 I^-$$

Beispiel: Rizinusöl

Etwa 0,15 bis 0,25 g Rizinusöl werden genau gewogen und in einem trockenen 250 ml-Iodzahlkolben in 15 ml Chloroform R gelöst. Aus einer Bürette gibt man langsam 25,0 ml Iodmonobromid-Lösung R zu, verschließt den Kolben und bewahrt ihn 30 Minuten lang unter häufigem Umschütteln im Dunkeln auf. Nach Zusatz von 10 ml einer 10%igen Lösung (m/V) von Kaliumiodid R und 100 ml Wasser wird das ausgeschiedene Iod unter kräftigem Umschütteln mit 0,1 N-Natriumthiosulfat-Lösung titriert, bis die Gelbfärbung fast verschwunden ist. Nach Zusatz von 5 ml Stärke-Lösung R wird die Titration tropfenweise und unter kräftigem Umschütteln bis zum Verschwinden der Blaufärbung fortgesetzt.
Unter gleichen Bedingungen wird ein Blindversuch durchgeführt.
1 ml 0,1 N-Natriumthiosulfat-Lösung entspricht 0,01269 g Iod.

Würde bei der Bestimmung für 1 g Substanz 1 ml 0,1 N-Natriumthiosulfat-Lösung verbraucht, so entspräche das 0,01269 g Iod; die Iodzahl wäre dann definitionsgemäß 1,269.

$$IZ = \frac{(n_2 - n_1) \cdot 1{,}269}{m}$$

n_1 = Verbrauch ml 0,1 N-Natriumthiosulfat-Lösung im Hauptversuch
n_2 = Verbrauch ml 0,1 N-Natriumthiosulfat-Lösung im Blindversuch
m = Einwaage der Substanz in Gramm

Die Iodzahl soll 82 bis 90 betragen.

Peroxidzahl

> **„Die Peroxidzahl (POZ) gibt die Peroxidmenge in Milliäquivalenten aktivem Sauerstoff an, die in 1000 g Substanz, gemäß nachstehender Methode bestimmt, enthalten sind."**

Mit Hilfe der Peroxidzahl kann der Frischezustand bzw. der Grad der Verdorbenheit eines Fettes oder fetten Öls geprüft werden.
Peroxide und Hydroperoxide entstehen durch Oxidationsvorgänge, die sich z. B. bei falscher oder zu langer Lagerung der Fette abspielen können; frische Fette enthalten keine Peroxide, falsch gelagerte, ranzige Fette haben eine hohe Peroxidzahl.
Bei der Bestimmung werden Peroxide und Hydroperoxide erfaßt; beide oxidieren in essigsaurer Lösung rasch und quantitativ zugesetztes Iodid zu Iod, das anschließend in der bekannten Weise mit Natriumthiosulfat bestimmt wird:

Beispiel: Rizinusöl

In einen 250-ml Erlenmeyerkolben mit Glasstopfen werden 5,00 g Rizinusöl eingewogen und in 30 ml einer Mischung aus 3 Volumenteilen Essigsäure 98 % R und 2 Volumenteilen Chloroform R unter leichtem Umschwenken gelöst. Diese Lösung wird nach Zugabe von 0,5 ml gesättigter Kaliumiodid-Lösung R genau eine Minute lang geschüttelt, dann mit 30 ml Wasser vesetzt und langsam unter ständigem, kräftigen Umschütteln mit 0,01 N-Natriumthiosulfat-Lösung titriert, bis die Gelfbfärbung fast verschwunden ist. Nach Zusatz von 5 ml Stärke-Lösung R wird die Titration unter kräftigem Umschütteln bis zum Verschwinden der Blaufärbung fortgesetzt.

Unter gleichen Bedingungen wird ein Blindversuch durchgeführt; hierfür dürfen nicht mehr als 0,1 ml 0,01 N-Natriumthiosulfat-Lösung verbraucht werden.

$$POZ = \frac{(n_1 - n_2) \cdot 10}{m}$$

n_1 = Verbrauch ml 0,01 N-Natriumthiosulfat-Lösung im Hauptversuch
n_2 = Verbrauch ml 0,01 N-Natriumthiosulfat-Lösung im Blindversuch
m = Einwaage der Substanz im Gramm

Die Peroxidzahl darf höchstens 5 betragen.

Unverseifbare Anteile

„Als Unverseifbare Anteile werden die Substanzen verstanden und in Prozent (m/m) angegeben, die sich mit einem organischen Lösungsmittel aus einer Lösung der zu untersuchenden Substanz nach deren Verseifung extrahieren lassen und bei 100 bis 105 °C nicht flüchtig sind."

Fette, fette Öle und Wachse enthalten neben freien Fettsäuren und deren Estern noch geringe Mengen von Verbindungen, die mit Alkali nicht verseifbar sind bzw. dabei wasserunlösliche Substanzen liefern; so entstehen z. B. bei der Verseifung von Wachsen wasserunlösliche höhere Alkohole. Bei tierischen Fetten bestehen die unverseifbaren Anteile aus Cholesterin, bei pflanzlichen Fetten aus einem Gemisch verschiedener Sterine. Verfälschungen z. B. durch Mineralöle werden dabei auch erfaßt, so daß die Höhe der unverseifbaren Anteile ein Kriterium für die Reinheit der untersuchten Substanz ist.

Die unverseifbaren Anteile sind bei Wachsen relativ hoch, bei fetten Ölen relativ niedrig.

Soweit das Unverseifbare in Wasser unlöslich, in Ether löslich und bei 105 °C nicht flüchtig ist, wird es unter den Bedingungen dieses Verfahrens erfaßt.

Beispiel: Rizinusöl

Etwa 5,0 g Rizinusöl werden genau gewogen, in einem 250-ml-Kolben mit aufsetzbarem Rückflußkühler mit 50 ml 2 N-ethanolischer Kaliumhydroxid-

Lösung R versetzt und 1 Stunde lang auf dem Wasserbad unter häufigem Umschwenken und Rückfluß erhitzt. Danach wird der Kolbeninhalt unter 25 °C abgekühlt und mit 100 ml Wasser in einen Scheidetrichter gespült. Die Flüssigkeit wird vorsichtig dreimal mit je 100 ml peroxidfreiem Ether R ausgeschüttelt. Die vereinigten Etherauszüge werden in einem weiteren Scheidetrichter mit 40 ml Wasser einige Minuten lang schwach geschüttelt. Nach Trennung der Schichten wird die wäßrige Phase verworfen. Die Etherphase wird zweimal mit je 40 ml Wasser und anschließend abwechselnd dreimal mit je 40 ml einer 3%igen Lösung (m/V) von Kaliumhydroxid R und 40 ml Wasser gewaschen. Die Etherphase wird mit je 40 ml Wasser so lange gewaschen, bis die wäßrige Phase nicht mehr alkalisch gegen Phenolphthalein reagiert. Die Etherphase wird in einen zuvor tarierten Kolben überführt und der Scheidetrichter mit peroxidfreiem Ether R ausgespült.

Der Ether wird vorsichtig abdestilliert und der Rückstand mit 6 ml Aceton R versetzt. Das Lösungsmittel wird mit Hilfe eines Luftstromes sorgfältig entfernt, der Rückstand bei 100 bis 105 °C zur Massenkonstanz getrocknet, in einem Exsikkator erkalten gelassen und gewogen.

$$\text{Unverseifbare Anteile in Prozent} = \frac{100 \cdot a}{m}$$

a = Gewicht des Rückstandes in Gramm
m = Einwaage der Substanz in Gramm

Der Rückstand wird anschließend in 20 ml Ethanol 96 % R gelöst, das zuvor gegen Phenolphthalein-Lösung R neutralisiert wurde, und mit 0,1 N-ethanolischer Natriumhydroxid-Lösung titriert. Falls der Verbrauch an 0,1 N-ethanolischer Natriumhydroxid-Lösung 0,2 ml übersteigt, erfolgte nur eine ungenügende Trennung der Schichten. Der ausgewogene Rückstand kann in solchem Fall nicht als Unverseifbarer Anteil betrachtet werden und die Prüfung ist zu wiederholen.

Hydroxylzahl

„Die Hydroxylzahl (OHZ) gibt an, wieviel Milligramm Kaliumhydroxid der von 1 g Substanz bei der Acetylierung gebundenen Essigsäure äquivalent sind."

Mit der Hydroxylzahl werden alle in einer Substanz oder einem Substanzgemisch vorhandenen acylierbaren Hydroxyl-Gruppen erfaßt.
Sie wird z. B. zur Prüfung von Rizinusöl sowie zur Bestimmung des mittleren Molekulargewichtes von Macrogolen (s. S. 226) herangezogen, wo mit steigendem Molekulargewicht der prozentuale Anteil der Hydroxyl-Gruppen und damit die Hydroxylzahl kleiner werden.
Bei Rizinusöl werden die Hydroxylgruppen der Ricinolsäure, einer 12-Hydroxyölsäure, acyliert; eine geringere als die geforderte Hydroxylzahl weist auf Verunreinigungen des Rizinusöls hin.

Das Arzneibuch gibt *zwei Bestimmungsverfahren* an:

Methode A

Die Substanz wird mit dem Acetylierungsgemisch R 1 aus Acetanhydrid und Pyridin erhitzt, wobei das Pyridin die durch Acetylierung der Hydroxylgruppen freiwerdenden Protonen bindet, wodurch die Reaktion quantitativ ablaufen kann:

Überschüssiges Acetanhydrid wird durch Wasser verseift:

Das in beiden Schritten entstandene Pyridiniumacetat wird mit Kaliumhydroxid-Lösung bestimmt:

Einwaage und Menge des Acetylierungsgemisches richten sich nach der Höhe der zu erwartenden Hydroxylzahl.

Beispiel: Rizinusöl

Etwa 1,0 g Rizinusöl werden genau gewogen und in einem 150-ml-Acetylierungskolben (s. Abb. S. 305) mit aufsetzbarem Luftkühler mit 5,0 ml Acetylierungsgemisch R 1 versetzt.
Der Kolben wird 1 Stunde lang im Wasserbad erhitzt, wobei der Wasserspiegel etwa 2,5 cm über dem Flüssigkeitsspiegel im Kolben gehalten wird. Nach 1 Stunde wird der Kolben aus dem Wasserbad genommen, erkalten gelassen und durch den Kühler mit 5 ml Wasser versetzt.
Eine auftretende Trübung wird durch Zusatz einer ausreichenden Menge Pyridin R beseitigt, wobei das hinzugefügte Volumen an Pyridin festgehalten wird. Nach dem Umschütteln wird erneut 10 Minuten lang im Wasserbad erhitzt und danach abgekühlt. Kühler und Kolbenwand werden mit 5 ml Ethanol 96 % R, das zuvor gegen Phenolphthalein-Lösung R 1 neutralisiert wurde, abgespült. Nach Zusatz von 0,2 ml Phenolphthalein-Lösung R 1 wird mit 0,5 N-ethanolischer Kaliumhydroxid-Lösung titriert. Unter denselben Bedingungen wird ein Blindversuch durchgeführt.

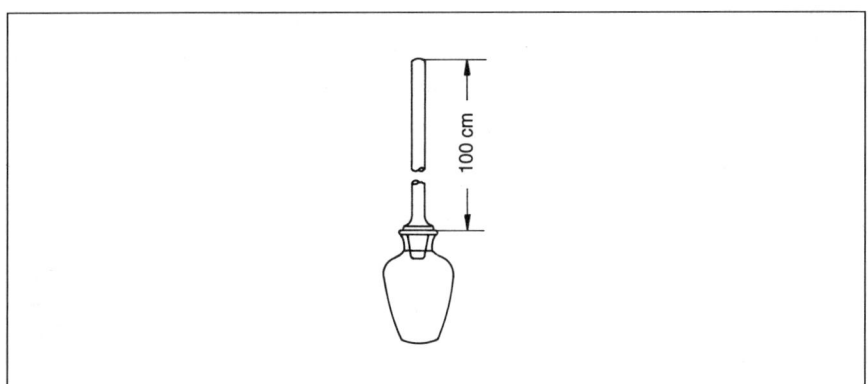

Acetylierungskolben

$$OHZ = \frac{(n_2 - n_1) \cdot 28{,}05}{m} + SZ$$

n_1 = Verbrauch ml 0,5 N-ethanolische Kaliumhydroxid-Lösung im Hauptversuch

n_2 = Verbrauch ml 0,5 N-ethanolische Kaliumhydroxid-Lösung im Blindversuch

m = Einwaage der Substanz in Gramm

28,05 = 0,5 molare Masse KOH (vgl. Definition)

Im Hauptversuch wird auch die vorhandene freie Säure miterfaßt und mit n_1 abgezogen; deshalb wird sie dem Endergebnis als SZ wieder hinzugerechnet.

Die ermittelte Hydroxylzahl soll mindestens 150 betragen.

Methode B

Die Substanz wird mit einer Mischung aus Propionsäureanhydrid 4-Toluolsulfonsäure und Essigsäure 98% versetzt (Propionsäureanhydrid-Reagenz). Propionsäureanhydrid ist in Gegenwart von 4-Toluolsulfonsäure ein starkes Acylierungsmittel:

Nicht verbrauchtes Säureanhydrid wird anschließend mit überschüssigem Anilin in Cyclohexan und Essigsäure 98% zu Anilinpropionat und Propionylanilid umgesetzt:

Die Propionat-Ionen werden mit 0,1 N-Perchlorsäure titriert.
Die Einwaage richtet sich nach der Anzahl der in der Substanz enthaltenen Hydroxylgruppen.

Beispiel: Da diese Methode im DAB 1996 z.Zt. noch nicht zur Anwendung kommt, wird hier nur eine allgemeine Vorschrift gegeben.

Die einzuwiegende Menge Substanz ist abhängig von der Anzahl der enthaltenen Hydroxylgruppen.
Die Substanz wird in einem vollkommen trockenen 5-ml-Erlenmeyerkolben mit 2,0 ml Propionsäureanhydrid-Reagenz R versetzt; der Kolben wird mit einem geeigneten Kunststoffstopfen verschlossen, bis zur Lösung der Substanz langsam umgeschwenkt und 2 Stunden lang bei Raumtemperatur gehalten. Der Kolben wird geöffnet und mit Inhalt in einen 500-ml-Weithalserlenmeyerkolben gebracht, der 25,0 ml einer 0,9%igen Lösung von Anilin R in Cyclohexan R und 30 ml Essigsäure 98 % R enthält. Nach dem Umschütteln läßt man 5 Minuten bei Raumtemperatur stehen, versetzt mit 0,05 ml Kristallviolett-Lösung R und titriert mit 0,1 N-Perchlorsäure bis zum Farbumschlag nach Smaragdgrün.
Unter gleichen Bedingungen wird ein Blindversuch durchgeführt.

$$OHZ = \frac{(n_1 - n_2) \cdot 5,610}{m}$$

n_1 = Verbrauch ml 0,1 N-Perchlorsäure im Hauptversuch
n_2 = Verbrauch ml 0,1 N-Perchlorsäure im Blindversuch
m = Einwaage der Substanz in Gramm
5,610 = 0,1 molare Masse KOH (vgl. Definition)

Enthält die untersuchte Substanz *Wasser,* so wird der prozentuale Gehalt mit Hilfe der Karl-Fischer-Methode (s. S. 172) bestimmt.

Die Hydroxylzahl wird dann nach folgender Formel berechnet:

OHZ = gefundene OHZ $- 31,1 \cdot y$

y = Prozent-Gehalt an Wasser

Prüfung auf Baumwollsamenöl

Pflanzliche und tierische Fette sind bisweilen mit Baumwollsamenöl verunreinigt. Dieses Baumwollsamenöl enthält geringe Mengen an Cyclopropylidencarbonsäuren

$n = 6$: Malvaliasäure
$n = 7$: Sterculsäure

die bei dieser Prüfung, der sog. *Halphen-Reaktion,* durch Erhitzen mit einer Lösung von Schwefel in Schwefelkohlenstoff und Isoamylalkohl unter Rotfärbung nachgewiesen werden.
Der Reaktionsmechanismus ist noch ungeklärt.

Durchführung:

2,0 g Substanz werden mit einer Mischung aus 1,0 ml Isoamylalkohol R und 1,0 ml einer 1%igen Lösung von Schwefel RN in Schwefelkohlenstoff R im Wasserbad von 70 bis 80°C unter Rückfluß und öfterem Umschütteln 5 Minuten lang erwärmt.
Anschließend wird mit abgestellter Kühlung in einem Bad von 110 bis 115°C weiter erwärmt; innerhalb von 2 Stunden darf dabei keine Rotfärbung eintreten.

Prüfung auf Verdorbenheit

Neben der Peroxidzahl läßt das Arzneibuch eine halbquantitative Bestimmung durchführen.
Die Prüfung auf Verdorbenheit, auch *Kreis-Reaktion* genannt, ist eine Reinheitsprüfung auf Malondialdehyd, der bei der Autoxidation der Fette als Zerfallsprodukt der Peroxidverbindungen (s. S. 301) entsteht.
Malondialdehyd kondensiert dabei in saurer Lösung mit Resorcin zu einem roten Polymethinfarbstoff:

Mit Hilfe einer Vergleichslösung bestimmter Konzentration an $KMnO_4$ wird die zulässige Farbtiefe begrenzt.

Beispiel: Kakaobutter

1,00 g Kakaobutter wird 1 Minute lang mit 1 ml Salzsäure 36% R und anschließend 5 Sekunden lang mit 1 ml Resorcin-Lösung R geschüttelt. Nach 5 Minuten darf die wäßrige Schicht nicht stärker gefärbt sein als 1 ml einer Mischung von 0,05 ml 0,01 N-Kaliumpermanganat-Lösung mit 9,95 ml Wasser.

Weitere Prüfungen, die das DAB 1996 bei Fetten, Ölen und Wachsen vornehmen läßt, sind:

Identifizierung fetter Öle durch Dünnschichtchromatographie

Die Prüfung wird dünnschichtchromatographisch durchgeführt, wobei mit Kieselgur beschichtete und mit Paraffin imprägnierte Platten verwendet werden.
Ein sicherer Nachweis der Öle gelingt nach diesem Verfahren nicht; man erhält nur orientierende Hinweise.

Beispiele: Erdnußöl, Mandelöl, Olivenöl, Sesamöl

Alkalisch reagierende Substanzen in fetten Ölen

Pflanzliche Öle können aus dem Vorgang des Entsäuerns bei der Raffination alkalisch reagierende Verunreinigungen enthalten, die durch eine Grenztitration bestimmt werden, wobei der Säureverbrauch bis zum Erreichen eines pH-Wertes von 2,8 gemessen wird.

Beispiel: Mandelöl

In einem Reagenzglas werden 10 ml frisch destilliertes Aceton R mit 0,3 ml Wasser und 0,05 ml einer 0,04%igen Lösung (m/V) von Bromphenolblau R in Ethanol 96% R versetzt. Die Mischung wird, falls erforderlich, mit 0,01 N-Salzsäure oder 0,01 N-Natriumhydroxid-Lösung neutralisiert. Nach Zusatz von 10 ml Mandelöl wird geschüttelt und stehengelassen.
Bis zum Farbumschlag nach Gelb in der oberen Schicht dürfen höchstens 0,1 ml 0,01 N-Salzsäure verbraucht werden.

Antioxidantien in fetten Ölen

Die Prüfung erfolgt mit Hilfe der Dünnschichtchromatographie unter Verwendung von Kieselgel G-Platten.

Prüfung fetter Öle auf fremde Öle durch Dünnschichtchromatographie

Die Prüfung erfolgt mit Hilfe der Dünnschichtchromatographie unter Verwendung von Kieselgur G-Platten, die mit Paraffin getränkt werden.

Prüfung fetter Öle auf fremde Öle durch Gaschromatographie

Die Prüfung erfolgt über die Methylester der in dem zu untersuchenden Öl enthaltenen Fettsäuren mit Hilfe der Gaschromatographie.

Beispiele: Erdnußöl, Mandelöl, Olivenöl, Sesamöl

5.4 Allgemeine Reinheitsprüfungen

In den Monographien des gültigen Arzneibuches findet man eine Reihe allgemeiner Reinheitsprüfungen, die immer wieder angewendet werden; eine Auswahl ist hier zusammengestellt.

Aussehen der Lösung

In einer universellen Reinheitsprobe läßt das Arzneibuch das „Aussehen der Lösung" prüfen und macht genaue Angaben über die Klarheit oder Opaleszenz von farblosen Lösungen bzw. über die Färbung von Lösungen. Es handelt sich um einen visuellen Vergleich von Prüf- und Vergleichslösung, wobei die Methoden weitgehend standardisiert sind.

Prüfung auf Klarheit und Opaleszenz von Flüssigkeiten

In zwei identischen Neßler-Zylindern aus farblosem, durchsichtigen Neutralglas mit einem inneren Durchmesser von 15 bis 25 mm und mit flachem Boden wird die zu prüfende Flüssigkeit oder Lösung mit einer frisch herzustellenden Referenzsuspension in einer Schichtdicke von 40 mm verglichen. 5 Minuten nach der Herstellung der Referenzsuspension werden die Flüssigkeiten in vertikaler Durchsicht gegen einen dunklen Untergrund und bei diffusem Tageslicht geprüft.

Eine Flüssigkeit wird als *klar* bezeichnet, wenn die Klarheit derjenigen von Wasser oder des verwendeten Lösungsmittels entspricht oder wenn die Flüssigkeit nicht stärker opalesziert als die Referenzsuspension I.

Die Intensität einer Opaleszenz wird mit Hilfe von Vergleichslösungen, den Referenzsuspensionen, ermittelt.

Die Referenzsuspensionen I bis IV werden frisch hergestellt durch Verdünnen einer Opaleszenz-Referenzsuspension mit unterschiedlichen Mengen Wasser.
Die Opaleszenz-Referenzsuspension wird bei Bedarf frisch hergestellt aus einer Opaleszenz-Stammsuspension und Wasser. Die Opaleszenz-Stammsuspension enthält Hydrazinsulfat und Methenamin. Durch Polykondensation entstehen wahrscheinlich kettenförmige Polymere, die die gewünschte Trübung verursachen.

Beispiele: Eisen(II)-sulfat, Theophyllin

Prüfung auf Färbung von Flüssigkeiten

Die Prüfung der Farbstärke einer Flüssigkeit oder Lösung im Bereich der Farben Braun, Gelb, Rot wird nach einer der beiden folgenden Methoden durchgeführt.

Farblos bedeutet, daß die Flüssigkeit das Aussehen von Wasser oder des Lösungsmittels hat oder nicht stärker gefärbt ist als die stärkste Verdünnung (B_9) der Farbvergleichslösungen des Arzneibuches.

Methode 1: 2,0 ml der zu prüfenden Flüssigkeit werden mit 2,0 ml Wasser, Lösungsmittel oder Farbvergleichslösung, die das DAB 1996 vorschreibt, in identischen, farblosen, durchsichtigen Reagenzgläsern aus Neutralglas von 12 mm äußerem Durchmesser verglichen. Die Beurteilung erfolgt bei diffusem Tageslicht in horizontaler Durchsicht gegen einen weißen Hintergrund.

Methode II: Die zu prüfende Lösung wird mit Wasser, Lösungsmittel oder Farbvergleichslösung, die das DAB 1996 vorschreibt, in einer Schichtdicke von 40 mm in identischen, farblosen, durchsichtigen Neßler-Zylindern aus Neutralglas von 15 bis 25 mm innerem Durchmesser verglichen. Die Beurteilung erfolgt bei diffusem Tageslicht in vertikaler Durchsicht gegen einen weißen Untergrund.

Die Farbvergleichslösungen werden folgendermaßen hergestellt:

1. Es werden Stammlösungen hergestellt: Gelb (Eisen(III)-chlorid), Rot (Cobalt(II)-chlorid) und Blau (Kupfer(II)-sulfat).

2. Der Gehalt dieser Lösungen wird durch iodometrische Titration ermittelt und durch anschließende Verdünnung eingestellt.

3. Aus den drei Stammlösungen werden durch Mischen und Zusatz von Salzsäure fünf Farbreferenzlösungen hergestellt: Braun, Bräunlich-Gelb, Gelb, Grünlich-Gelb und Rot.

4. Aus den fünf Farbreferenzlösungen werden die Farbvergleichslösungen durch unterschiedlich starkes Verdünnen mit Salzsäure hergestellt.

Die Prüflösung wird mit der oder den in der Monographie angegebenen Farbvergleichslösungen verglichen.

Da die Intensität der Färbungen gering gehalten ist, lassen sich bei einiger Übung Farbton-Unterschiede gut erkennen.

Beispiele: Methode I: Natriumcarbonat-Monohydrat
Methode II: Wasserfreie Citronensäure

Prüfung auf oxidierbare Verunreinigungen

Oxidierbare Verunreinigungen entfärben Kaliumpermanganat-Lösungen, weil die violetten Permanganat-Ionen zur 4- bzw. 2-wertigen Stufe des Mangans reduziert werden können.

In alkalischer Lösung: $MnO_4^{\ominus} + 2\ H_2O + 3\ e^{\ominus} \rightarrow \underset{\text{braun}}{MnO_2} + 4\ OH^{\ominus}$

In saurer Lösung: $MnO_4^{\ominus} + 8\ H^{\oplus} + 5\ e^{\ominus} \rightarrow \underset{\text{farblos}}{Mn^{2\oplus}} + 4\ H_2O$

Beispiel: Benzoesäure

0,2 g Substanz werden in 10 ml siedendem Wasser gelöst. Die Lösung wird gekühlt, geschüttelt und filtriert. Das Filtrat wird mit 1 ml Schwefelsäure 10 % R und 0,2 ml 0,1 N-Kaliumpermanganat-Lösung versetzt. Die Lösung muß nach 5 Minuten noch rosa gefärbt sein.
Bei einer Entfärbung würden oxidierbare Verunreinigungen vorliegen.

Prüfung auf reduzierende Verunreinigungen

Auf reduzierende Verunreinigungen läßt das Arzneibuch mit unterschiedlichen Methoden prüfen.

a) Nachweis mit Silbernitrat

Silberionen werden von reduzierenden Verunreinigungen in ammoniakalischer Lösung zu metallischem Silber reduziert.

Beispiel: Aceton

50 ml Aceton werden mit Wasser zu 100 ml verdünnt. 20 ml dieser Verdünnung und 5 ml ammoniakalische Silbernitrat-Lösung R werden in einem mit Glasstopfen verschlossenen Zylinder vor Licht geschützt stehengelassen. Nach 30 Minuten darf die Mischung nicht stärker gefärbt sein als 25 ml einer definierten Farbvergleichslösung.

b) Nachweis mit Kaliumpermanganat

Ebenso wie oxidierbare können natürlich auch reduzierende Verunreinigungen mit Kaliumpermanganat-Lösung nachgewiesen werden (vgl. S. 310).

Beispiel: Natriumacetat

1,0 g Substanz wird in 100 ml siedendem Wasser gelöst. Nach Zusatz von 5 ml Schwefelsäure 10 % R und 0,5 ml 0,01 N-Kaliumpermanganat-Lösung wird gemischt und 5 Minuten lang vorsichtig zum Sieden erhitzt. Die Lösung muß rosa gefärbt bleiben. Bei Anwesenheit von reduzierenden Substanzen verschwindet die Permanganat-Färbung.

c) Nachweis mit Fehlingscher Lösung

Ein bekanntes Reagenz zur Prüfung auf reduzierende Substanzen ist Fehlingsche Lösung, die aus zwei Teillösungen besteht (s. S. 323):

Lösung I: Kupfersulfat in Wasser
Lösung II: Kaliumnatriumtartrat und Natriumhydroxid in Wasser.

Bei Bedarf werden gleiche Volumenteile Lösung I und II gemischt; man erhält eine Lösung von Kupfer(II)-hydroxid in Kaliumnatriumtartrat-Lösung, die das Kupfer als Tartrato-Komplex in Lösung hält.
Das 2-wertige Kupfer wird beim Erwärmen mit einem Reduktionsmittel zu 1-wertigem Kupfer reduziert, das keinen löslichen Tartrato-Komplex bildet und als gelb-rotes Kupfer(I)-oxid ausfällt.

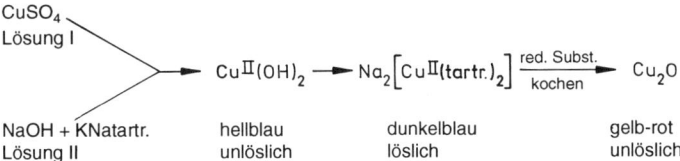

Beispiel: Milchsäure

Prüflösung: 5,0 g Substanz werden in 42 ml 1 N-Natriumhydroxid-Lösung
   gelöst und mit Wasser zu 50 ml verdünnt.

1 ml Prüflösung wird mit 1 ml 1 N-Salzsäure angesäuert, zum Sieden erhitzt (Hydrolyse von evtl. vorh. Rohrzucker, Stärke etc.) und nach dem Erkalten mit 1,5 ml 1 N-Natriumhydroxid-Lösung und 2 ml Fehlingscher Lösung R versetzt. Entsteht nach erneutem Erhitzen zum Sieden ein roter oder grünlicher Niederschlag, so liegt eine Verunreinigung mit reduzierenden Substanzen vor.

d) Nachweis mit Kaliumdichromat

Das sechswertige Chrom im Dichromat wird in saurer Lösung durch reduzierende Substanzen zum dreiwertigen, grünen Chrom reduziert:

$$Cr_2O_7^{2\ominus} + 14\ H^{\oplus} + 6\ e^{\ominus} \rightarrow 2\ Cr^{3\oplus} + 7\ H_2O$$

Verwendet man zum Nachweis eine definierte Menge Kaliumdichromat, z. B. in Form einer Normallösung, so läßt sich nicht verbrauchtes Dichromat iodometrisch zurückmessen; der Nachweis wird dadurch zu einer quantitativen Bestimmung der beteffenden Verunreinigung (s. S. 145).

Beispiel: Essigsäure 99 %

5,0 ml Substanz werden mit 10,0 ml Wasser gemischt. 5,0 ml dieser Lösung werden mit 6 ml Schwefelsäure 96 % R und nach dem Abkühlen mit 2,0 ml 0,1 N-Kaliumdichromat-Lösung versetzt. Nach 1 Minute wird mit 25 ml Wasser verdünnt, 1 ml einer frisch hergestellten 10%igen Lösung (m/V) von Kaliumiodid R zugesetzt und mit 0,1 N-Natriumthiosulfat-Lösung unter Zusatz von 1,0 ml Stärke-Lösung R titriert.
Werden bis zum Farbumschlag mindestens 1,0 ml 0,1 N-Natriumthiosulfat-Lösung verbraucht, so liegt keine Verunreinigung mit reduzierenden Substanzen vor.
In Einzelfällen läßt das Arzneibuch auch noch andere Prüfmethoden anwenden, z. B. die Iod-Stärke-Reaktion oder die Tetrazolblau-Methode, die aber keine universelle Bedeutung in diesem Zusammenhang haben.

Prüfung auf sauer oder alkalisch reagierende Verunreinigungen

Die Prüfung wird nach verschiedenen, der jeweiligen Substanz entsprechenden Methoden durchgeführt.

a) Mit Hilfe *eines Indikators* wird ein bestimmter pH-Bereich zur sauren bzw. zur alkalischen Seite hin abgegrenzt, in dem sich die zu prüfende Substanz bewegen darf.

Beispiel: Phenol

Prüflösung: 1,0 g Substanz wird in Wasser zu 15 ml gelöst.

2 ml Prüflösung müssen nach Zusatz von 0,05 ml Methylorange-Lösung R gelb und dürfen nicht rot gefärbt sein.

Methylorange schlägt bei einem pH-Wert unterhalb von 4,4 nach Rot um; die Prüflösung soll also einen pH-Wert über 4,4 haben.

b) Der zulässige pH-Bereich kann auch durch *zwei verschiedene Indikatoren* festgelegt werden.

Beispiel: Gereinigtes Wasser

In einem Kolben aus Borosilikatglas werden 10 ml Substanz frisch ausgekocht, abgekühlt und mit 0,05 ml Methylrot-Lösung R versetzt. Die Lösung darf sich nicht rot färben. 10 ml Substanz werden mit 0,1 ml Bromthymolblau-Lösung R 1 versetzt. Die Lösung darf sich nicht blau färben.

Methylrot hat einen Umschlagsbereich von pH 4,4 (rot) bis 6,0 (gelb), Bromthymolblau einen von pH 5,8 (gelb) bis 7,4 (blau). Das Arzneibuch fordert für das untersuchte Wasser einen pH-Wert von etwa 6.

c) Die unter a) und b) beschriebenen Verfahren können noch durch die Forderung erweitert werden, daß auf Zusatz einer bestimmten Menge Säure oder Base oder von beiden die Grenzfarben der Indikatoren auftreten müssen.

Mit Hilfe dieser Methode, die als *Grenztitration* bezeichnet wird, kann gleichzeitig der maximal zulässige Gehalt alkalisch oder sauer reagierender Verunreinigungen festgelegt werden.

Beispiel: Ammoniumchlorid

Prüflösung: 10,0 g Substanz werden in Wasser zu 100 ml gelöst.
10 ml Prüflösung werden mit 0,05 ml Methylrot-Lösung R versetzt. Bis zum Farbumschlag dürfen nicht mehr als 0,5 ml 0,01 N-Salzsäure oder 0,01 N-Natriumhydroxid-Lösung verbraucht werden.

Der pH-Wert der Prüflösung wird durch den Umschlagsbereich des Methylrots auf pH 4,4 bis 6,0 begrenzt.

Beispiel: Coffein

Prüflösung: 0,5 g Substanz werden unter Erhitzen in 50 ml destilliertem, kohlendioxidfreiem Wasser R gelöst. Die Lösung wird abgekühlt und mit demselben Lösungsmittel zu 50 ml verdünnt.

10 ml Prüflösung werden mit 0,05 ml Bromthymolblau-Lösung R 1 versetzt; die Lösung muß grün oder gelb gefärbt sein. Bis zum Farbumschlag nach Blau dürfen höchstens 0,2 ml 0,01 N-Natriumhydroxid-Lösung verbraucht werden.

Bromthymolblau schlägt bei pH 7,4 nach Blau um. Eine sofortige Blaufärbung zeigt unzulässige Mengen alkalisch reagierender Verunreinigungen an; werden mehr als 0,2 ml 0,01 N-Natriumhydroxid-Lösung verbraucht, liegen sauer reagierende Verunreinigungen vor.

Verhalten gegen Schwefelsäure

Viele organische Substanzen verkohlen unter Wasserabspaltung, wenn sie mit konzentrierter Schwefelsäure geschüttelt oder erwärmt werden; die Reaktionsprodukte bewirken eine Färbung der Prüflösung. Den Grad der Färbung kann man gegen eine Vergleichslösung messen.

Beispiel: Natriumcitrat

0,20 g gepulverte Substanz werden mit 10 ml Schwefelsäure 96 % R versetzt und 1 Stunde lang im Wasserbad bei 90 ± 1°C erhitzt. Nach raschem Abkühlen darf die Lösung nicht stärker gefärbt sein als eine nach Vorschriften des Arzneibuches herzustellende Farbvergleichslösung.

Bermerkung: Die für diese Prüfung verwendeten Geräte müssen vorher mit konzentrierter Schwefelsäure gereinigt werden.

Prüfung auf alkaliunlösliche und säureunlösliche Verunreinigungen

Von der Herstellung her können Arzneistoffe Verunreinigungen enthalten, die in Basen bzw. Säuren unlöslich sind. Zur Prüfung wird die Substanz mit der vorgeschriebenen Menge Säure bzw. Base geschüttelt, nicht aber erwärmt, wenn dieses nicht ausdrücklich angegeben ist.

Beispiel: Sulfaguanidin

1,0 g Substanz muß sich in einer Mischung von 6 ml Salpetersäure 12,5 % R und 8 ml Wasser klar lösen.

Prüfung auf organische Stoffe

Sind anorganische Arzneistoffe mit organischen Substanzen verunreinigt, so verbrennen oder verkohlen letztere beim Erhitzen und verleihen dem Rückstand eine dunkle Färbung.

Beispiel: Borsäure

Beim Erhitzen bis zur dunklen Rotglut darf sich die Substanz nicht dunkel färben.

6 Harnuntersuchungen

Physiologisch-chemische Untersuchungen, die im Apotheken-Laboratorium durchgeführt werden, verwenden als Untersuchungsmaterial in den meisten Fällen Harn, in geringerem Umfang auch Blut.
Harnuntersuchungen können verschiedenen Zwecken dienen:

● Vorfelddiagnostik
● Routineuntersuchung
● Therapie-Kontrolle
● Selbstkontrolle
● Vorsorgeuntersuchung
● Schwangerschafts-Diagnostik

Zuverlässige Aussagen über pathologische Veränderungen im Harn lassen sich mit konventionellen naßchemischen Methoden durchführen; allerdings nehmen die trockenchemischen Verfahren mit Teststreifen, die mit einfacher Handhabung schnelle und zuverlässige Ergebnisse liefern, einen zunehmend größeren Raum ein. Teststreifenergebnisse sollten bei positivem Ausfall Anlaß für eine ärztliche bzw. klinische, intensive Abklärung sein.

Ihrer derzeitigen Bedeutung entsprechend sollen die modernen Teststreifenmethoden hier in der Hauptsache besprochen werden; die wichtigsten konventionellen Methoden werden zur Ergänzung aufgeführt.

Zusammensetzung des Harns

Die in 24 Stunden ausgeschiedene Harnmenge beträgt je nach Flüssigkeitszufuhr bzw. -verlust bei Männern ca. 1500 bis 2000 ml, bei Frauen ca. 1200 bis 1700 ml. Die physiologischen Grenzwerte liegen zwischen 500 und 3000 ml.

Der normale Harn enthält ca. 4 % feste Bestandteile und 96 % Wasser; die festen Bestandteile bestehen zu 60 % aus organischen und zu 40 % aus anorganischen Stoffen.

Natürliche Harnbestandteile

Anorganisch: Natrium-, Kalium-, Ammonium-, Calcium-, Magnesiumsowie Chlorid-, Phosphat- und Sulfationen (insgesamt 20–30 g pro Tag)

Organisch: Harnstoff, Harnsäure, Kreatinin, Hippursäure, u. a. (insgesamt 25–40 g pro Tag)

Pathologische Harnbestandteile

Eiweiß, Zucker, Ketonkörper, Gallenfarbstoffe, Blut, Nitrit

Probengewinnung

Die Harnanalyse liefert nur dann brauchbare Resultate, wenn bei der Gewinnung und Aufbewahrung der Harnproben mögliche Fehlerquellen ausgeschlossen werden.

Die verwendeten Sammelgefäße müssen absolut sauber sein; empfehlenswert sind Einmalgefäße.

Für die meisten Untersuchungen hat sich der erste Morgenharn bewährt. Für quantitative Analysen ist der Harn als Sammelharn während eines bestimmten Zeitraumes vollständig zu sammeln. Die Harnuntersuchung soll so bald wie möglich, spätestens aber 4 Stunden nach der Gewinnung durchgeführt werden.

Veränderungen von Untersuchungs-Harn können verlangsamt werden, wenn die Aufbewahrung in einem geschlossenen Gefäß im Kühlschrank erfolgt. Zur Konservierung kann man die Oberfläche mit einem dünnen Film von Toluol bedecken.

Aufbau und Handhabung von Teststreifen

Teststreifen sind in der Regel so aufgebaut, daß auf einer Trägerfolie eine dünne Schicht von Saugpapier liegt, damit überschüssiger Harn gebunden werden kann. Über dem Saugpapier befindet sich ein mit den entsprechenden Reagenzien getränktes Papier, die sog. Reaktionszone. Diese ist durch eine dünne Membran abgedeckt, die die Reaktionszone schützt, aber auch gewährleistet, daß der Harn rasch und gleichmäßig in die Testzone eindringt, damit die Reaktion ablaufen kann.

Zur Messung wird die Reaktionszone des Teststreifens kurz (maximal 1 Sekunde) in den Harn eingetaucht und sofort wieder herausgezogen. Überschüssiger Harn wird vom Rand des Teststreifens gegen die Behälterwand abgestreift.

Bei der Selbstkontrolle kann der Teststreifen kurz in den Harnstrahl gehalten werden; der überschüssige Harn wird einfach abgeschüttelt.

Die Reaktionszonen werden mit der mitgelieferten Farbskala verglichen, wobei die angegebene Reaktionszeit genau eingehalten werden muß.

Die manuelle bzw. visuelle Auswertung der Teststreifen durch Vergleich der Farbentwicklung eines Testfeldes mit Referenzfarbtafeln beinhaltet natürlich eine gewisse Variationsbreite.

Um dieses zu vermeiden, wurden mechanisierte Ablesegeräte entwickelt, in denen die Testfelder der Teststreifen photometrisch ausgewertet werden.

Der mit Harn benetzte Teststreifen wird in das Gerät gebracht; die Farbänderungen der Testfelder werden mit Hilfe eines Remissionsphotometers gemessen. Die dabei ermittelten Daten sind unabhängig von der Beobachtung der untersuchenden Person und der jeweils herrschenden Lichtqualität. Die Daten werden automatisch den Konzentrationsbereichen bzw. Konzentrationsklassen zugeordnet. Das Meßergebnis kann abgelesen bzw. ausgedruckt werden.

Die Geräte erlauben eine objektive Auswertung sowie eine einfache Dokumentation.

6.1 Allgemeine Untersuchungen

Farbe

Die Farbe des normalen Harns ist im allgemeinen abhängig von der Konzentration; sie wird beeinflußt durch die Reaktion, wobei alkalischer Harn blaßgelb und saurer Harn dunkelgelb gefärbt ist, sowie durch pathologische Bestandteile, wie z. B. Blut und Gallenfarbstoffe, und durch Arzneistoffe.
Zur Farb-Prüfung betrachtet man den Harn in einer Schicht von 10–20 cm bei durchfallendem und auffallendem Licht:

z.B.:

Normaler Harn:	hellgelb bis goldgelb
Diabetes:	farblos bis blaßgelb
Blutfarbstoff:	rosa- bis dunkelbraunrot (gefärbter Schaum)
Gallenfarbstoffe:	grüngelb bis braungelb (gefärbter Schaum)
Fieberhafte Erkrankungen:	dunkelgelb bis gelbrot

Durchsichtigkeit, Trübung

Normaler, frischer Harn ist klar und durchsichtig; bei längerem Stehen bildet sich ein leichter Bodensatz.
Trübe entleerter Harn ist als pathologisch zu betrachten.

Durch einfache Reaktionen lassen sich die Ursachen der Trübung evtl. ermitteln:

Dazu werden einige ml des trüben Harns vorsichtig erhitzt:
1. Die Trübung verschwindet beim Erwärmen - saure Urate, die bereits bei Körpertemperatur löslich sind
2. Die Trübung bleibt beim Erwärmen bestehen, aber
   a) löslich in Essigsäure 12 % R: Phosphate, Carbonate, Ammoniumurat
   b) unlöslich in Essigsäure, löslich in Salzsäure 11 % RN: Calciumoxalat
   c) löslich in Kaliumhydroxid-Lösung 20 % RN: Harnsäure
   d) auf Zusatz von Kaliumhydroxid-Lösung entsteht Gerinnsel, das beim Erhitzen koaguliert: Eiter

Geruch

Normaler, frischer Harn riecht bouillonartig; der Geruch wird durch Speisen und Getränke sowie durch Arzneistoffe beeinflußt (z. B. Spargelharn). Pathologische Harne können ammoniakalisch, faulig-jauchig, nach Schwefelwasserstoff oder auch obstartig riechen.

Spezifisches Gewicht

Das spezifische Gewicht des Harns ist von der Gewichtsmenge der darin gelösten Substanzen, vor allem Harnstoff und anorganische Salze, abhängig.

Normaler Harn zeigt einen Wert von 1,016 bis 1,022 bei normaler Ernährung und normaler Flüssigkeitsaufnahme. Werte unter 1,005 bzw. über 1,030 müssen als pathologisch bezeichnet werden.

a) Bestimmung mit dem Urometer

Urometer sind für die Harnuntersuchung konstruierte Aräometer, die meist auf 15°C geeicht sind und einen Skalenbereich von 1,000 bis 1,060 umfassen. Entspricht die Harntemperatur nicht der Eichtemperatur, so ist eine Korrektur des Meßwertes erforderlich; dazu werden für je +3°C 0,001 Einheiten zum abgelesenen Wert addiert, für je −3°C 0,001 Einheiten subtrahiert.

Durchführung: Der Harn wird klar filtriert und in einen Glaszylinder gebracht, der so groß ist, daß das Urometer frei schwimmen kann. Etwaiger Schaum auf der Oberfläche wird mit Filtrierpapier entfernt.
Die Ablesung erfolgt in Höhe des unteren Flüssigkeitsmeniskus. Außerdem wird die Temperatur des Harns im Glaszylinder gemessen.

Beispiel:

Eichtemperatur:	+ 15°C
Harntemperatur:	+ 21°C, d. h. 6°C über der Eichtemperatur
abgelesenes spezifisches Gewicht:	1,025
Korrekturfaktor:	+2 × 0,001 = +0,002
korrigiertes spezifisches Gewicht:	1,027

b) Bestimmung mit Multistix® 10 SG[1]

Eine halbquantitative Bestimmung des spezifischen Gewichtes kann auch mit Hilfe von Teststreifen durchgeführt werden.

Grundlage: Das Reagenzpapier ist in alkalischer Lösung mit einem Ionenaustauscher und dem Farbindikator Bromthymolblau getränkt. Bei der Messung werden die freien Kationen des Harns gegen Protonen ausgetauscht; dadurch sinkt der pH-Wert und der Indikator schlägt von blau (spezifisches Gewicht = 1,000) nach gelb (spezifisches Gewicht = 1,030) um, und zwar um so stärker, je mehr Kationen der Harn enthält. Zwischen der blauen und der gelben Farbe liegende Grüntöne werden in 0,005-Abständen geschätzt.

---

[1] Bayer Diagnostic GmbH, München

Der pH-Wert des Harns hat Einfluß auf die Messung; liegt der pH-Wert über 6,5, so muß das Ergebnis um 0,005 erhöht werden.

Durchführung: Ein Teststreifen Multistix® 10 SG, der insgesamt zehn verschiedene Testzonen enthält, wird kurz (etwa eine Sekunde lang) in den frischen, gut durchmischten Harn getaucht. Anschließend wird der Teststreifen mit der Kante am Gefäßrand abgestreift, um überschüssigen Harn zu entfernen. Der Teststreifen wird waagerecht gehalten.
Der Farbvergleich zwischen Testzone und Farbskala erfolgt bei einer halbquantitativen Bestimmung nach 45 Sekunden.
Für eine qualitative Aussage kann der Farbvergleich nach 1 Minute erfolgen.

pH-Wert

Der pH-Wert des Harns ist nicht nur von der Ernährung, sondern auch von der Stoffwechsellage und verschiedenen Erkrankungen abhängig; er kann zudem durch Medikamente beeinflußt werden. Normaler Harn reagiert schwach sauer, pH etwa 5 bis 6. Eiweißreiche Kost liefert sauren, pflanzliche Kost alkalischen Harn. Schwankungen zwischen pH 4,5 und 8 sind noch nicht als pathologisch zu betrachten.

Bei längerer Aufbewahrung kann der Harn durch Zersetzungsvorgänge eine alkalische Reaktion annehmen (Harnstoff wird zu Ammoniak umgesetzt).

Die Messung kann mit Universal-Indikatorpapier durchgeführt werden. Besser ist jedoch die Verwendung von Teststreifen; auch hier können z. B. Multistix® 10 SG verwendet werden.

Grundlage: Die Testzone enthält zwei Indikatoren zur pH-Messung, Methylrot und Bromthymolblau. Die Farbentwicklung erfolgt von orange (sauer) über gelb und grün nach blau (alkalisch).
Dabei werden pH-Werte zwischen 5 und 8,5 erfaßt.

Der Farbvergleich soll nach 1 Minute erfolgen.

6.2 Prüfung auf pathologische Harnbestandteile

Eiweiß

Eiweiß ist im normalen Harn nicht oder nur in Spuren vorhanden; es werden weniger als 100 mg, nämlich etwa 25–70 mg innerhalb von 24 Stunden ausgeschieden. Eine vermehrte Ausscheidung von Eiweiß (Proteinurie) kann pathologische Ursachen haben.

Kochprobe nach Sörensen

Prinzip: Erhitzt man eine eiweißhaltige Lösung bei schwach saurem pH-Wert, so koaguliert das Eiweiß und fällt aus. Der pH-Wert liegt bei 4,6 und wird als isoelektrischer Punkt des Eiweißes bezeichnet. Ist die vorhandene Eiweißmenge sehr gering und ist der Harn darüber hinaus noch salzarm, so kann die Koagulation unterbleiben, und dies um so leichter, je mehr sich die Reaktion des Harns nach der sauren oder nach der alkalischen Seite verschiebt. Um bei Salzarmut des Harns die fehlende Pufferwirkung zu ersetzen, wird eine Acetat-Pufferlösung pH 4,6 (Sörensen-Reagenz) zugefügt, die gleichzeitig die erforderliche Wasserstoffionenkonzentration herstellt.

Physiologische Eiweißmengen werden nicht erfaßt.

Empfindlichkeit: 5–10 mg Eiweiß/100 ml Harn

Reagenz: Acetatpuffer nach Sörensen: 56,5 ml wasserfreie Essigsäure und 118 g Natriumacetat R werden in Wasser zu 1000 ml gelöst.

Durchführung: Zur Prüfung auf Eiweiß muß der Harn vollkommen klar sein; nötigenfalls wird er unter Verwendung von wenig reinstem Kieselgur mehrmals durch das gleiche Filter filtriert. 10 ml Harn werden mit 1 ml Acetatpuffer in einem Reagenzglas über freier Flamme zum Sieden erhitzt und 1/2 Minute im Sieden gehalten. Bei Anwesenheit von Eiweiß entsteht eine feinflockige Abscheidung.

Sulfosalicylsäureprobe

Prinzip: 5-Sulfosalicylsäure fällt Eiweiß irreversibel aus.

Sulfosalicylsäure

Die Prüfung ist sehr empfindlich; bereits etwa 10 mg Eiweiß/100 ml Harn ergeben eine positive Reaktion.

Reagenz: 20%ige wäßrige Lösung (m/V) von Sulfosalicylsäure R.

Durchführung: 5 ml klar filtrierter Harn, der schwach sauer reagieren muß, wird in der Kälte tropfenweise so lange mit Sulfosalicylsäure-Lösung versetzt, bis sich die Trübung, die oft erst nach einigen Minuten eintritt, nicht mehr verstärkt. Spuren von Eiweiß ergeben eine Opaleszenz, größerer Mengen ergeben einen Niederschlag.

Nachweis und halbquantitative Bestimmung mit Teststreifen

Zum Nachweis von Eiweiß im Harn sind eine Reihe von Teststreifen (Einzelteststreifen und Mehrfachteststreifen) im Handel; diese gestatten gleichzeitig eine halbquantitative Bestimmung.

Prinzip: Die Reaktionszone des Teststäbchens enthält einen Säure-Basen-Indikator, der ähnlich wie bei einer Verschiebung der Wasserstoffionenkonzentration, auch bei der Reaktion mit Eiweiß aufgrund der basischen Aminfunktionen seine Farbe ändert. Man spricht vom Eiweißfehler des Indikators. Damit der pH-Wert des Harns bei der Prüfung auf Eiweiß ohne Einfluß bleibt, ist die Indikator-haltige Reaktionszone mit Natriumcitratpuffer auf pH 3 abgestumpft.
Als Indikatoren werden Tetrabromphenolblau oder 3', 3'', 5', 5''-Tetrachlorphenol -3,4,5,6- tetrabromsulfophthalein verwendet.

Multistix® 10 SG enthalten Tetrabromphenolblau; die Testzone verfärbt sich in Abhängigkeit von der Eiweißkonzentration von gelb über gelbgrün und grün nach blaugrün:

Tetrabromphenolblau
gelb

blau

Empfindlichkeit: Der Teststreifen spricht auf Konzentrationen von etwa 0,20 g/l an. Die Reaktion auf Albumin ist empfindlicher als auf die übrigen Proteine.

Durchführung: Das präparierte Ende des Teststreifens wird kurz in die schwach saure Harnprobe eingetaucht. Den überschüssigen Harn sollte man am Gefäßrand abstreifen. Nach 1 Minute wird die Färbung des Teststreifens mit der beigefügten Farbskala verglichen; dabei ist eine halbquantitative Beurteilung möglich.

Störungen: Falsch positive Ergebnisse werden erhalten, wenn der Harn alkalisch reagiert, da der Indikator dann nach Blau umschlägt.

Quantitative Eiweißbestimmung nach Sörensen

Prinzip: Bei schwach saurer Reaktion wird das Eiweiß in der Hitze zur Koagulation gebracht; die Fällung wird gravimetrisch bestimmt. Das Gewicht des Niederschlags wird als Roheiweißgehalt bezeichnet.
Da bei der Fällung evtl. vorhandene Harnsalze mitgerissen werden, verascht man das Eiweiß und erhält nach Abzug des Aschegewichtes vom Roheiweißgehalt den sog. Reineiweißgehalt.

Reagenzien: Acetatpuffer nach Sörensen: 56,5 ml Essigsäure 99 % und 118 g
Natriumacetat werden in Wasser zu 1000 ml gelöst
Ethanol 96 % R
Ether R

Durchführung: 50 ml Harn werden in einem Becherglas mit 10 ml Sörensen-Acetatpuffer versetzt und 30 Minuten in ein lebhaft siedendes Wasserbad gestellt. Der entstandene Niederschlag wird noch warm auf einem bei 105 °C getrockneten und gewogenen Filtertiegel gesammelt; dazu gießt man zuerst die Flüssigkeit durch den Tiegel, rührt dann das im Becherglas verbliebene Eiweiß mit Wasser um, gießt es ebenfalls auf den Tiegel, wäscht mit Wasser bis zum Verschwinden der Chlorid-Reaktion, dann mit Ethanol 96 % R und Ether R und trocknet bei 105 °C bis zur Gewichtskonstanz.

Gewicht des Niederschlags = Roheiweißgehalt

Anschließend wird der Tiegelinhalt verascht.

Roheiweißgehalt – Aschgewicht = Reineiweißgehalt

Die Angabe erfolgt in mg Eiweiß/100 ml Harn oder g Eiweiß/1000 ml Harn.

Zucker

Zucker sind im normalen Harn nicht oder nur in Spuren vorhanden.
Unter pathologischen Bedingungen (Stoffwechselerkrankungen, Diabetes mellitus etc.) werden vor allem D-Glucose, seltener D-Fructose, Lactose oder Arabinose mit dem Harn ausgeschieden.

Zum Nachweis nutzt man die Reduktionsfähigkeit der Zucker, ihre optische Aktivität oder andere spezifische Nachweisreaktionen.

Glucose

Qualitative Nachweise

Reduktionsproben

Prinzip: Aufgrund ihres Aldehyd- bzw. Ketoncharakters reduzieren Zucker Metallsalze, wie Kupfer(II)- oder Bismut(III)-Salze, zu farbigen, unlöslichen Oxiden; dabei wird die Aldehyd- zur Carbonsäurefunktion oxidiert.

Allerdings sagt eine positive Reaktion nur aus, daß reduzierende Substanzen im Harn vorhanden sind; es kann sich dabei um Glucose oder um andere reduzierende Zucker handeln; es kommen aber auch andere reduzierende Substanzen, wie z. B. Ascorbinsäure oder Arzneistoffe bzw. deren Abbauprodukte in Frage. Deshalb muß bei einer positiven Reduktionsprobe stets noch eine spezifische Nachweisreaktion für Glucose durchgeführt werden.

Fallen die Reduktionsproben negativ aus, so enthält der untersuchte Harn keine Glucose und keine anderen reduzierenden Substanzen.

Probe nach Fehling

Prinzip: Glucose reduziert in der Wärme alkalische Kupfer(II)-salz-Lösung zu Kupfer(I)-oxid. Im Reagenz werden die Kupferionen als Tartratkomplex in Lösung gehalten, da sie sonst in alkalischer Lösung als Kupfer(II-)-hydroxid ausfallen würden (s. S. 311).

$$R-C{\overset{O}{\underset{H}{\Big\langle}}} \ + \ 2Cu^{2\oplus} \ + \ 4OH^{\ominus} \ \longrightarrow \ R-C{\overset{O}{\underset{OH}{\Big\langle}}} \ + \ Cu_2O \ + \ 2H_2O$$

Glucose   Gluconsäure

Reagenzien: Fehlingsche Lösung R
Lösung I: 34,6 g Kupfer(II)-sulfat R werden in Wasser zu 500 ml gelöst
Lösung II: 173 g Kaliumnatriumtartrat R und 50 g Natriumhydroxid R werden in 400 ml Wasser gelöst. Die Lösung wird zum Sieden erhitzt und nach dem Abkühlen mit kohlendioxidfreiem Wasser R zu 500 ml verdünnt.

Vor Gebrauch werden gleiche Volumenteile der beiden Lösungen I und II gemischt.

Durchführung: In einem Reagenzglas werden je 2 ml der Lösungen I und II gemischt und zum Sieden erhitzt; gleichzeitig erhitzt man in einem zweiten Reagenzglas 4 ml Harn und gießt dann beide Flüssigkeiten zusammen; die Mischung wird erneut kurz erhitzt. Bei Anwesenheit reduzierender Substanzen tritt, je nach Menge, eine mehr oder weniger starke Fällung von rotem Kupfer(I)-oxid auf.

Probe nach Nylander

Prinzip: Alkalische Bismut(III)-Salz-Lösungen werden durch Glucose zu metallischem Bismut reduziert.

Im Reagenz nach Nylander wird die Ausfällung von Bismut(III)-hydroxid durch Zugabe von Kaliumnatriumtartrat infolge Komplexbildung verhindert.

Bei der Reduktion durch Glucose scheidet sich in der Wärme metallisches Bismut ab, das an einer Dunkel- bis Schwarzfärbung erkannt wird:

$$3R-C{\overset{O}{\underset{H}{}}} + 2Bi^{3\oplus} + 6OH^{\ominus} \longrightarrow 3R-C{\overset{O}{\underset{OH}{}}} + 2Bi\downarrow + 3H_2O$$

Glucose   Gluconsäure   schwarz

Reagenz: Nylanders Reagenz

2,0 g basisches Bismutnitrat R werden mit 4,0 g Kaliumnatriumtartrat R in 100 ml Natriumhydroxid-Lösung 8,5 % R durch gelindes Erwärmen gelöst. Nach dem Erkalten wird durch eine Glasfritte filtriert.

Die Lösung ist vor Licht und Luft geschützt aufzubewahren.

Durchführung: Etwa 5 ml Harn werden mit 2 ml Nylanders Reagenz 4 Minuten in ein siedendes Wasserbad gestellt. Bei Anwesenheit reduzierender Substanzen färbt sich die Lösung braun bis schwarz.

Es ist stets ein Blindversuch mit Wasser anstelle von Harn durchzuführen. Die Mischung muß klar und unverändert bleiben.

Störungen

1. Wird die Arbeitsvorschrift genau eingehalten, so stört Ascorbinsäure nicht.
2. Eiweiß muß vor der Prüfung entfernt werden, da mit dem Schwefel der Aminosäuren schwarzes Bismutsulfid entsteht.
3. Andere reduzierende Substanzen, wie bestimmte Arzneistoffe, geben mit Nylanders Reagenz braune Färbungen, jedoch keinen schwarzen Niederschlag.
4. Bei längerem Erhitzen oder bei längerem Stehenlassen erfolgt auch bei Abwesenheit von Glucose eine langsame Dunkelfärbung.

Schnellnachweis mit Clinitest®-Tabletten[1], halbquantitativ

Prinzip: Clinitest® ist ein nach der Harnzucker-Bestimmungsmethode nach Benedict modifiziertes Schnellreagenz. Die Reagenz-Tabletten enthalten Kupfersulfat, Natriumcarbonat, Natriumhydroxid und Citronensäure. Bei der Reaktion der trockenen Testtablette mit wäßriger Flüssigkeit (Harn) wird die Citronensäure durch Natriumcarbonat und Natriumhydroxid unter CO_2-Entwicklung neutralisiert.

Die dabei sowie bei der Auflösung des Natriumhydroxids entstehende Wärme reicht aus, um das Gemisch auf eine Temperatur von 90–95 °C zu bringen; dadurch wird man von einer äußeren Wärmequelle unabhängig.

---

[1] Bayer Diagnostic GmbH, München

Die aus dem Kupfersulfat stammenden $Cu^{2\oplus}$-Ionen, die durch das gebildete Natriumcitrat als blauer Kupfer(II)-citratkomplex in Lösung gehalten werden, werden durch reduzierende Substanzen zu rotem Kupfer(I)-oxid reduziert. Je nach Gehalt an reduzierenden Substanzen entstehen aus dem ursprünglich blauen Reagenz Mischfarben (grün, gelb, orange).

Aus dem Vergleich mit einer beigefügten Farbskala läßt sich der ungefähre Gehalt an Glucose bzw. anderen reduzierenden Substanzen im Bereich von 0,25 bis 2 % ermitteln.

blau   – 0 % Glucose
dunkelgrün   – 0,25 % Glucose
grasgrün   – 0,50 % Glucose
grünlichbraun   – 0,75 % Glucose
braun   – 1 % Glucose
orangerot   – 2 % Glucose

Bei einem Gehalt von mehr als 2 % Glucose geht die Farbe über Orange in ein schmutziges Braun über. (Nicht zu verwechseln mit der braunen Farbe der Stufe 1 %; dieser Farbton bildet sich, ohne daß die orange Zwischenfarbe auftritt.) In solchen Fällen ist der Harn zu verdünnen und erneut zu prüfen.

Reagenz: Clinitest®-Tabletten

Durchführung: 5 Tropfen Harn und 10 Tropfen Wasser werden mit der geeichten, senkrecht gehaltenen Pipette, die zusammen mit den Tabletten geliefert wird, in ein Reagenzglas gebracht. Nach Zusatz einer Clinitest®-Tablette setzt eine lebhafte, exotherme Reaktion ein. 15 Sekunden nach Beendigung der Reaktion wird vorsichtig umgeschüttelt; die entstandene Färbung wird sofort mit der beigefügten Farbskala verglichen.

Störungen: Andere reduzierende Zucker sowie reduzierende Arzneistoffe reagieren ebenfalls positiv. Eine falsch negative Reaktion ist zu erwarten, wenn die Testtabletten feucht gelagert wurden; es tritt dabei eine allmähliche Neutralisation der Citronensäure ein, so daß bei der Verwendung nur eine schwach exotherme Reaktion abläuft, die nicht mehr ausreicht, die notwendige Reaktionstemperatur herzustellen.

Nachweis und halbquantitative Bestimmung mit Teststreifen

Prinzip: Die Reaktionszone der Teststreifen ist imprägniert mit Glucoseoxidase, Peroxidase und einem Chromogen; letzteres ist entweder ein Grundfarbstoff + o-Tolidin oder Kaliumiodid. Die im Harn vorhandene Glucose wird durch Glucoseoxidase bei Anwesenheit von Wasser und Luftsauerstoff zu Gluconsäure oxidiert; gleichzeitig entsteht Wasserstoffperoxid.

$$\underset{\substack{|\\ CHO}}{\overset{\substack{CH_2OH\\ |}}{(CHOH)_4}} + O_2 + H_2O \xrightarrow{\text{Glucose-oxidase}} \underset{\substack{|\\ COOH}}{\overset{\substack{CH_2OH\\ |}}{(CHOH)_4}} + H_2O_2$$

Das Waserstoffperoxid oxidiert unter dem katalytischen Einfluß der Peroxidase das vorhandene o-Tolidin zu einem Dichinonimin, das mit dem o-Tolidin einen farbigen Komplex bildet; aus dem vorhandenen Grundfarbstoff und dem gebildeten Farbkomplex entstehen verschiedene violette Farbtönungen, die durch Vergleich mit einer Farbskala eine Abschätzung der Glucosekonzentration erlauben.

o-Tolidin

Farbkomplex

Bei den Teststreifen, die als Chromogen Kaliumiodid enthalten, katalysiert die Peroxidase die Oxidation von Kaliumiodid zu freiem Iod. Dabei kommt es durch das Iod zu einer braunen Verfärbung, die ebenfalls halbquantitativ ausgewertet werden kann.

Dieser Test ist spezifisch für Glucose, da andere Zucker mit Glucoseoxidase kein Wasserstoffperoxid bilden.

Reagenz: Glucose-Teststreifen
Mehrfachteststreifen oder Einzelstreifen z. B. Multistix® 10 SG

Durchführung: Der Teststreifen wird kurz in die Harnprobe eingetaucht; überschüssiger Harn wird am Gefäßrand abgestreift. Nach 30 Sekunden erfolgt der Farbvergleich.

Störungen: Falsch negative Ergebnisse erhält man, wenn der Harn Substanzen enthält, die sich leichter oxidieren lassen als die Chromogene, wie z. B. Ascorbinsäure, die, je nach Konzentration, das gesamte Wasserstoffperoxid reduziert. In solchen Fällen sollte die Untersuchung mit Harn wiederholt werden, der mindestens 10 Stunden nach der letzten Ascorbinsäure-Gabe ausgeschieden wurde.
Falsch positive Ergebnisse werden erzielt, wenn der Harn Oxidationsmittel, z. B. Peroxidreste aus Gefäßreinigungsmitteln, enthält, die die Anwesenheit von Glucose vortäuschen.

Quantitative Bestimmung von Glucose

Polarimetrische Bestimmung (s. S. 203)

Prinzip: Glucose ist eine optisch aktive Substanz; sie dreht die Schwingungsebene des polarisierten Lichtes nach rechts. Die Harnzuckerkonzentration ist dem Drehungswinkel proportional.
Die spezifische Drehung der Glucose beträgt $[\alpha]_D^{20} = +52{,}8°$. Aus dem Betrag des gemessenen Drehungswinkels α und der Länge l des verwendeten

Polarimeterrohres in dm kann die Konzentration c an Glucose im Harn errechnet werden.

$$c = \frac{100 \cdot \alpha}{52,8 \cdot l}$$

$$c = \frac{1,894 \cdot \alpha}{l}$$

α = Drehungswinkel
l = Länge des Polarimeterrohres in dm
c = Konzentration Glucose im Harn g/100 ml

Verwendet man ein Polarimeterrohr von 1,894 dm = 18,94 cm Länge, so ist c = α.

$$c = \frac{1,894 \cdot \alpha}{1,894}$$

c = α

Polarimeter mit einem solchen Rohr werden als Zuckerpolarimeter oder Saccharometer bezeichnet; der abgelesene Drehungswinkel entspricht dem Gehalt an Glucose.

Der zu bestimmende Harn muß völlig klar und frei von Eiweiß sein. Trübe und eiweißhaltige Harne werden nach dem Ansäuern mit wenigen Tropfen Essigsäure 98% R mit Blei(II)-acetat R (1–2 g auf 10 ml Harn) geschüttelt und durch doppelte, trockene Papierfilter filtriert. Wird Eiweiß mit Sörensen-Reagenz entfernt, so muß die Verdünnung des Harns bei der Berechnung berücksichtigt werden.

Durchführung: Der klare und notfalls enteiweißte Harn wird unter Vermeidung von Luftblasen in das Polarisationsrohr eingefüllt. Sodann wird das Rohr in den Polarisationsapparat eingefügt. Beide Gesichtsfelder werden auf gleiche Helligkeit eingestellt.
Auf der Skala werden der Drehungswinkel oder direkt der Glucosegehalt abgelesen.

Störungen: Die Bestimmung kann durch Anwesenheit anderer optisch aktiver Substanzen, wie andere Zucker, Eiweiß, Ascorbinsäure etc. gestört werden.
Beispiele optisch aktiver Substanzen und ihre spezifische Drehung:

Substanz	$[\alpha]_D^{20}$	Substanz	$[\alpha]_D^{20}$
Ascorbinsäure	+ 49,0°	Eiweiß	− 52,8°
Lactose	+ 52,5°	Fructose	− 92,4°
Saccharose	+ 66,5°		
Galactose	+ 80,2°		

Ketonkörper und β-Hydroxybuttersäure

Ketonkörper, nämlich Acetessigsäure und Aceton sowie β-Hydroxybutter-säure treten im Harn dann auf, wenn im Körper ein verstärkter Fettabbau erfolgt; dies ist z. B. bei Diabetes mellitus und anderen Stoffwechselstörungen der Fall, aber auch bei kohlenhydratfreier Ernährung während einer Fasten-kur. Die Prüfung auf Ketonkörper ist stets mit frischem Harn durchzuführen, da sich darin Acetessigsäure gut nachweisen läßt. Als β-Ketosäure decarbo-xyliert sie zu Aceton; sie kann auch enzymatisch zu β-Hydroxybuttersäure reduziert werden:

$$H_3C - \underset{\underset{O}{\parallel}}{C} - CH_2 - COOH$$

Acetessigsäure

$$\swarrow -CO_2 \qquad +H_2 \searrow$$

$$H_3C - \underset{\underset{O}{\parallel}}{C} - CH_3 \qquad \qquad H_3C - \underset{\underset{OH}{|}}{\overset{\overset{H}{|}}{C}} - CH_2 - COOH$$

Aceton   β-Hydroxybuttersäure

Die Nachweisreaktionen für Ketonkörper erfassen Acetessigsäure und Ace-ton. β-Hydroxybuttersäure tritt nur bei gleichzeitiger Anwesenheit von Acetessigsäure im Harn auf.

Probe nach Legal

Prinzip: Acetessigsäure und Aceton reagieren mit Natriumpentacyanonitro-sylferrat (Nitroprussidnatrium) im alkalischen Medium zu einem roten Farbkomplex. Nach dem Ansäuern mit Essigsäure wird die Lösung violett (s. S. 235).

Reagenzien: Natriumpentacyanonitrosylferrat R, Natriumhydroxid-Lösung 8,5 % R, Essigsäure 98 % R

Durchführung: Etwa 5 ml Harn werden mit 10 Tropfen einer gesättigten wäßrigen Lösung von Natriumpentacyanonitrosylferrat R und Natriumhyd-roxid-Lösung 8,5 % R bis zur alkalischen Reaktion versetzt. Die Mischung färbt sich bei Anwesenheit von Ketonkörpern tiefrot. Bei Zusatz von Essigsäure 98 % R wird die Färbung rotviolett.

Nachweis mit Teststreifen

Der Nachweis von Ketonkörpern mit Teststreifen beruht auf dem Prinzip der Probe nach Legal. Die Reaktionszonen enthalten Natriumpentacyanonitro-xylferrat und einen Puffer. Je nach Ketongehalt erfolgt der Farbumschlag von Beige über Rosa nach Violett.

Die Empfindlichkeit beträgt für Acetessigsäure 5 mg/100 ml und für Aceton 40–70 mg %.

Reagenz: Ketur®-Test[1)]

Durchführung: Die Reaktionszone des Teststäbchens wird kurz in die frische Harnprobe eingetaucht; überschüssiger Harn wird am Gefäßrand abgestreift. Nach 15 Sekunden wird die entstandene Färbung mit der Farbskala verglichen.

Ein positiver Befund wird durch einen Farbumschlag von beige nach violett angezeigt, wobei die Intensität der Violettfärbung mit steigendem Gehalt des Harns an Ketonkörpern zunimmt.

Im Handel sind ebenfalls Schnelltests, die eine halbquantitative Bestimmung von Ketonkörpern im Harn aufgrund unterschiedlicher Farbabstufungen gestatten. Auch hier handelt es sich um eine mengengenormte Modifikation der Probe nach Legal.

Spezifischer Nachweis von Aceton nach Kaiser und Wetzel

Prinzip: Aceton ist im Gegensatz zu Acetessigsäure bereits bei 40 °C flüchtig und kann deshalb bei dieser Temperatur separat abgedunstet werden.
Der Nachweis des Acetons erfolgt mit Dinitrophenylhydrazin, wobei kristallines Aceton-dinitrophenylhydrazon entsteht:

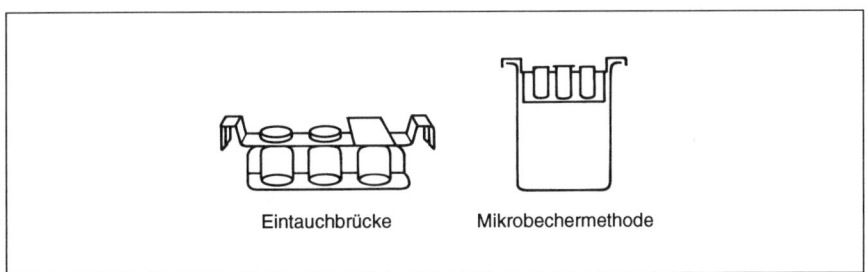

Aceton   Dinitrophenylhydrazin   Aceton-dinitrophenylhydrazon

Reagenzien: Aceton R, weißes Vaselin R, Dinitrophenylhydrazin-Reagenz R.

Apparatur: 1 l-Becherglas, Eintauchbrücke, 3 plangeschliffene Mikrobechergläser (Höhe 2,5 cm, Weite 1,5 cm), Objektträger

Eintauchbrücke   Mikrobechermethode

Mikrobecherapparatur

[1)] Boehringer, Mannheim

Durchführung: In das erste Mikrobecherglas bringt man den zu prüfenden Harn, in das zweite Harn und Aceton und in das dritte normalen, acetonfreien Harn. Jedes Glas wird mit einem Objektträger bedeckt, auf dessen Unterseite sich inmitten eines ringförmigen, dünnen Vaseline-Aufstrichs 1 Tropfen Dinitrophenylhydrazin-Reagenz befindet. Mit Hilfe der Eintauchbrücke werden die Gläser in ein Becherglas, das mit 40 °C warmem Wasser gefüllt ist, so eingehängt, daß die unteren zwei Drittel der Gläser in das Wasser eintauchen, der obere Rand aber 5 mm weit über dem Wasserspiegel liegt. Bei Anwesenheit von Aceton bilden sich in dem Reagenztropfen des ersten Gläschens bald Kristalle von Aceton-dinitrophenylhydrazon, lange, goldgelbe, meist gerade, spitze oder abgestumpfte Nadeln, die am besten unter dem Mikroskop identifiziert werden. Im Reagenztropfen des zweiten Glases entstehen in jedem Fall die beschriebenen Kristalle, im Tropfen über dem dritten Glas darf keine Kristallbildung eintreten.

Störungen: Nur wenn die Temperatur des Wasserbades höher als 40 °C ist, könnte evtl. vorhandene Acetessigsäure decarboxylieren und dann Aceton vortäuschen.

Spezifischer Nachweis von Acetessigsäure

β-Methylumbelliferon-Probe

Prinzip: Resorcin und Acetessigsäure reagieren in Gegenwart wasserabspaltender Agenzien, wie z. B. starker Säuren, im Sinne einer Kondensation zu β-Methylumbelliferon (7-Hydroxy-4-methylcumarin), das in schwach alkalischer Lösung blauviolett fluoresziert.

Resorcin   Enolform der   β-Methylumbelliferon
                Acetessigsäure

Reagenzien: Resorcin R, Schwefelsäure 10 % R, Dichlormethan R, Salzsäure 36 % R, Ammoniak-Lösung 10 % R

Durchführung: Etwa 50 ml Harn werden mit Schwefelsäure 10 % R angesäuert und im Scheidetrichter dreimal mit wenig Dichlormethan R ausgeschüttelt. Das abgetrennte Dichlormethan wird im Reagenzglas mit einer kleinen Menge Resorcin (50–100 mg) und 2 ml Salzsäure 36 % R versetzt. Man dampft das Dichlormethan auf dem Wasserbad (Abzug) ab, verdünnt den Rückstand mit gleichen Teilen Wasser und macht mit Ammoniak-Lösung 10 % R schwach alkalisch. War im Harn Acetessigsäure vorhanden, so tritt durch das entstandene β-Methylumbelliferon eine blauviolette Fluoreszenz auf, die unter einer UV-Lampe besonders gut zu sehen ist.

Quantitative Bestimmung der Ketonkörper

Normalbereich bei Erwachsenen: 20–50 mg/24 h, berechnet als Aceton

Bestimmung des Gesamtacetons (Aceton und Acetessigsäure)

Prinzip: Im Harn vorhandenes und beim Erhitzen aus evtl. vorhandener Acetessigsäure durch Decarboxylierung entstehendes Aceton wird abdestilliert und in einer Vorlage in Wasser aufgefangen. Das Destillat wird alkalisch gemacht und mit einer gemessenen Menge 0,1 N-Iod-Lösung versetzt. Das aus Iod und Alkali entstandene Hypoiodit reagiert mit dem Aceton zu Triiodaceton, aus dem in alkalischem Medium Iodoform entsteht. Nach dem Ansäuern mit Salzsäure wird überschüssiges Iod mit Natriumthiosulfat-Lösung bestimmt.

Aus Iod und Alkali entsteht Hypoiodit,

$$3I_2 + 6NaOH \longrightarrow 3NaIO + 3NaI + 3H_2O$$

das mit Aceton zu Triiodaceton reagiert:

$$H_3C-\underset{\underset{O}{\|}}{C}-CH_3 + 3NaIO \longrightarrow H_3C-\underset{\underset{O}{\|}}{C}-CI_3 + NaOH$$

Triiodaceton setzt sich mit Alkali weiter um zu Iodoform, das an seinem charakteristischen Geruch erkannt werden kann:

$$H_3C-\underset{\underset{O}{\|}}{C}-CI_3 + NaOH \longrightarrow H_3C-\underset{\underset{O}{\|}}{C}-O^{\ominus}Na^{\oplus} + HCI_3$$

Reagenzien: Essigsäure 99 %, Natriumhydroxid-Lösung 20 % R, 0, 1N-Iod-Lösung, Salzsäure 25 % R, 0,1N-Natriumthiosulfat-Lösung, Stärke-Lösung R

Apparatur: Schliffdestillationsapparatur mit 500 ml-Kolben, Liebigkühler, 500 ml Erlenmeyerkolben

Durchführung: 20 ml Harn werden im Destillationskolben mit 150 ml Wasser und 1 ml Essigsäure 99 % versetzt. Man destilliert etwa 60 ml in ca. 25 Minuten ab. Als Vorlage dient ein eisgekühlter Erlenmeyerkolben von 500 ml Inhalt, in dem sich 150 ml Wasser befinden. Das Ableitungsrohr des Kühlers soll in das vorgelegte, kalte Wasser eintauchen. Nach Beendigung der Destillation wird das Destillat mit 30 ml Natriumhydroxid-Lösung 20 % R und aus einer Bürette mit 50 ml 0,1N-Iod-Lösung versetzt und vorsichtig umgeschüttelt. Um zu prüfen, ob Iod im Überschuß vorhanden ist, gibt man 1 Tropfen Salzsäure 25 % R zu der Lösung; bei Iod-Überschuß muß an der Eintropfstelle vorübergehend eine braune Färbung auftreten; andernfalls muß man weitere Iod-Lösung in die Vorlage geben. Das entstehende Iodoform fällt kristallin aus. Nach 5 Minuten wird unter stetigem Umschwenken mit Salzsäure 25 % R angesäuert, bis eine deutliche Braunfärbung auftritt. Das überschüssige Iod wird mit 0,1N-Natriumthiosulfat-Lösung bis zur schwach-gelben Färbung und nach Zusatz von Stärke-Lösung R bis zur Farblosigkeit titriert.

1 ml 0,1N-Iod-Lösung entspricht 0,967 mg Aceton

Berechnung: Acetongehalt in mg $= (a-b) \cdot 0,967$

> a = ml zugesetzte 0,1N-Iod-Lösung
> b = ml verbrauchte 0,1N-Natriumthiosulfat-Lösung

Störungen: Der Harn muß frei von Phenolen sein, da diese ebenfalls überdestillieren und durch Reaktion mit Iod zu Triiodphenolen einen zu hohen Gehalt vortäuschen würden.

Gallenfarbstoffe

Als Gallenfarbstoffe bezeichnet man Bilirubin, ein Abbauprodukt des Blutfarbstoffs, sowie dessen Reduktionsprodukte, z. B. Urobilinogen.

Normaler Harn enthält keine nachweisbaren Mengen an Gallenfarbstoffen. Bei Leber- und Gallenerkrankungen gelangen Gallenfarbstoffe in den Blutkreislauf und damit über die Nieren in den Harn.

Der Harn wird auf Bilirubin und auf Urobilinogen geprüft.

Bilirubin

Bilirubinhaltiger Harn zeigt eine safrangelbe bis braune Farbe und beim Schütteln einen gelben oder grün-gelben Schaum.

Nachweis mit Teststreifen

Prinzip: Der Nachweis von Bilirubin mit Teststreifen beruht auf der Kupplung von Bilirubin mit einem stabilen Diazoniumsalz, z. B. 2,6-Dichlorbenzoldiazoniumfluoroborat, im sauren Milieu.

Unter hydrolytischer Spaltung des Bilirubins und Kupplung der Spaltstücke mit je einem Mol Diazoniumsalz entsteht ein rot-violetter Azofarbstoff, der einen Farbumschlag auf dem Teststreifen nach violett bewirkt.

Mit steigender Bilirubinkonzentration nimmt die Intensität der Färbung zu.

Bilirubin

Azofarbstoff

Reagenz: Bilur®-Test[1]

Durchführung: Die Reaktionszone des Teststreifens wird kurz in den möglichst frisch gewonnenen Harn getaucht. Nach ca. 30 Sekunden wird die Färbung der Reaktionszone beurteilt. Bei Vorhandensein von Bilirubin erfolgt ein Farbumschlag von weiß nach beige-rosa bis hellrot-violett. Schon geringste Rosatöne sind als positiv und damit pathologisch zu werten. Die Vergleichsfarben auf der Farbskala erlauben eine Differenzierung zwischen negativem und schwach, mittel oder stark positivem Befund.

Empfindlichkeit: Die Nachweisgrenze liegt bei 0,5 mg Bilirubin/100 ml Harn. In günstigen Fällen ergeben sogar schon 0,2–0,4 mg/100 ml eine positive Reaktion, jedoch ist die Wahrscheinlichkeit, daß diese niedrigen Konzentrationen angezeigt werden, geringer.

Störungen: Da Bilirubin sehr schnell oxidiert wird und sich damit dem Nachweis entzieht, sollte der Harn möglichst sofort nach der Gewinnung untersucht werden.
Falsch positive Resultate können durch Arzneimittel verursacht werden, die den Harn rot färben bzw. bei saurem pH-Wert eine rote Farbe besitzen.
Große Mengen Ascorbinsäure im Harn setzen die Empfindlichkeit des Testes herab.

Nachweis mit Ictotest®-Reagenztabletten[2]

Für den Nachweis sehr geringer Konzentrationen von Bilirubin im Harn können die Reagenztabletten Ictotest verwendet werden.

---

[1] Boehringer, Mannheim
[2] Bayer Diagnostic GmbH, München

Prinzip: Die Reagenztabletten enthalten 2,4-Dichlorbenzyldiazoniumtetra-chlorozinkat, das im sauren Medium mit Bilirubin zu einem blauen Farbstoff kuppelt. Der optimale pH-Wert wird durch ebenfalls in der Tablette vorhan-dene Sulfosalicylsäure gewährleistet.

Reagenz: Ictotest®-Tabletten

Durchführung: Auf ein Blättchen Filtrierpapier, das dem Reagenz beiliegt, gibt man 10 Tropfen frischen Harn. In die Mitte des Blättchens legt man eine Testtablette und gibt 2 Tropfen Wasser auf die Tablette.
Bei Anwesenheit von Bilirubin bildet sich auf dem Papier innerhalb von 60 Sekunden um die Tablette herum ein blauer bzw. blauvioletter Farbhof.
Die Schnelligkeit des Farbeintritts sowie die Farbtiefe sind abhängig von der Bilirubinkonzentration.

Empfindlichkeit: Die Empfindlichkeit liegt bei 0,05 bis 0,1 mg Biliru-bin/100 ml Harn.

Störungen: Der Nachweis ist spezifisch für Bilirubin. Es gelten die gleichen Störungen wie bei den Teststreifen (s. o.).

Urobilinogen

Zum Nachweis und zur halbquantitativen Bestimmung sind als Schnelltests zwei Methoden anwendbar.

Nachweis und halbquantitative Bestimmung mit Multistix® 10 SG

Prinzip: Das Testfeld enthält p-Diethylaminobenzaldehyd sowie einen Puffer, der für das erforderliche stark saure Milieu sorgt.
p-Diethylaminobenzaldehyd reagiert in saurer Lösung mit Urobilinogen zu einem roten Farbstoff; es handelt sich um eine modifizierte Ehrlich-Reaktion (s. S. 335).

Reagenz: Multistix® 10 SG

Durchführung: Der Teststreifen wird kurz in den frischen Harn getaucht. Nach 60 Sekunden wird die Färbung der Testzone mit der Farbskala verglichen.
Bei gesunden Personen werden Urobilinogenkonzentrationen von 0,2-1,8 mg/dl Harn gefunden; ab ca. 2,0 mg/dl Harn beginnt der Übergang zum pathologischen Bereich.
Es ist eine halbquantitative Bestimmung möglich.

Empfindlichkeit: Die Empfindlichkeitsgrenze liegt bei 0,2 mg/dl Harn.
Der Nachweis ist nicht spezifisch für Urobilinogen.

Urobilinogen

rot

Störungen: Formaldehyd, das oft als Harnkonservierungsmittel verwendet wird, hemmt den Nachweis und führt zu falsch negativen Ergebnissen.
Verfärbungen des Harns sowie bestimmte Arzneistoffe können zu falsch positiven Ergebnissen führen.

Nachweis und halbquantitative Bestimmung mit Ugen®-Test[1]

Prinzip: Urobilinogen wird mit einem stabilen Diazoniumsalz, p-Methoxy-benzol-diazoniumtetrafluoroborat, gekuppelt. Ein im Testfeld ebenfalls enthaltener Puffer garantiert saures Milieu.
Es entsteht ein rotvioletter Azofarbstoff, der einen Farbumschlag nach violett bewirkt (s. S. 336)

Reagenz: Ugen-Test®

Durchführung: Die Reaktionszone des Teststreifens wird kurz in den frisch gewonnenen Harn getaucht. Bereits nach 10 Sekunden wird bei Vorhandensein von Urobilinogen ein Farbumschlag von weiß nach rot beobachtet. Mit steigender Urobilinogenkonzentration nimmt die Intensität der Farbe zu. Es ist eine halbquantitative Bestimmung möglich.

---

[1] Boehringer, Mannheim

Empfindlichkeit: Die praktische Nachweisgrenze liegt bei 0,4 mg Urobilinogen/100 ml Harn; die obere Grenze des Normalbereichs liegt bei 1 mg/100 ml Harn. Eine Differenzierung zwischen normalen und pathologischen Harnen ist durch die Vergleichsfarben möglich.

Störungen: Der Test ist spezifisch für Urobilinogen und reagiert nicht mit anderen diazo-positiven Substanzen; er unterliegt auch nicht den bekannten Störungen der Probe nach Ehrlich. Formaldehyd hemmt den Nachweis. Arzneistoffe, die den Harn rot färben, geben falsch positive Ergebnisse.

Blut

Im normalen Harn kommt kein Blut vor. Bereits Spuren von Blut im Harn sind oft erste Anzeichen vieler Erkrankungen. Bei der Hämaturie findet man Erythrozyten im Harn; bei der Hämoglobinurie enthält der Harn Hämoglobin, aber keine intakten Erythrozyten.
Hämaturie und Hamoglobinurie können mit Teststreifen erkannt werden; dabei werden Erythrozyten und Hämoglobin gemessen.

Nachweis und halbquantitative Bestimmung mit Heglostix®-Teststreifen[1]

Prinzip: Der Nachweis beruht auf der peroxidaseähnlichen Eigenschaft des Hämoglobins, durch die die Oxidation bestimmter Substanzen durch Peroxidverbindungen katalysiert wird.

Hämoglobin katalysiert die Oxidation des Farbindikators, 3,3', 5,5'-Tetramethylbenzidin, durch ein organisches Hydroperoxid, Diisopropylbenzol Dihydroperoxid, und bewirkt damit einen Farbumschlag nach grün bis dunkelblau. Ein Puffer sichert den erforderlichen pH-Wert.

Reagenz: Heglostix®-Teststreifen

Durchführung: Die Reaktionszone des Teststreifens wird kurz in den frischen, nicht zentrifugierten Harn getaucht. Nach 60 Sekunden ist eine halbquantitative Auswertung möglich.

Bei Anwesenheit von freiem Hämoglobin verfärbt sich die Reaktionszone gleichmäßig grün.

Intakte Erythrozyten werden durch grüne Punkte auf der Reaktionszone angezeigt.

Der Vergleich mit einer Farbskala ermöglicht eine halbquantitative Bestimmung.

Empfindlichkeit: Der Test spricht auf Hämoglobinkonzentrationen im Bereich von 0,15 bis 0,62 mg/l an; dies entspricht 5 bis 20 Erythrozyten/µl.

Störungen: Die Methode ist von hoher Spezifität. Normale Mengen von Ascorbinsäure (< 400 mg/l) im Harn beeinflussen das Testergebnis nicht. Große Mengen Ascorbinsäure können zu falsch negativen Ergebnissen führen. Falsch positive Ergebnisse können durch Spuren von oxidierenden Reinigungsmitteln im Harnbehälter verursacht werden.

Nitrit

Normaler Harn enthält kein Nitrit. Erreger bakterieller Nierenerkrankungen können jedoch mit Hilfe ihrer Nitrat-Reduktase Nitrat, das mit der Nahrung aufgenommen wird, zu Nitrit reduzieren. Der Nachweis von Nitrit im Harn zeigt daher eine bakterielle Niereninfektion an.

Prinzip: Nitrit reagiert in saurem Medium mit Sulfanilamid zu einem Diazoniumsalz; dieses kuppelt mit 3-Hydroxy-1,2,3,4-tetrahydrobenzo-[h]-

[1] Bayer Diagnostic GmbH, München

chinolin zu einem Azofarbstoff. Die Intensität der Rotfärbung ist ein Maß für die Konzentration an vorhandenem Nitrit.

Sulfanilamid

3-Hydroxy-1,2,3,4-tetra-
hydrobenzo-[h]-chinolin   Azofarbstoff

Reagenz: Nitur®-Test[1]

Durchführung: Die Reaktionszone des Teststreifens wird kurz in den frisch gewonnenen Harn getaucht. Nach 30 Sekunden erfolgt der Vergleich mit der Farbtabelle. Eine positive Reaktion wird durch Farbumschlag von weiß nach hellrosa bis rot angezeigt.

Empfindlichkeit: Nitrit ist mit diesem Test bereits in einer Konzentration von 0,03 mg/100 ml Harn nachweisbar.

Störungen: Der Nitritnachweis mit Nitur-Test® ist spezifisch. Hohe Ascorbin-säurekonzentrationen können die Farbentwicklung abschwächen.
Arzneistoffe, die den Harn rötlich färben, ergeben eine falsch positive Beurteilung.
Falsch negative Ergebnisse können erhalten werden, wenn die Verweildauer des Harns in der Blase weniger als 4 Stunden betrug.

6.3 Nachweis von Arzneistoffen im Harn

Das Untersuchungsmedium Harn ist in vielen Fällen hervorragend geeignet für den Nachweis von Arzneistoffen und deren Metaboliten bei Intoxikationen, bei der Therapieüberwachung etc. Dazu müssen die Substanzen aus dem Harn isoliert werden; dies kann durch Ausschütteln mit organischen Lösungsmitteln, wie Ether oder Dichlormethan aus saurem bzw. alkalischem Milieu geschehen. Eiweißhaltiger Harn muß vorher enteiweißt werden, z. B. mit Sörensen-Reagenz. Die Ether- bzw. Dichlormethanauszüge werden nach dem Trocknen eingedampft; die Rückstände werden nach den bekannten Methoden aufgearbeitet.
Selbstverständlich kann die Untersuchung auch chromatographisch erfolgen.

---

[1] Boehringer, Mannheim

Beispiel:

Vitamin C

Nach Einnahme von Vitamin C (Ascorbinsäure) wird immer ein Teil der Substanz unverändert mit dem Harn ausgeschieden; es kann ein direkter Nachweis erfolgen.

Da zahlreiche Reaktionen z. B. mit Teststreifen durch die Anwesenheit von Ascorbinsäure gestört werden, sollte bei jeder Harnanalyse auch auf Ascorbinsäure geprüft werden.

Nachweis mit 2,6-Dichlorphenolindophenol

Prinzip: 2,6-Dichlorphenolindophenol (Tillmanns Reagenz) wird durch Vitamin C zu einer farblosen Verbindung reduziert; dabei wird die Ascorbinsäure zur Dehydroascorbinsäure oxidiert (s. S. 254).

Durchführung: 5 ml Harn werden tropfenweise mit der blauen Dichlorphenolindophenol-Lösung R versetzt.
Bei Anwesenheit von Ascorbinsäure wird der Farbstoff entfärbt.

Störungen: Der Nachweis ist nicht spezifisch für Ascorbinsäure, da auch andere im Harn vorkommende Substanzen Dichlorphenolindophenol reduzieren können.

Nachweis mit Teststreifen

Prinzip: Der Nachweis von Ascorbinsäure mit Teststreifen beruht ebenfalls auf der Reduktion von Tillmanns Reagenz. Der Testbezirk ist mit 2,6-Dichlorphenolindophenol, einem orangefarbenen Farbstoff und einem Puffer imprägniert.
Bei Anwesenheit von Ascorbinsäure bzw. anderen Verbindungen mit vergleichbarem Redoxpotential wird durch Entfärbung des blauen Indophenols der orangefarbene Untergrund sichtbar.

Reagenz: Rapignost® Total-Screen L[1]

Durchführung: Der Teststreifen wir kurz (1 Sekunde) in den Harn eingetaucht; überschüssiger Harn wird seitlich am Gefäßrand abgestreift. Der Teststreifen wird waagerecht gehalten; nach 60 Sekunden wird das Resultat durch Vergleich mit der Farbskala ermittelt.
Verfärbungen der Ränder und Farbänderungen, die nach mehr als 2 Minuten auftreten, sind ohne Bedeutung.

Empfindlichkeit: Der Testbezirk ist so eingestellt, daß 5 mg/dl Harn Ascorbinsäure schon erkannt werden können.

Störungen: s. o.

---

[1] Behringwerke AG, Marburg/Lahn

6.4 Immunologische Schwangerschafts-Nachweise

Während der Schwangerschaft wird in der Plazenta ein spezielles Hormon, das Humanchoriongonadotropin (HCG), gebildet, das mit dem Harn ausgeschieden wird.

Die HCG-Konzentration verdoppelt sich etwa alle zwei bis drei Tage. 14–15 Tage nach der Konzeption, d. h. am 28. bis 29. Tag des Zyklus oder um den Tag des Ausbleibens der Menstruation wird im Morgenharn eine HCG-Konzentration von ca. 100–200 I.E./l Harn erreicht. Um den 2.–3. Tag nach Ausbleiben der Menstruation beträgt die HCG-Konzentration 200–300 I.E./l Harn; ab dem 6.–8. Tag werden Konzentrationen von etwa 1.000 I.E. erreicht. Um die achte Schwangerschaftswoche steigt die HCG-Konzentration auf über 20.000 bis zu einigen 100.000 I.E./l Harn.

Die immunologischen Schwangerschafts-Tests erlauben einen sicheren Nachweis bereits ab ca. 50 I.E. HCG/l Harn, also 1–2 Tage nach Ausbleiben der Menstruation.

Das menschliche HCG ist ein Glycoprotein und hat für Kaninchen Antigencharakter; durch Immunisierung von Kaninchen läßt sich ein Antiserum gewinnen, das HCG-Antikörper enthält.

Das Antiserum reagiert mit dem im menschlichen Harn ausgeschiedenen HCG im Sinne einer Antigen-Antikörper-Reaktion. Diese Reaktion ist die Grundlage der immunologischen Schwangerschaftsnachweise.

Da die Reaktion mit bloßem Auge nicht zu erkennen ist, werden empfindlichkeitssteigernde Indikatoren verwendet, entweder sensibilisierte Schaferythrozyten, d. h. Erythrozyten, die an der Oberfläche menschliches HCG oder einen Antikörper gegen HCG (Hämagglutinationshemmtests) oder sensibilisierte Latexpartikel, d. h. Latexpartikel, die mit HCG-Antikörpern sensibilisiert wurden (Latexagglutinationshemmtest, Latexagglutinationstest), tragen.

Inwzischen gibt es immunochemische und immunologisch-enzymatische Tests.

Bei den immunochemischen Nachweismethoden wird das positive Ergebnis durch eine Färbung oder Farbänderung angezeigt. Enzymatische Tests reagieren ebenfalls mit dem Auftreten einer Färbung, wobei ein chromogenes Substrat durch Enzyme, die am Antikörper gebunden sind, zu einem Farbstoff umgewandelt wird. Im Handel befinden sich zahlreiche Präparate mit den unterschiedlichen Wirkprinzipien, wobei unterschieden werden muß zwischen solchen, die für die Verwendung durch Fachleute, und anderen, die für die Verwendung durch Laien bestimmt sind. Die hier beschriebenen Präparate stehen stellvertretend für alle anderen.

Hämagglutinationshemmtest

Prinzip: Nach dieser Methode erfolgt ein indirekter Nachweis von HCG im Harn. Als Antigen wird an Schaferythrozyten gebundenes HCG verwendet; der Antikörper stammt aus der Immunisierung von Kaninchen. Wird nun das Kaninchenantiserum mit Harn, der kein HCG enthält, also Harn einer Nichtschwangeren versetzt, so kann mangels HCG im Harn keine Antigen-Antikörper-Reaktion erfolgen. Die ungebundenen HCG-Antikörper können mit den HCG-sensibilisierten Schaferythrozyten reagieren; es erfolgt eine Agglutination, die an einem diffusen Bodensatz zu erkennen ist.

Versetzt man mit Harn, der HCG enthält, also Harn einer Schwangeren, so bindet das HCG die HCG-Antikörper im Antiserum; diese können mit den sensibilisierten Erythrozyten nicht mehr reagieren und eine Agglutination bleibt aus. Am Boden des Reagenzglases bildet sich ein scharf abgegrenzter Ring braunroter sedimentierter Erythrozyten.

Übersicht: Immunologischer Schwangerschafts-Test

A	B
Antiserum (mit HCG-Antikörper) + Harn einer Schwangeren (HCG-Antigen) ↓ Neutralisation + Reagenz-Antigen (Erythrozyten oder Latex- partikel mit HCG) ↓ keine Agglutination positive Reaktion (Schwangerschaft)	Antiserum (mit HCG-Antikörper) + Normalharn (kein HCG, kein Antigen) ↓ keine Neutralisation Antikörper unverändert + Reagenz-Antigen (Erythrozyten oder Latex- partikel mit HCG) ↓ Agglutination negative Reaktion (keine Schwangerschaft)

Das HCG-Molekül besteht aus zwei Untereinheiten, α und β. Die α-Untereinheit des HCG ist nahezu identisch mit den α-Untereinheiten anderer Hormone, wie Follikelstimulierendes Hormon FSH, Luteinisierungshormon LH und Thyroid Stimulating Hormone TSH, die ebenfalls im Harn Schwangerer enthalten sind; diese können mit den gebräuchlichen Antikörpern Kreuzreaktionen eingehen und damit zu unsicheren Ergebnissen führen. Die Entwicklung hat daher zu β-spezifischen HCG-Tests mit Antikörpern, die nur gegen die β-Untereinheit gerichtet sind, geführt.
Die Reaktion erfolgt nur mit der wirkspezifischen β-Fraktion von HCG.
Die Ergebnisse solcher Tests sind noch sicherer; die Empfindlichkeit ist höher.

Eine weitere entscheidende Verbesserung sowohl der Spezifität als auch der Empfindlichkeit brachte der Einsatz von monoklonalen Antikörpern, die nur gegen ganz bestimmte Determinanten des HCG-Moleküls gerichtet sind. Oftmals werden zwei verschiedene Antikörper verwendet.
Auf diese Weise wurden Tests mit einer Empfindlichkeit von ca. 50 I.E. HCG/l Harn erhalten.

Beispiel: F + S® Test[1]

Prinzip: Es handelt sich um einen β-HCG-spezifischen Hämaglutinationshemmtest im Reagenzglas.

Reagenzien: Reagenzglas mit an Schaferythrozyten gebundenem HCG (braunroter Bodensatz) und Kaninchenserum-Antikörper (weiße Substanz über dem Bodensatz), Puffer, Stabilisatoren
verschlossene Plastikpipette mit 0,25 ml Wasser, Reagenzglasständer mit Spiegel

Durchführung: Der Inhalt des Reagenzgläschens wird mit dem Wasser aus der Pipette versetzt. Mit der leeren Pipette werden 5 Tropfen Morgenurin zugegeben; anschließend wird kräftig geschüttelt. Sodann läßt man 1 1/2 bis 2 Stunden ruhig stehen. Das Ergebnis wird im Spiegel des Reagenzglasständers abgelesen.

Beurteilung

Schwangerschaft: Scharf abgegrenzter, regelmäßiger dunkelbrauner Ring.

Keine Schwangerschaft: Bräunliches, undifferenziertes Agglutinat, das nur langsam sedimentiert, kein Ring. Der Reagenzglasboden erscheint gegenüber dem Testansatz unverändert.

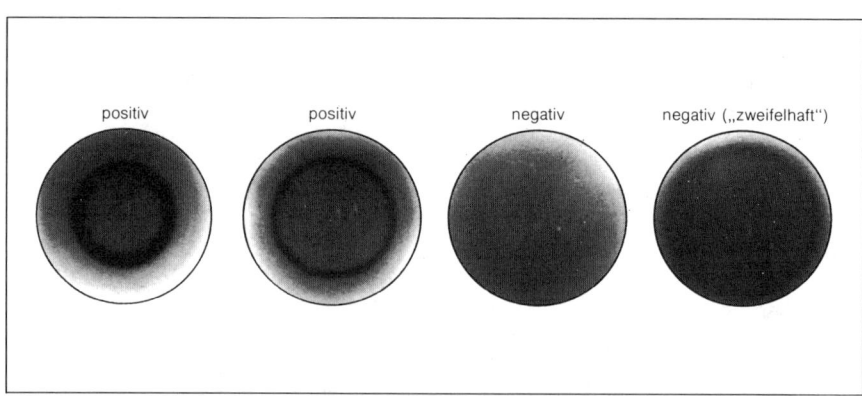

Reaktionsausfälle beim Hämagglutinationshemmtest

---

[1] Schwarzhaupt KG, Köln

Empfindlichkeit: 250 I.E. HCG/l Harn.
Diese HCG-Konzentrationen werden etwa um den 2. Tag nach Ausbleiben
der Regelblutung erreicht.

Störungen: Während der Reaktionszeit sollen Erschütterungen vermieden
werden. Die Pipettiervolumina müssen exakt eingehalten werden. Eine
verlängerte Reaktionszeit ist zu vermeiden. Längere Pausen beim Testansatz
sind zu vermeiden. Ungenügendes Schütteln kann falsch-negative Ergebnisse
liefern. Jede Wärmezufuhr muß vermieden werden. Die Harnauffanggefäße
müssen absolut sauber sein.

Immunochemischer Farbtest

Bei den zur Zeit gebräuchlichsten Schwangerschaftstests handelt es sich um
modifizierte immunochemische Farbtests, sog. Sol-Particle-Immuno-Assay-
Tests (S.P.I.A.-Tests). Es sind Einstufen-Trockentests in Stäbchenform, die
einfach durchführbar und zuverlässig sind.

Prinzip: Das Testsystem besteht aus drei separaten Zonen, die sich auf einem
flüssigkeitsabsorbierenden Träger befinden. Die erste Zone enthält monoklo-
nale Antikörper gegen die α-Untereinheit von HCG, die an mobile, gefärbte
Latexpartikel gebunden sind. Die zweite Zone besteht aus monoklonalen
Antikörpern gegen die β-Untereinheit von HCG, die fest an den Träger
gebunden sind. Die dritte Zone wird gebildet von monoklonalen Antikörpern
gegen Immunglobuline der Maus (IgG); diese sind fixiert und gegen die
mobilen Antikörper der Zone 1 gerichtet.

Dieses Testsystem befindet sich in einem Teststab, der ein Testfenster und ein
Kontrollfenster hat.
Die aus dem Stab herausragende absorbierende Testspitze wird in den zu
untersuchenden Harn getaucht bzw. in den Harnstrahl gehalten; dabei
wandert der Harn infolge der Saugwirkung der Kapillarkräfte durch die
Zonen des Testsystems. Bei Anwesenheit von HCG wird der mobile
Antikörper in der ersten Zone aktiviert, d. h. die farbig markierten Antikör-
per reagieren mit der α-Unterereinheit des HCG und wandern mit dem
Flüssigkeitsstrom zur zweiten Zone. Hier findet eine Reaktion mit den
spezifischen Antikörpern gegen die β-Untereinheit des HCG statt; es erfolgt
eine sog. „Sandwich"-Bildung.
Da die Antikörper in der zweiten Zone fixiert sind, tritt hier bei positivem
Nachweis von HCG durch die im Sandwich festgehaltenen markierten
Antikörper der ersten Zone eine farbige Bande auf, die durch das erste
Fenster beobachtet werden kann.

Enthält der Harn kein HCG, so wird kein Sandwich aufgebaut und die zweite
Zone bleibt leer.

Der aufsteigende Flüssigkeitsstrom mit den mobilen, mit farbigem Latex markierten Antikörpern erreicht dann die dritte Zone. Dort werden die Antikörper von den Anti-Maus-IgG-Antikörpern gebunden; es entsteht eine farbige Kontrollbande, die anzeigt, daß der Test korrekt verlaufen ist, und die durch das Kontrollfenster beobachtet werden kann.

Zwei farbige Banden, eine im Testfenster und eine im Kontrollfenster, bedeuten also ein positives Ergebnis. Nur eine farbige Bande im Kontrollfenster zeigt ein negatives Ergebnis an.

Beispiel: Clearblue®-Test[1]

Prinzip: Es handelt sich um einen Einstufen-Trockentest.

Reagenzien: Teststab mit Sicht- und Kontrollfeld sowie Kappe für die Testspitze

Durchführung: Die Schutzkappe wird vom Teststab abgezogen; der Stab wird am Griff mindestens fünf Sekunden in den Urinstrahl gehalten; dabei muß die

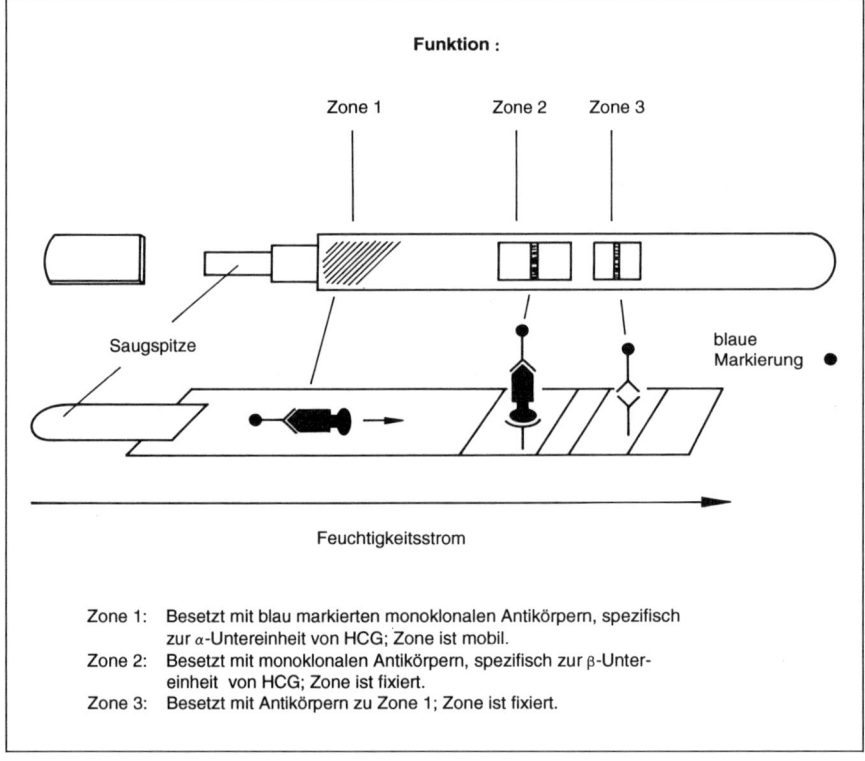

Zone 1: Besetzt mit blau markierten monoklonalen Antikörpern, spezifisch zur α-Untereinheit von HCG; Zone ist mobil.
Zone 2: Besetzt mit monoklonalen Antikörpern, spezifisch zur β-Untereinheit von HCG; Zone ist fixiert.
Zone 3: Besetzt mit Antikörpern zu Zone 1; Zone ist fixiert.

Aufbau und Prinzip des Einstufen-Schwangerschafts-Trockentests Clearblue®

[1] Much Pharma AG, Bad Soden/Taunus

Testspitze nach unten zeigen und vollständig benetzt sein. Danach sollte man die Schutzkappe wieder aufsetzen und den Teststab während der gesamten weiteren Testdauer mit der Spitze nach unten halten.

Sicht- und Kontrollfeld dürfen nicht mit Harn in Berührung kommen. Die Testspitze darf vor dem Test nicht mit Wasser in Kontakt kommen. Der Test ist beendet, sobald im kleineren Kontrollfeld eine blaue Linie sichtbar wird. Das Ergebnis läßt sich dann im großen Sichtfeld ablesen. Zeigt sich auch hier eine blaue Linie, so kann ein positives Ergebnis angenommen werden. Erscheint keine Linie, so ist das Testergebnis negativ. Es ist nicht entscheidend, ob die Linie in dem einen Feld schwächer als in dem anderen Feld ist.

Der Test kann auch mit Harn, der in einem sauberen, trockenen Becher aufgefangen worden ist, durchgeführt werden. In diesem Fall muß die Testspitze 20 Sekunden in den Harn gehalten werden.

Empfindlichkeit: 50 I.E. HCG/l Harn
Mit dieser Nachweisgrenze kann der Test bereits am ersten Tag der ausgebliebenen Menstruation angewendet werden.

Störungen: Das Ergebnis wird von Schmerzmitteln, Antibiotika, Kontrazeptiva, Alkohol, Eiweiß im Harn nicht beeinflußt. Nur wenige Arzneimittel, die HCG enthalten, können das Ergebnis beeinträchtigen.

6.5 Übersicht über einige gebräuchliche Harnschnelltests

Schnelltest	Hersteller	Ascorbinsäure	Bilirubin	Blut	Eiweiß	Glucose	Ketonkörper	Leukozyten	Nitrit	Phenylbrenztraubensäure	pH-Wert	spez. Gewicht	Urobilinogen
Multistix 10 SG	1	○	○	●	●	●	●	●	○		●	●	●
Multistix 8 SG	1			○	●	●	●	●	○		●	●	
Multistix	1	○	○	●	●	●					●		●
N-Multistix SG	1	○	○	●	●	●			○		●	●	●
N-Multistix CT	1	○	○	●	●	●			○		●		●
N-Multistix CTSG	1	○	○	●	●	●			○		●	●	●
Labstix SG	1			○	●	●	●				●	●	
N-Labstix SG	1			○	●	●	●		○		●	●	
Albustix	1				●								
Clinistix	1					○							
Clinitest	1					●							
Combistix SG	1				●	●					●	●	
Uristix	1				●	●							
Combi-Uristix	1			○	●	●					●		
Heglostix	1			○									
Ictotest	1		○										
Keto-Diastix	1					●	●						
Ketostix	1						●						
Acetest	1						○						

Übersicht über einige gebräuchliche Harnschnelltests (Fortsetzung)

Schnelltest	Hersteller	Ascorbinsäure	Bilirubin	Blut	Eiweiß	Glucose	Ketonkörper	Leukozyten	Nitrit	Phenylbrenztraubensäure	pH-Wert	spez. Gewicht	Urobilinogen
N-Neostix	1			○	●	●			○				
Phenistix	1									●			
Diastix	1					●							
Urobilistix	1												●
Microstix 3	1								○				
Albym-Test	2				●								
Bilugen-Test	2		○										●
Bilur-Test	2		○										
Combur-Test	2				●	●					●		
N-Combur-Test	2				●	●			○		●		
Combur 4-Test	2			●	●	●							●
Combur 5-Test + L.	2			●	●	●		●	○				●
Combur 6-Test + L.	2			●	●	●	○	●			●		●
Combur 8-Test	2	○		●	●	●	○		○		●		●
Combur 9-Test	2	○		●	●	●	○	●	○		●		●
Cytur-Test	2							○					
Diabur-Test 5000	2					●							
Ecur-Test	2			●	●	●							
Gluketur-Test	2					○	○						
Glukotest	2					●							

Übersicht über einige gebräuchliche Harnschnelltests (Fortsetzung)

Schnelltest	Hersteller	Ascorbinsäure	Bilirubin	Blut	Eiweiß	Glucose	Ketonkörper	Leukozyten	Nitrit	Phenylbrenztraubensäure	pH-Wert	spez. Gewicht	Urobilinogen
S-Glukotest	2					○							
Keto-Diabur-Test 5000	2					●	○						
Ketur-Test	2						○						
Nephur-Test	2			●	●	●			○		●		
Nephur-Test + Leuko	2			●	●	●		●	○		●		
Nephur 7-Test	2			●	●	●	○	●	○		●		
Nitur-Test	2								○				
Ratio-Test	2					○			○				
Sangur-Test	2			●									
Ugen-Test	2												●
Rapignost	3				●	●					●		
Rapignost Glucose	3	○				●							
Rapignost Diabetes-P.	3	○				●	○						
Rapignost Basis-Screen	3	○		●	●	●		●	○		●		
Rapignost Total-Screen	3	○	○	●	●	●	○		○		●		●
Rapignost Total-Screen L	3	○	○	●	●	●	○	●	○		●		●

1 = Bayer Diagnostic GmbH, München

2 = Boehringer, Mannheim

3 = Behringwerke AG, Marburg/Lahn

○ = qualitativ

● = halbquantitativ

Sachregister

A

Abbe-Refraktometer 202
Abdampfschale 20
Absorption 181, 298
–, spezifische 181
Absorptionskoeffizient 181
Absorptionsmaximum 181
Absorptionsspektroskopie 180
Acetacidium-Ion 131
Acetaldehyd 57, 224, 232, 256
Acetat, Nachweis 56
Acetatpuffer, Sörensen 320
Acetest 346
Aceton 206
–, Nachweis 235
–, –, nach Kaiser und Wetzel 329
–, reduzierende Verunreinigungen 311
Acetondicarbonsäure 60
Acetylaceton 231, 281
Acetylierungsgemisch 304
Acetylierungskolben 305
Acetylsalicylsäure, dünnschichtchromatischer Nachweis 212
–, Nachweis 252
Acidimetrie 119
Acrolein-Probe 227
Adsorbentien 205
Adsorption 205
Adsorptionschromatographie 205
Affinität 205
Affinitätschromatographie 205
Aktivität, optische 203
Albustix 346
Albym-Test 347
Aldehyde 169, 229
Aldosen 242
Aldoxim 169
Alkalimetrie 119

Alkaliunlösliche und säureunlösliche
  Verunreinigungen, Prüfung auf 314
Alkaloidsalze, Gehaltsbestimmung,
  wasserfrei 137
–, Titration, Neutralisationsanalyse 127
Alkane 217
Alkohole 221
–, einwertige 221, 222
–, mehrwertige 221, 226
–, primäre 221
–, sekundäre 221
–, tertiäre 221
Alkylhalogenide 220
Aluminium, Nachweis 76
Aluminiumacetat-tartrat-Lösung 55,
  249
Aluminiumhydroxid 76
Aluminiumoxid 206, 210, 214
Aluminiumsulfat, Gehaltsbestimmung
  162
–, Nachweis 77
Amalgam 83
Ameisensäure 153
Amfetamin 294
Amine, aromatische, Derivate 265
–, freie, Gehaltsbestimmung,
  wasserfrei 136
–, Gehaltsbestimmung in aprotischen
  Lösungsmitteln 136
4-Aminobenzolsulfonsäureamid 271
2-Amino-5-chlor-benzophenon 288
Aminophenazon, Gehaltsbestimmung
  136
4-Aminophenol 267
Aminosäuren 259
Ammoniak 71
Ammonium, Nachweis 71
Ammonium-Salze, quartäre 293

Ammoniumbituminosulfonat, Bestimmung, gravimetrisch 106
Ammoniumbromid, Gehaltsbestimmung 167
Ammoniumcarbonat 72
Ammoniumcer(IV)-nitrat 143
Ammoniumcer(IV)-salz-Lösung, 0,1 N-, Herstellung 143
Ammoniumcer(IV)-sulfat 143
Ammoniumchlorid 38, 39
–, Gehaltsbestimmung 127
–, Nachweis 71
–, sauer oder alkalisch reagierende Verunreinigungen 313
Ammoniumeisen(III)-sulfat-Lösung 166
Ammoniummolybdat 47
Ammoniumnatriumhexanitrocobaltat(III) 71
Ammoniumoxalat 73
Ammoniumpersulfat 88
Ammoniumphosphormolybdat 48
Ammoniumsalze, Titration, Neutralisationsanalyse 127
Ammoniumthiocyanat-Lösung, 0,1 N-, Herstellung 167
Ammoniumvanadat 48
Amperometrie 187
Ampholyte 131
Amphotere Verbindungen 259, 271
Amylopektin 247
Amylose 246
Analyse, qualitative 31
–, quantitative 101
Analysentrichter 15
Anilin 265
Anilinphosphat-Lösung 209
Anionen, Nachweise 35
–, –, Übersicht 64
Anionenaustauscher 178, 215, 216
Anthranilsäure 276
Antidiabetika, orale 275
Antigen 340
Antikörper 340
Antimon(III)-chlorid, Nachweis 89
Antimon, Nachweis 66, 89
Antimonsulfid 89
Antiserum 340
Apomorphin 287

– -Umlagerung 287
Äquivalent 113
Äquivalentkonzentration 113
Äquivalentmasse 113
Aräometer 198, 199, 318
Arbeitstechniken, chromatographische 207
Arnikatinktur, Ethanolgehalt 199
Arsen(III)-oxid 154
–, Nachweis 86
Arsen, elementares 85
–, Nachweis 66, 85
–, Nachweis-Apparatur 87
Arsenat 85
Arsenit 85
Arsenwasserstoff 86
Arsin 86
Arzneistoffe im Harn 338
–, mit heterocyclischen Ringsystemen 277
–, organische, Nachweise 191
–, schwefelhaltige 269
Asche 108
–, salzsäureunlösliche 110
Ascorbinsäure, Nachweis 253
–, optische Drehung 204
–, Spektralphotometrie 184
Asymmetrisches Kohlenstoffatom 203
Atommasse 113
Atropinsulfat, Gehaltsbestimmung 137
–, Nachweis 257
Ausfallwinkel 202
Ausschlußchromatographie 205, 215
Aussehen der Lösung 309
Austauschaktivität 178
Austauscherharz 178
Austauschkapazität 178
Austrittsspalt 182
Autoprotolyse 95
Azeotrop 199
Azofarbstoff 257

B

Baldriantinktur, Bestimmung des Trockenrückstandes 108
Barbital 262
–, Gehaltsbestimmung 171
Barbitursäue 261

Barbitursäurederivate, Nachweis 262
Barium, Nachweis 66, 67, 74
Bariumcarbonat 41
Bariumchlorid 43
–, Nachweis 74
Bariumhydroxid 41, 42
Bariumsulfat 43, 74
Basen, schwache, Gehaltsbestimmung, wasserfrei 132
–, starke, Gehaltsbestimmung, Neutralisationsanalyse 128
Baumwollsamenöl, Prüfung auf 306
Becherglas 17
Benzalkoniumchlorid, Nachweis 293
Benzidin 240
Benzidinumlagerung 45, 240
Benzoat, Nachweis 62
Benzocain, Gehaltsbestimmung 177
–, Nachweis 256
Benzodiazepin-Derivate 288
Benzoesäure, Nachweis 62
–, oxidierbare Verunreinigungen 310
Benzolsulfonsäure 270
Benzolsulfonsäureamid 270
Berliner Blau 55, 78, 286
Besondere Titrationsverfahren 168
Bestandteile, nichtflüchtige 111
Bestimmung des Ethanolgehaltes 199
Bestimmungsverfahren, elektroanalytische 185
Bezugselektrode 99, 134
Biamperometrie 187
Bilirubin, Harn 332
Bilugen-Test 347
Bilur-Test 333, 347
Bismut, Nachweis 84
Bismutcarbonat, basisches, Nachweis 85
Bismutnitrat 84
Bismutsalz, basisches 84
Bismutsulfid 84
Blei, Nachweis 66, 82
Blei(II)-acetat-Papier 51
Blei(IV)-oxid 37
Bleiacetatwatte 87
Bleichromat 82
Bleidithizonat 83
Bleiiodid 82

Bleinitrat, Nachweis 82
Bleitetraacetat 153
Blut, Harn 336
Bor-Chelat 126
Borat, Nachweis 53, 66
Borsäure, Gehaltsbestimmung, chelatometrisch 126
–, Nachweis 53
–, Prüfung auf organische Stoffe 314
Borsäuremethylester 53
Borsäuretrimethylester 53, 222
Bratton-Marshall-Reagenz 276, 288
Braunstein 52
Brechungsindex 202, 298
Brenzkatechin 229
Brenztraubensäure 57, 251
Brom, elementares 37
Bromat, Nachweis 54
Bromcresolgrün 98, 121
Bromcresolpurpur 121
Bromcyan 277
Bromid, Nachweis 36
Bromometrie 142, 151
Bromphenolblau 121
Bromphenolblau-Lösung 169
Bromphenolblau-Mischindikator 122
Bromsäure, Nachweis 54
Bromthymolblau 98, 121
Bromwasser 33, 158
Bromwasserstoff, Nachweis 36
Brönstedt, Säure-Basen-Theorie 130
Brucin 46
Brucin-o-chinon 46
Bunsenbrenner 19
Bürette 28
–, automatische 29
Bürettenhalter 29

C
Calcium, Nachweis 66, 67, 72
Calciumcarbonat 41
Calciumchlorid, Nachweis 72
Calciumhydrogencarbonat 41
Calciumhydroxid 41
Calciumlactat, Nachweis 58
Calciumoxalat 73
Calconcarbonsäure 159
Campher, Nachweis 236

Campheroxim 237
Carbamidsäure 260
– -Derivate 260
Carbamidsäureester 260
Carbonat, Hydrogencarbonat,
   Unterscheidung 42
Carbonat, Nachweis 41
Carbonate, Gehaltsbestimmung,
   Neutralisationsanalyse 129
Carbonatschmelze 265
Carbonsaure Salze, Gehaltsbestimmung,
   wasserfrei 137
Carbonsäure, vinyloge 253
Carbonsäureester 255
Carbonsäuren 248
–, aliphatische 248, 249
–, aromatische 248, 251
Carbonyl-Verbindungen 229
Carbromal, Nachweis 261
Carvon-Bestimmung 169
Carvon-Oxim 170
Cellulose 206
–, mikrokristalline 247
–, Nachweis 247
Cellulosepulver 247
Cephaloridin, Zonenelektrophorese
   217
Ceran-Platte 18
Cerimetrie 142, 143
Chelat 157
Chelatometrische Titration 126, 157
Chemische Nachweise organischer
   Arzneistoffe 217
Chen-Kao-Reaktion 295
Chinin, Nachweis 283
Chininhydrochlorid,
   Gehaltsbestimmung 139
Chininsulfat, Gehaltsbestimmung 128
Chinolin-Derivate 283
Chinone 292
p-Chinonimin 269
Chinuclidin-Ring 283
4-Chloracetanilid 266
Chloralalkoholat, Prüfung auf 234
Chloralhydrat, Gehaltsbestimmung 234
–, Nachweis 233
Chloramin-T 37, 39
Chloramphenicol, Nachweis 264

4-Chloranilin 267
Chlordiazepoxidhydrochlorid,
   Nachweis 288
Chlorid, Bestimmung, gravimetrisch
   102
–, Nachweis 35
Chloroform 206
Chlorwasserstoff, Nachweis 35
Cholinchlorid 167
Chromatographie 205
– -Kammer 210
– -Papier 207
– -Platten 210
– -Rohr 214
Chromatographische Arbeitstechniken
   207
– Kenngrößen 207
– Verfahren 205
Chromosorb 213
Chromotropsäure 221
– -Reaktion 154, 230
Chromperoxid 49
Chromylchlorid 35
Citrat, Nachweis 60
Citronenöl, Bestimmung des
   Verdampfungsrückstandes 110
Citronensäure, Nachweis 60, 251
–, Wassergehalts-Bestimmung 175
Clearblue-Test 344
Clinistix 346
Clinitest-Tabletten 324, 346
Codein, Nachweis 287
Codeinphosphat, Gehaltsbestimmung
   137
Coffeidin 282
Coffein 280
–, dünnschichtchromatographischer
   Nachweis 212
–, Nachweis 281
–, sauer oder alkalisch reagierende
   Verunreinigungen 313
Colbalt(II)-nitrat 261
Combi-Uristix 346
Combistix SG 346
Combur 4-Test 347
Combur 5-Test + L. 347
Combur 6-Test + L. 347
Combur 8-Test 347

Combur 9-Test 347
Combur-Test 347
Coralyn-Reaktion 285
Coralynacetat 285
Coulombsches Gesetz 131
Coulometrie 186
Cresolrot 121
Cyanessigsäureethylester 292
Cyclobarbital 262
Cyclohexan 206
Cyclopropylidencarbonsäuren 306
Cytur-Test 347

D
Dampfbad 20
Dampfdruck 195
Dampftopf 249
Dead-stop-Methode 173, 187
Dehydroascorbinsäure 254
Demineralisierung 216
Denigès, Reaktion nach 222, 286
Destillation 24
–, azeotrope 200
Destillationsapparatur 24
Destillationsbereich 196
Destillationskolben 24
Detektion 208
Detektor 213
Diabur-Test 5000 347
Diacetyldioxim 88
Diaphragma 134
Diastereomere 242
Diastix 347
Diazo-Reaktion 257
Diazoniumsalz 257
5,5-Dibrom-6-hydroxy-pyrimidin 280
Dibutylphthalat 168
Dicarbonsäuren 248
Dichlorethan, Destillationsbereich 197
Dichlormethan, Nachweis 221
–, Prüfung auf nichtflüchtige Bestand-
    teile 111
2,6-Dichlorphenolindophenol 255, 339
Dichte 197
–, absolute 197
–, relative 197
–, –, von Wachs 198
Dielektrizitätskonstante 131

Diethylacetylcarbamid 261
Diethylether 206
Differenzmethode 141
Dihydroxyfumarsäure 58
Dimercaprol, Nachweis 269
Dimethylgelb 98
Dimethylglyoxim 88
Dimroth-Kühler 23
Dinatrium-EDTA 158
3,5-Dinitrobenzoesäurementhylester
    225
3,5-Dinitrobenzoesäuremethylester
    222, 224
1,3-Dinitrobenzol 236
3,5-Dinitrobenzoylchlorid 222, 224
Diphenylamin 45
– -Schwefelsäure 45
Diphenylbenzidinviolett 45
Diphenylcarbazid 35
Diphenylcarbazon 36
Diphenylthiocarbazon 83
Direkte Titration 118
Disaccharide 245
Disilberbarbiturat-Pyridin-Komplex 171
Dispersionsverhalten 248
Dissoziation 95
Dissoziationskonstante 130
Dithioglykolsäure 80
Dithizon 83, 159
Diuretika 275
Doppelstrahlgeräte 182
Dragendorffs Reagenz 232, 258
Drehsinn 203
Drehung, optische 203
–, spezifische 203
Drehungswinkel 203
Dreifuß 18
Dünnschichtchromatographie 205, 210
Durchlässigkeit 180

E
Ecur-Test 347
Eichkurve 183
Eichmarke 27, 28
Einfallswinkel 202
Einstabmeßkette 99, 135
Eisen(II), Nachweis 79
Eisen(II)-sulfat 44

–, Gehaltsbestimmung 144
–, Nachweis 79
Eisen(III), Nachweis 79
Eisen(III)-chlorid 40, 62, 63
–, Nachweis 79
Eisen(III)-thiocyanat 79
Eisen, Nachweis 78
Eisenthiocyanat 167
Eisessig 206, 249
Eiweiß, Harn 320
Elektroanalytische Bestimmungs-
   verfahren 185
– Indikationsverfahren 185
– Verfahren 169
Elektrode 99
Elektrodensteilheit 100
Elektrogravimetrie 185
Elektrolyse 185
Elektronen, austauschbare 114
Elektronenspektroskopie 180
Elektrophorese 216
–, Grenzflächen- 217
–, trägerfreie 217
Elemente, Bestimmung nach Schöniger
   187
–, Nachweise 32
Eluat 214
Eluotrope Reihe 206
Elutionsmittel 206
Elutionswirkung 206
Endpunktsanzeige, elektrochemisch
   186
Endpunktsbestimmung, potentio-
   metrische 134
Endpunktserkennung, Karl-Fischer-
   Titration 173
Ephedrin 294
–, Nachweis 295
Epinephrin 294
Erdnußöl 297
Eriochromschwarz-T 159
Eriochromschwarz-T-Mischindikator
   122, 159
Erlenmeyerkolben 17
Erstarrungstemperatur 193, 249
– am rotierenden Thermometer 194,
   220, 296
Essigsäure 98 %, Gehaltsbestimmung
   125

Essigsäure, Erstarrungstemperatur 193
–, Nachweis 56, 249
–, reduzierende Verunreinigungen 312
Ester 171, 248
Esterzahl 299
Estolide 250
Ethanol 206
–, Nachweis 224
–, relative Dichte 198
–, Siedetemperatur 195
Ethanolgehalt 199
Ethinylestradiol 185
4-Ethoxyanilin 265
4-Ethoxy-2-nitro-acetanilid 266
Ethyl-4-hydroxybenzoat, Nachweis 255
Ethylacetat 206
Ethylendiamintetraessigsäure 157
Ethylenglycolmonomethylether 173
Ethylenglykol 155, 227
Ethylenoxid 226
Exsikkator 24

F
F + S Test 342
Faktor 115
Fällungsanalysen 165
Fällungsform 102
Fällungsreaktionen 32
Fällungstitrationen 164
Faltenfilter 16
Faradaysches Gesetz 186
Farbindikatoren 121
Farbreaktionen 32
Farbreferenzlösungen 310
Färbung von Flüssigkeiten, Prüfung auf
   309
Farbvergleichslösungen 310
Fehling, Probe nach 323
Fehlingsche Lösung 243, 311
Feinbürette 28
Fenton, Nachweis nach 58
Fentons-Reagenz 58
Ferrocyphen 177
Ferroin 144
Fertigsäulen 214
Fette 296
Filter 17
Filtertiegel 25, 101
Filtration 16, 26

Flammenfärbung 66
Flammenspektrum 67
Fluorescein 291
Fluoreszenzindikatoren 210
Fluoreszenzlöschung 210
Fluorwasserstoff 56
Flüssigchromatographie 205, 215
Flüssigkeitschromatographie 213
Flußsäure 56
Formaldehyd 127, 153, 223
–, Gehaltsbestimmung 230
–, Nachweis 230
Fructose 185
–, chromatographischer Nachweis 209
–, Nachweis 243
Fuchsin 37, 38, 223
Fuchsinschweflige Säure 223
Furosemid, Nachweis 276

G
Galactose 245
Gallenfarbstoffe, Harn 332
Gas-Fest-Chromatographie 213
Gas-Flüssig-Chromatographie 213
Gaschromatogramm 213
Gaschromatograph 213
Gaschromatographie 205, 213
Gehaltsbestimmungen, spektralphoto-
    metrische 179
Gel 215
– -Elektrophorese 217
Gelatine 51
Gereinigtes Wasser, Herstellung 216
Geruchsreaktionen 32
Gesamtaceton, Harn 331
Gesetz, Faradaysches 186
–, Lambert-Beer'sches 181
Getrenntbettverfahren 216
Gewichtsanalyse 101
Gitter 182
Glaselektrode 99, 134
Glasfiltertiegel 25
Glaskapillare 192
Glaskeramikplatte 18
Glasmembran 135
Glucose, chromatographischer
    Nachweis 209
–, Harn 323

–, Nachweis 242
–, polarimetrische Bestimmung 326
– -Teststreifen 326
Glührückstand 111
Glühverlust 111
Gluketur-Test 347
Glukotest 347
Glycerol, Brechungsindex 202
–, Gehaltsbestimmung 155
–, Nachweis 227
Glykolaldehyd 59
Glykolspaltung 153
Glyoxalbishydroxyanil 73
Glyoxylsäure 59
Gravimetrie 101
Grenzflächenelektrophorese 217
Grenzkonzentration 92
Grenzprüfungen 31, 92
–, Übersicht 93
Grenztitration 313
Grenzwert 92

H
Halogenid-Bestimmung nach Mohr
    166, 167
Halogenid-Bestimmung nach Volhard
    166, 168
Halogenkohlenwasserstoffe 220
Halogensalze organischer Basen,
    Gehaltsbestimmung, wasserfrei 138
Halphen-Reaktion 307
Hämagglutinationshemmtest 340, 341
Hämaturie 336
Hämoglobinurie 336
Handspektroskop, 67
Harn, β-Hydroxybuttersäure 328
–, Acetessigsäure 330
–, Aceton 329
–, allgemeine Untersuchungen 317
–, Arzneistoffe 338
–, Bilirubin 332
–, Blut 336
–, Durchsichtigkeit 317
–, Eiweiß 320
–, Farbe 317
–, Gallenfarbstoffe 332
–, Geruch 318
–, Gesamtaceton 331

-, Glucose 323
-, Ketonkörper 328
-, Nitrit 337
-, pH-Wert 319
-, Schwangerschafts-Nachweise 340
-, Spezifisches Gewicht 318
-, Trübung 317
-, Urobilinogen 334
-, Vitamin C 339
-, Zucker 322
-, Zusammensetzung 315
Harnbestandteile, natürliche 315
-, pathologische 316
-, -, Prüfung auf 320
Harnmenge 315
Harnprobengewinnung 316
Harnschnelltests, Übersicht 346
Harnuntersuchungen 315
Hartfett 296
Hartparaffin 296
HCG 340
Heglostix-Teststreifen 337, 346
Heizbad 20
Helix 246
Hexaacetylsorbitol 228
Hexabenzoatodihydroxotriferri-
    Komplex 62
Hexacyanoeisen(II)-säure, Nachweis 55
Hexacyanoeisen(III)-säure, Nachweis
    55
Hexacyanoferrat(II), Nachweis 55
Hexacyanoferrat(III), Nachweis 55
Hexafluorokieselsäure 56
Hexamethylentetramin 127, 231
Hexobarbital 262
Hexosen 242
Hilfe, Erste 13
Hochdruckflüssigchromatographie 205,
    215
Holzspan 33
HRf-Wert 207
Humanchoriongonadotropin 340
Hydantoin 261
Hydrazobenzol 240
Hydrocortisonacetat 183
Hydrogencarbonat, Nachweis 42
Hydrolyse 130
Hydroperoxid 301

Hydroxid-Ion 96
Hydroxoaluminat(III) 76
Hydroxonium-Ion 95
β-Hydroxybuttersäure, Harn 328
Hydroxycarbonsäuren 250
Hydroxylaminhydrochlorid 169, 237
Hydroxylzahl 303
7-Hydroxy-4-methylcumarin 330
5-Hydroxymethylfurfural 185, 244
α-Hydroxypropionsäure 57
Hypobromit 33
Hypophosphit-Reagenz 85

I
Ictotest-Reagenztabletten 333, 346
Identitätsprüfungen 31
-, spektralphotometrische 184
Immunochemischer Farbtest 343
Impfkristall 93
Indikationsverfahren,
    elektroanalytische 185
Indikatorelektrode 134
Indikatoren 97, 112
-, Bromometrie 151
-, Cerimetrie 144
-, Diazotitration 177
-, Fällungstitrationen 166
-, Iodometrie 146
-, Komplexometrie 159
-, Neutralisationsanalyse 121
-, Periodat-Methode 155
-, Redox-Methode 142
-, wasserfreie Titrationen 133
Indikatorpapier 99
Indirekte Titration 119
Infrarotstrahlung 180
Invertseifen 293
Iod 172
-, elementares 39, 54
-, Nachweis 34
- -Lösung, 0,1 N-, Herstellung 145
-, ethanolhaltige, Gehaltsbestimmung
    147
Iodat, Nachweis 54
Iodid, Nachweis 38
Iodmonobromid 300, 301
Iodoform-Reaktion 235
Iodometrie 142, 144

4-Iod-Phenazon 148
Iodsäure, Nachweis 54
Iodstärke 34, 54
Iodwasserstoff, Nachweis 38
Iodzahl 300
Iodzahlkolben 17
Ionenaustausch 205, 207
Ionenaustauschchromatographie 205, 207, 215
Ionenaustauscher 178
– Methode 169, 178
Ionenprodukt 95, 164
Isoborneol 236
Isochinolin-Derivate 284
Isoelektrischer Punkt 259
Isoniazid, Gehaltsbestimmung 152
–, Nachweis 278
Isonicotinsäure 152
Isonicotinsäure-vanillyliden-hydrazid 278
Isonitrosoaceton 235
Isoprenalin 294
Isoprenalinsulfat, Nachweis 294
Isopropanol, Nachweis 225

K
Kakaobutter 298
–, Prüfung auf Verdorbenheit 307
Kalium, Nachweis 66, 67, 69
Kalium-tetraiodomercurat(II) 72
Kalium-Zink-hexacyanoferrat(II) 77
Kaliumbromat 151
– -Lösung, 01N-, Herstellung 115
Kaliumbromid 40, 54, 151
–, Nachweis 36, 37
Kaliumchlorid, Nachweis 69
Kaliumchromat 82
– -Lösung 166
Kaliumdichromat 35, 39
Kaliumhexacyanoferrat 78
Kaliumhexacyanoferrat(II) 74, 77
Kaliumhexahydroxoantimonat (V) 68
Kaliumhydrogenphthalat 132
Kaliumhydrogentartrat 70
Kaliumhydroxid-Lösung, 0,1 N-, Herstellung 123
Kaliumhydroxid-Lösung, 0,5 N-, ethanolische, Herstellung 123

Kaliumiodat-Stärke-Papier 49
Kaliumiodid 54
–, Bestimmung des Trockungsverlustes 107
–, Nachweis 38, 39
Kaliumiodid-Stärke-Lösung 50, 54
Kaliumnatriumhexanitrocobaltat(III) 70
Kaliumpermanganat 149
–, Gehaltsbestimmung 148
–, Nachweis 52
– -Lösung 0,1 N-, Herstellung 149
Kaliumthiocyanat 79
Kalomelelektrode 99, 134
Kammersättigung 207
Kapillar-Methode 191
Kapillarviskosimeter nach Ostwald 218
– nach Ubbelohde 218
Karl-Fischer-Methode 172
Karl-Fischer-Titration 169
Kartoffelstärke 246
Kationen, Nachweise 66
–, –, Übersicht 90
Kationenaustauscher 178, 215, 216
Kenngrößen, chromatographische 207
Kennzahlen, chemische 298
–, gewichtsanalytische 106
–, physikalische 191, 296
Keto-Diabur-Test 5000 348
Keto-Diastix 346
Ketone 169, 234
Ketonkörper, Harn 328
–, –, quantitativ 331
Ketosen 242
Ketostix 346
Ketoxim 169, 237
Ketur-Test 329, 348
Kiefer, Reaktion nach 286
Kieselgel 206, 210, 214
Kieselgur 210, 214
Kieselsäure, Nachweis 56
Kieselsäuregel 56
Kilopascal 195
Kjeldahl-Methode 169, 188, 261
Klammer 29
Klarheit, Prüfung auf 309
Kohle, medizinische 51
–, –, Nachweis 32

Kohlenhydrate 242
Kohlensäure, Nachweis 41, 42
Kohlenstoff, Nachweis 32
Kohlenstoffatom, asymmetrisches 203
Kohlenwasserstoffe 217
Komplexbildner 157
Komplexbildungstitration 157
Komplexometrie 157
–, Titrationsverfahren 160
Komplexon III 157
Konduktometrie 187
Kongorot 98
Kreis-Reaktion 307
Kristallviolett 133
Kugelkühler 23
Kühler 24
Kühlsalbe, Wasserbestimmung 200
Kümmelöl, Bestimmung des Carvon-
  Gehaltes 169
Kupfer(II)-sulfat, Nachweis 81
Kupfer, Nachweis 66, 80
Kupferhydroxid 80
Küvette 182

L
Laborgeräte 14
Labstix SG 346
Lackmus 98
Lackmuspapier 71, 99
Lactat, Nachweis 57
Lactose, chromatographischer
  Nachweis 209
–, Nachweis 245
Lactoylmilchsäure 250
Lambert-Beer'sche Gesetz 181
Lanthanacetat 57
Lanthannitrat 57, 249
Latexagglutinationshemmtest 340
Lävulose 243
Legal-Probe, 57, 61, 235, 251, 328
Leitfähigkeit 187, 216
–, spezifische 216
Leitfähigkeitskontrollgerät 216
Licht, monochromatisches 180
Lichtabsorption 180
Lichtbrechung 202
Lichtenergie 180
Liebigkühler 23

Lithium, Nachweis 66, 67
Lithiumcarbonat, Nachweis 67
Lithiumchlorid 67
Lithiummethanolat 141
Löffel 20
Löslichkeitsprodukt 93, 164

M
Macrogolstearat 297
Macrogolstearat 400, Nachweis 226
Magnesiastäbchen 66
Magnesium, Nachweis 74
Magnesiumammoniumphosphat 74
Magnesiumsulfat, Gehaltsbestimmung
  161
–, Nachweis 43, 75
Maisstärke 246
Makrogole, Nachweis 226
Malaprade-Reaktion 153
Malondialdehyd 307
Maltose-Typ 245
Malviasäure 306
Mandelöl, Prüfung auf alkalisch reagie-
  rende Substanzen 308
Mangan(II)-sulfat 88
Mangan, Nachweis 88
Mannitol 126
Marquis Reagenz 285
Maskierungsmittel 163
Massenwirkungsgesetz 95
Maßanalyse 111
–, Grundlagen 112
–, Indikatoren 112
–, Korrekturfaktor 115
–, Maßlösungen 112
–, Methoden 119
Maßlösungen 112
–, Bromometrie 152
–, Cerimetrie 143
–, Diazotitration 176
–, Fällungstitrationen 167
–, Iodometrie 145
–, Karl-Fischer-Titration 173
–, Komplexometrie 158
–, Neutralisationsanalyse 122
–, Periodat-Methode 154
–, Permanganometrie 149
–, wasserfreie Titrationen 132

Meconat 286
Meconsäure 286
Meisenheimer Salz 236
Menadion, Nachweis 292
Menthol, Nachweis 225
–, optisch aktives 225
–, racemisches 225
Meprobamat, Nachweis 260
Mercaptane 269
Meßelektrode 99, 134
Meßkolben 26
Meßpipette 27
Meßzylinder 26
Metallblock 193
Metallindikatoren 159
Metamfetamin 294
Metamizol-Natrium, Gehalts-
    bestimmung 240
–, Nachweis 238
Metanilgelb 121
Methanol 206
–, Nachweis 222
Methenamin, Nachweis 231
Methionin 259
Methoxyphenylessigsäure 69
Methylorange 121, 159
– -Mischindikator 122
Methylrot 98, 121
– -Mischindikator 122
Methylsalicylat, Gehaltsbestimmung
    171
β-Methylumbelliferon 330
– -Probe 330
Microstix 3 347
Mikrobechermethode 329
Milchsäure, Nachweis 57, 250
–, reduzierende Verunreinigungen 311
Millipascal 218
Millons-Reagenz 255
Millonsche-Base 72
Mischbettverfahren 216
Mischindikatoren 122
Mobile Phase 205
Mohr-Westphalsche Waage 198
Mol 113
Molare Lösungen 113
Molarität 113
Molmasse 113

Molybdat-Vanadat-Reagenz 47
Monocarbonsäuren 248
Monochromatisches Licht 180
Monochromator 182
Monosaccharide 242
Morphinhydrochlorid, Gehalts-
    bestimmung 138
–, Nachweis 285
Mörser 14
Muffe 29
Multistix 10 SG 346
Multistix 318, 346
Multistix 8 SG 346
Murexid 281
– -Reaktion 281
Mutarotation 243
Mutarotationsgleichgewicht 243

N
N,N'-Diphenyl-diphenochinondiimin 45
N,N'-Diphenylbenzidin 45
N-Combur-Test 347
N-Labstix SG 346
N-Multistix CT 346
N-Multistix CTSG 346
N-Multistix SG 346
N-Neostix 347
Nachweise organischer Arzneistoffe
    191, 217
Naphtholbenzein 133
Naphthylethylendiamin 276
Natrium, Nachweis 66, 67, 68
Natrium-EDTA 157
Natriumacetat, Nachweis 57
–, reduzierende Verunreinigungen 311
Natriumarsenit-Lösung, 0,2 N-,
    Herstellung 154
Natriumbenzoat, Gehaltsbestimmung
    137
–, Nachweis 62
Natriumcarbonat, Nachweis 41
– -Monohydrat, Gehaltsbestimmung
    129
Natriumchlorid 40, 76
–, Bestimmung, gravimetrisch 102
–, Gehaltsbestimmung 168
–, Nachweis 35, 68
Natriumcitrat, Verhalten gegen
    Schwefelsäure 314

Natriumdiethyldithiocarbamat 81
Natriumedetat 157
– -Lösung, 0,1 M-, Herstellung 158
Natriumfluorid 56
Natriumhexahydroxoantimonat(V) 68
Natriumhexanitrocobaltat(III) 70, 71
Natriumhydrogencarbonat, Nachweis
42
Natriumhydroxid, Gehaltsbestimmung
128
Natriumhydroxid-Lösung, 0,1 N-, etha-
nolische, Herstellung 124
Natriumhydroxid-Lösung, 1 N-,
Herstellung 123
Natriumhypophosphit 85
Natriumlicht 203
Natriummethanolat 141
Natriumnitrit 40
–, Nachweis 47
Natriumpentacyanonitrosylferrat(II) 51,
58, 224
Natriumperiodat 88
Natriumsalicylat, Nachweis 63
Natriumsulfat, Bestimmung,
gravimetrisch 104
– -Decahydrat, Gehaltsbestimmung
179
Natriumsulfid 89
Natriumtetraborat 222
Natriumthiosulfat 52, 53
–, Gehaltsbestimmung 147
–, Nachweis 48
– -Lösung, 0,1 N-, Herstellung 146
Nephur 7-Test 348
Nephur-Test + Leuko 348
Nephur-Test 348
Neßler-Zylinder 21
Neßlers Reagenz 72, 227
Neutralisationsanalysen 119
–, Farbindikatoren 121
–, Maßlösungen 122
Neutralisationskurve 120
Neutralpunkt 97
Nickel, Nachweis 88
– -Diacetyldioxim 88
– -Dimethylglyoxim 88
Nickelsulfat, Nachweis 89
Nickeltiegel 20

Nicotinamid, Gehaltsbestimmung 136
Nicotinsäure, Nachweis 277
Ninhydrin-Reaktion 259
Nitrat, Nachweis 43
Nitrate, Gehaltsbestimmung, wasserfrei
137
Nitrazepam, Nachweis 289
Nitrit, Harn 337
–, Nachweis 46
4-Nitroatropamin 258
4-Nitroatropin-salpetersäureester 258
Nitrobenzaldehyd 253
Nitrobenzol 43
2-Nitromorphin 288
4-Nitrosophenazon 238
Nitroverbindungen 264
Nitur-Test 338, 348
Norepinephrin 294
Normalität 97, 113
Normallösungen 113
–, Herstellung, direkte 114
–, –, indirekte 116
Normaltropfenzähler 21
Nylander, Probe nach 324
Nylanders Reagenz 324

O
Öle 296
Olivenöl 297
–, Säurezahl 298
Opaleszenz, Prüfung auf 309
Opium 213
Opiumalkaloide 213
Optische Aktivität 203
Optische Drehung 203, 298
Organische Arzneistoffe, chemische
Nachweise 217
Organische Stoffe, Prüfung auf 314
Oxalsäure 56
Oxidationsanalysen 141
Oxidierbare Verunreinigungen, Prüfung
auf 310
Oxim-Titration 169
Oxoniumsalz 60

P
Papaverinhydrochlorid, Nachweis 284
Papier-Elektrophorese 217

Papierchromatogramm, Zucker 209
Papierchromatographie 205, 207
–, absteigend 208
–, aufsteigend 208
–, radialhorizontal 208
Papierfilter 17
Paracetamol, dünnschichtchromatographischer Nachweis 212
–, Gehaltsbestimmung 268
–, Nachweis 267
Paraffin, dickflüssiges 217
Paraffine 217
Paraffinum subliquidum, Viskosität 218
Paraldehyd, Nachweis 232
Pentobarbital, Nachweis 263
Pentosen 242
Perchlorsäure, 0,1 N-, Herstellung 132
–, –, Volumenkorrektur 133
Periodatometrie 142
Periodsäure 153
– -Titrationen 153
Permanganat, Nachweis 52
Permanganometrie 142, 149
Peroxid 301
–, Nachweis 49
Peroxidzahl 301
Pesez, Nachweis nach 59
Petrischale 208
Petrolether 206
pH-Bereiche, Übersicht 96
pH-Meter 99
pH-Sprung 120
pH-Wert 95
–, Bestimmung 97
–, –, Indikatormethode 99
–, –, kolorimetrisch 98
–, –, potentiometrisch 99
–, Definition 95
Phase, mobile 205
–, stationäre 205
Phenacetin, Bestimmung der Sulfatasche 109
–, Nachweis 265
Phenazon, Gehaltsbestimmung 148
–, Nachweis 237
4-Phenetidin 265
Phenetidinrot 265
Phenistix 347

Phenobarbital 262
Phenol, Nachweis 290
–, sauer oder alkalisch reagierende Verunreinigungen 312
Phenolate 290
Phenole, einwertige 290
–, mehrwertige 290
Phenolphthalein 98, 121
– -Lösung 97
Phenolrot 98, 121
– -Lösung 171
Phenylalkylamine 294
Phenylbutazon, Nachweis 240
Phenylester 290
Phosphat, Nachweis 47
Phosphate, Gehaltsbestimmung, wasserfrei 137
Phosphor(V)-oxid 106
Phosphorsäure, Nachweis 47
Photozelle 182
Phthalylsulfathiazol 273
–, Nachweis 272
Physikalische Kennzahlen 191
Pikrinsäure 257
Pilocarpinnitrat, Gehaltsbestimmung 137
Piperidin 34
Pipette 27
Pistill 14
Platindraht 66
Platinelektroden 173, 185
Platintiegel 20
Poise 218
Polarimeter 203, 327
Polarimeterrohr 203
Polarimetrie 203
Polarität 206
Polarographie 186
Polyamid 206
Polycarbonsäuren 248
Polyhydroxyaldehyd 242
Polyhydroxyketon 242
Polymethinfarbstoff 277
Polysaccharide 246
Polysulfide 34
Porzellanfiltertiegel 25
Potential 99
Potentialdifferenz 134

Potentialsprung 134
Potentiometer 99, 134, 139
Potentiometrie 167, 186
Potentiometrische Endpunkts-
  bestimmung 139
Prisma 182
n-Propanol 206
Propionsäureanhydrid 305
Propylthiouracil, Nachweis 279
Protolyse 95
– -Titrationen 119
Protonenaffinität 131
Protonendonator 130
Pseudomorphin 286
Pulvertrichter 15
Purpurogallin 33
Pyknometer 198, 199
Pyrazolderivate 237
Pyridin 206
– -Derivate 277
Pyrimidin-Derivate 278
Pyrogallol 33

Q
Quartäre Ammonium-Salze 293
Quarzlampe 21
Quecksilber(I)-, Nachweis 83
Quecksilber(II)-, Nachweis 83
Quecksilber(II)-bromid 86
– -Papier 87
Quecksilber(II)-chlorid, Gehalts-
  bestimmung 163
–, Nachweis 83
Quecksilber(II)-oxid 84
Quecksilber(II)-sulfat 225
Quecksilber, elementares 84
–, Nachweis 66, 83
– -Tropfelektrode 186
Quecksilberacetat 138
Quecksilberarsenid 86
Quecksilberthiocyanat 79

R
Rapignost 348
Rapignost Basis-Screen 348
Rapignost Diabetes-P. 348
Rapignost Glucose 348
Rapignost Total-Screen 339, 348

Rapignost Total-Screen L 348
Ratio-Test 348
Reagenzglas 14
Reagenzglashalter 14
Reagenzglasständer 14
Reaktionstitrationen 169, 171
Redoxindikatoren 142
Reduktionsanalysen 141
Reduzierende Verunreinigungen,
  Prüfung auf 310
Referenzsubstanz, chemische 183
Refraktionswinkel 202
Refraktometer 202
Reibung, innere 218
Reinheitsprüfungen 31
–, allgemeine 308
–, spektralphotometrische 184
Reisstärke 246
Relative Dichte 197
– – von Wachs 297
Resorcin, Gehaltsbestimmung 152
–, Nachweis 291
Resorcin-Schwefelsäure 59
Retentionsfaktor 207
Retentionszeit 213
Rf-Wert 207
Riboflavin 185
–, Gehaltsbestimmung 182
Ring 29
Ringprobe 44
Rizinusöl 297, 298
–, Hydroxylzahl 304
–, Iodzahl 301
–, Peroxidzahl 302
–, Unverseifbare Anteile 302
–, Verseifungszahl 299
Rosanilinhydrochlorid 223
Rücktitration 118, 161
Rundfilter 16

S
S-Glukotest 348
Saccharin-Natrium,
  Gehaltsbestimmung 138
Saccharometer 327
Saccharose, Nachweis 246
–, –, chromatographisch 209
Salbutamol 294

Salicylat, Nachweis 63
Salicylsäure, Nachweis 63, 252
Salpetersäure, Nachweis 43
Salpetrige Säure, Nachweis 46
Salzsäure, 1N-, Einstellung 116
–, –, Herstellung 124
Sangur-Test 348
Sargdeckel-Kristalle 75
Sauer oder alkalisch reagierende
   Verunreinigungen, Prüfung auf 312
Sauerstoff, Nachweis 33
Saugflasche 26
Säulenchromatographie 205, 213
Säure, starke, Gehaltsbestimmung,
   Neutralisationsanalyse 125
Säure-Basen-Theorie, nach Brönstedt
   130
Säureanhydrid 171
Säuren, schwache, Gehaltsbestimmung,
   Neutralisationsanalyse 125
–, –, –, Verdrängungstitration 129
–, –, –, wasserfrei 141
Säurezahl 298
Schadenverhütung 11
Scheidetrichter 21
Schellbach-Streifen 28
Schergefälle 218
Schichtdicke 203
Schiffs Reagenz 37, 223
Schiffsche-Base 259, 278
Schmelzbereich 191
Schmelzintervall 191
Schmelzpunktblock 193
Schmelzpunkröhrchen 192
Schmelztemperatur 191
– in der offenen Kapillare 296
Schöniger-Methode 169, 187
Schubspannung 218
Schwangerschafts-Nachweise, immuno-
   logische 340
Schwebeverfahren 297
Schwefel 49
–, feinverteilter, Bestimmung des
   Glührückstandes 111
–, Nachweis 33
Schwefeldioxid 33, 49, 172
Schwefelsäure 46
– 96 %, Gehaltsbestimmung 125

–, Nachweis 43
–, 1 N-, Herstellung 125
Schwefelwasserstoff, Nachweis 51
Schweflige Säure, Nachweis 52
Schweineschmalz 296, 298
Schwermetalle, Nachweis 89
Schwingungsebene 203
Secobarbital 262
Seliwanoff, Reaktion nach 244
Sennesblätter, Bestimmung der
   salzsäureunlöslichen Asche 110
Sesamöl 297, 298
Siedetemperatur 195
Silber, Nachweis 81
– -Bestimmung nach Volhard 166, 168
Silberbromid 36
Silberchlorid 35, 81
Silberdiamminbromid 36
Silberdiamminchlorid 35
Silberiodid 38
Silbernitrat 35, 36, 38, 47, 48
–, Gehaltsbestimmung 168
–, Nachweis 44, 82
– -Lösung, 0,1 N-, Herstellung 167
– -Pyridin 171
Silberphosphat 47
Silbersulfid 48
Silberthiosulfat 48
Silicat, Nachweis 56
Siliciumdioxid 56
Siliciumtetrafluorid 56
Silikonöl 192
Simultan-Titration 128
Sofortschmelzpunkt 191, 193
Sol-Particle-Immuno-Assay-Test 343
Sorbitol, Gehaltsbestimmung 156
–, Nachweis 228
Sörensen-Kochprobe 320
Spatel 20
Spektralbereiche 180
Spektralfarben 182
Spektrallinien 67
Spektralphotometrie 180
Spektralphotometrische Gehalts-
   bestimmungen 179
Spektralphotometrische Verfahren 169
Spektrophotometer 180, 182
Spektroskop 67

Spezifische Drehung 203, 242, 244
Spindel 198
Spritzflasche 15
Sprühgerät, Chromatographie 211
Standkolben 26
Stärke, als Indikator 147
–, Nachweis 246
– -Lösung 40, 147
–, Empfindlichkeitsprüfung 147
–, iodidfreie 40
Stationäre Phase 205
Stativ 29
Steigschmelzpunkt 191, 193, 296
Sterculsäure 306
Stickstoff in primären, aromatischen
    Aminen 176
Stickstoff, Bestimmung nach Kjeldahl
    188
Stoffmengenkonzentration 113
Strahlung, elektromagnetische 180
Strömungsgeschwindigkeit 218
Strontium, Nachweis 66, 67
Sublimatbildung 62
Sublimation 34
Substitutionstitration 118, 163
Succinylsulfathiazol 273
–, Nachweis 273
Sulfacetamid 273
Sulfadiazin 273
Sulfadimidin 273
Sulfadoxin 273
Sulfafurazol 273
Sulfaguanidin 273
–, Nachweis 272
–, Prüfung auf alkaliunlösliche und
    säureunlösliche Verunreinigungen
    314
Sulfamerazin 273
Sulfamethizol 273
Sulfamethoxazol 273
Sulfamethoxypyridazin 273
Sulfaminsäure 61, 276
Sulfat, Bestimmung, gravimetrisch 104
–, Nachweis 43
Sulfatasche 109
Sulfate, Gehaltsbestimmung, wasserfrei
    137
Sulfathiazol 273

Sulfid, Nachweis 51
Sulfisomidin 273
–, Nachweis 273
Sulfit, Nachweis 52
Sulfonamide, Nachweis 271
Sulfonsäure-Derivate 270
Sulfosalicylsäureprobe 320
Synproportionierung 54

T
Tablette, Dünnschichtchromatographie
    212
Talkum, Nachweis 56
Tangentenverfahren 140
Tartrat, Nachweis 58
Teclu-Brenner 19
Teststreifen, Aufbau 316
–, Handhabung 316
Tetraborat 53
2,4,4,6-Tetrabrom-2,5-cyclohexadien-
    1-on 290
Tetrabromphenolblau 321
Tetrabutylammoniumhydroxid 141
Tetrachlorkohlenstoff 206
Tetracyanatocobaltat(II)-Komplex 261
Tetrahydrofuran 51, 206
Tetrahydroxoplumbat 82
Tetrahydroxozinkat(II)-Komplex 77
Tetraiodobismutat(III) 232, 259
Tetramminkupfer(II)-Komplex 81
Tetraphenylhydrazin 45
Tetrathionat 48
Thalleiochin-Reaktion 284
Theobromin 280
–, Nachweis 283
Theophyllin 170, 280
–, Nachweis 282
Thermometer, rotierendes 220
Thiaminchloridhydrochlorid, Nachweis
    278
Thioacetamid 89
– -Reagenz 77, 92
Thioalkohole 269
Thioantimonat 89
Thiochrom 279
Thiochromreaktion 278
Thioglykolsäure 80
Thioharnstoff 85

Thiole 269
Thiooxoantimonat 89
Thiopental 262
Thioschwefelsäure, Nachweis 48
Thiosulfat, Nachweis 48
Thiouracile 279
Thymolblau 98, 121
 – -Lösung 97
Thymolphthalein 121
 – -Lösung 171
Tiegel 19
Tiegelschuh 25
Tiegelzange 19
Tillmanns-Reagenz 254, 339
Titangelb 75
Titer 119
Titersubstanz 114
Titration schwacher Basen, wasserfrei 132
 – – Säuren, wasserfrei 141
 – und Blindversuch 119
 –, Alkaloidsalze 127
 –, Ammoniumsalze 127
 –, chelatometrische 126
 –, direkte 118, 160
 –, doppelte 163
 –, einfache 162
 –, Fällungs- 164
 –, indirekte 119
 –, Rück- 118, 161
 –, Substitutions- 118, 163
 –, Verdrängungs- 129
 –, Zweiphasen- 127
 – im wasserfreien Medium 130
 – im wäßrigen Medium 119
 – mit Periodsäure 153
 –, acidimetrische nach Silberionen-Zusatz 169, 170
 –, bromometrische 151
 –, chelatometrische 157
 –, coulometrische 186
 –, Diazo- 176
 –, iodometrische 144
 –, Ionenaustauscher- 169
 –, Karl-Fischer 169, 172
 –, komplexometrische 157
 –, konduktometrische 187
 –, Oxidations- 141

 –, Oxim- 169
 –, permanganometrische 149
 –, primäre aromatische Amine 169,176
 –, Reaktions- 169, 171
 –, Reduktions- 141
Titrationsgefäß, Karl-Fischer-Titration 173
Titrationskurven 165, 166, 175
Titrationsverfahren 118
 –, besondere 168
Titriplex III 157
Tolbutamid, Nachweis 275
4-Toluolsulfonamid 270, 275
4-Toluolsulfonsäure 305
Tondreieck 18
Tosylchloramid-Natrium, Nachweis 270
Trägergas 213
Transmission 180, 181
Trehalose-Typ 245
Trennkammer 208
Trennmaterialien 205
Trennmethoden 205
Trennprinzipien 205
Trennsäule 214
2,4,6-Tribromphenol 290
Tribromphenolbrom 290
2,4,6-Tribromresorcin 153
Tricarbonsäuren 248
Trichloracetaldehyd 233
Trichter 15
Triiodaceton 235
Trinatrium-EDTA 158
1,2,3-Trioxoindan 259
Trockenmittel 24
Trockenrückstand 108
Trocknungsverlust 106
Tropaeolin 00 177
Tropäolin 98
Tropasäure 257
Tropfenzähler 21
Tropfpipette 21
Tropfpunkt 197, 296
Tropfpunktthermometer nach Ubbelohde 297
Tropin 257
Turnbulls-Blau 79

U

Übermangansäure, Nachweis 52
Ugen-Test 335, 348
Uhrglas 20
Unfallverhütung 11, 13
Universalindikatorpapier 99
Unterphosphorige Säure 85
Unverseifbare Anteile 302
Uracile 279
Ureide 261
–, cyclische 261
–, offenkettige 261
Urethane 260
Uristix 346
Urobilinogen 332
–, Harn 334
Urobilistix 347
Urometer 318
Urtitersubstanzen 116
UV-Analysenlampe 21
– -Strahlung 180

V

Vanadin-Schwefelsäure 50
Vanadium(V)-oxid 51
Vanillin 278
–, Schwefelsäure 263
Vaselin 296
–, weißes 220
–, –, Bestimmung der Asche 109
Verdampfungsrückstand 110
Verdorbenheit, Prüfung auf 307
Verdrängungstitration 129
Verhalten gegen Schwefelsäure 313
Verhältniszahl 300
Verseifungszahl 299
Verteilung 205
Verteilungschromatographie 205, 206
Vierfuß 18
Viskosität 198, 218, 298
–, dynamische 218
Vitali-Morin-Reaktion 258
Vitamin C, Harn 339
Vollpipette 27
Voltametrie 187
Voltmeter 100
Volumetrie 112
Vorproben 31
Vorstoß 24, 26

W

Waage, Mohr-Westphalsche 198
Wachs, gebleichtes 297
–, gelbes 297
–, relative Dichte 198, 297
Wachse 296
Wägeform 102
Wägegläschen 25
Wasser 206
–, Bestimmung durch Destillation 200
–, gereinigtes 46, 72
–, sauer oder alkalisch reagierende
   Verunreinigungen 313
Wasserbad 20
Wasserbestimmung nach Karl-Fischer
   169, 172
Wasserdampfdestillation 249
Wasserfreie Titrationen 130
Wassergehalt 172, 200
Wasserleitwert 216
Wasserstoffionenkonzentration 96
Wasserstoffperoxid, Nachweis 49
– -Lösung, Gehaltsbestimmung 150
–, Nachweis 50
Wasserstrahlpumpe 21
Weinsäure 70
–, Nachweis 58, 251
Weißes Vaselin 220
Weizenstärke 246
Wellenlänge 67
Wellenlängenskala 67
Wendepunkt 120
Wendepunktmethode 140
Wertigkeit 113
Wöhlk, Reaktion nach 245
Wollwachs 297
Woulfe'sche Flasche 26

X

Xanthin-Derivate 280
Xylenolorange 159
– -Verreibung 158

Z

Zähigkeit 218
Zink 158
–, Bestimmung, gravimetrisch 105
–, Nachweis 66, 77
Zinkammoniumphosphat 105

Zinkat 105
Zinkdithizonat 83
Zinkhydroxid 77
Zinkoxid, Bestimmung des Glüh-
    verlustes 111
Zinkphosphat 105
Zinkpyrophosphat 105
Zinkstaub 264
– -Reduktion 264
Zinksulfat, Nachweis 77

– -Lösung, 0,1 M-, Herstellung 158
Zonenelektrophorese 217
Zucker, Harn 322
–, papierchromatographische Trennung
    208
Zuckerpolarimeter 327
Zweiphasentitration 127
Zweistufentitration 128
Zwikker-Reaktion 263
Zwitterionen 259